基于ENS/SIP合胞体轴
胃肠道动力的研究

杨 梦 ◎ 著

Study of Gastrointestinal Motility Based
on **ENS/SIP** Syncytial Axis

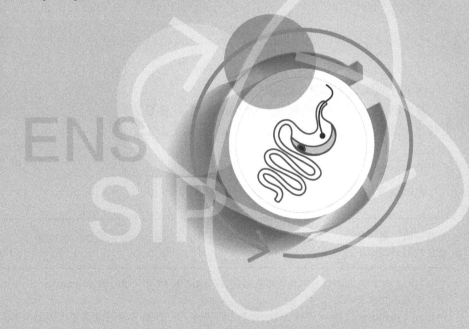

化学工业出版社
·北京·

内 容 简 介

《基于 ENS/SIP 合胞体轴胃肠道动力的研究》主要介绍近年来基于 ENS/SIP 合胞体轴的胃肠道动力研究，主要内容包括胃肠道 ENS/SIP 合胞体轴的生理作用、在胃肠道动力障碍中的病理意义、胃肠道动力临床检测和实验室研究以及基于 ENS/SIP 合胞体轴的胃肠道动力药物研究现状等内容，通过综述 ENS/SIP 合胞体轴的新理论研究现状，为探索胃肠道疾病的发病机制提供理论基础，为胃肠道动力的临床用药和药物研发提供新思路。

《基于 ENS/SIP 合胞体轴胃肠道动力的研究》可作为胃肠道动力研究者的参考用书。

图书在版编目（CIP）数据

基于ENS/SIP合胞体轴胃肠道动力的研究 / 杨梦著.
北京：化学工业出版社，2024.8. -- ISBN 978-7-122
-31656-1

Ⅰ. R322.4

中国国家版本馆CIP数据核字第2024UK1627号

责任编辑：褚红喜   装帧设计：张 辉
责任校对：刘 一

出版发行：化学工业出版社（北京市东城区青年湖南街 13 号 邮政编码 100011）
印 　 装：北京天宇星印刷厂
787mm×1092mm 1/16 印张 13¾ 字数 352 千字 2024 年 8 月北京第 1 版第 1 次印刷

购书咨询：010-64518888   售后服务：010-64518899
网 　 址：http://www.cip.com.cn

定 　 价：98.00 元

前言

　　胃肠道传输是人体重要的生理功能，不仅影响人体的消化和吸收，而且还影响食物残渣的排泄。胃肠道传输障碍可见于肠道疾病，如肠易激综合征、功能性便秘、功能性腹泻等；也可见于一些全身性疾病，如糖尿病伴胃轻瘫、糖尿病慢传输型便秘、甲状腺功能亢进症伴腹泻等。对于全身性疾病伴有的胃肠道传输障碍，病因较多，机制复杂，目前治疗效果欠佳。因此，在新的理论基础上研究难治性胃肠道传输障碍具有重要意义。

　　关于胃肠道传输的机制，近年来研究者们提出了 SIP 合胞体的概念。SIP 合胞体是由胃肠道平滑肌细胞（smooth muscle cell，SMC）和胃肠道壁中的两种特殊间质细胞组成的，这两种间质细胞分别是 Cajal 间质细胞（interstitial cell of Cajal, ICC）和血小板衍生生长因子受体 α 阳性细胞（platelet-derived growth factor receptor alpha-positive cell，PDGFRα$^+$ 细胞）。SMC 与 ICC 和 PDGFRα$^+$ 细胞通过缝隙连接产生电偶联，成为功能合胞体，即 SIP 合胞体，它被认为是胃肠道的运动单位。各种调控胃肠道平滑肌动力的内、外因素都通过 SIP 合胞体发挥调节胃肠运动的作用，因此，SIP 合胞体是研究胃肠道动力的重要靶标。在生理条件下，支配胃肠道的肠神经系统（enteric nervous system，ENS）通过 SIP 合胞体而调控胃肠道动力，形成了 ENS/SIP 合胞体轴。近年来，有关胃肠道动力的研究围绕 ENS/SIP 合胞体轴，探索各种难治性胃肠道传输障碍的发病机制、治疗方法以及胃肠道药物的作用机制，并取得显著成效。

　　本书由荆楚理工学院杨梦著。本人在上海交通大学基础医学院访学多年，主要从事胃肠道 ENS/SIP 合胞体轴的研究。本书主要介绍了生理和病理状态下胃肠道运动的 ENS/SIP 合胞体轴的作用机制、实验室研究方法以及基于 ENS/SIP 合胞体轴胃肠道动力药物的研究现状。

　　由于作者水平有限，疏漏之处在所难免，敬请读者批评指正。

作 者

2024 年 8 月

目录

第一篇

生理状态下胃肠道运动的 ENS/SIP 合胞体轴作用机制

第一章

生理状态下胃肠道运动

　　新陈代谢是基本生命活动之一。在新陈代谢过程中，人体从外环境中摄取的三大营养物质（糖、脂肪、蛋白质）以及无机盐、维生素和水分等，都是从胃肠道吸收进入人体。其中，糖、脂肪和蛋白质则为结构复杂的大分子物质，这些物质必须在消化道内分解成结构简单的小分子物质，才能被机体吸收和利用。食物中的大分子物质在消化道内被分解成可吸收的小分子物质的过程，称为消化（digestion）。消化的方式有两种：一种是机械性消化（mechanical digestion），即通过消化道的运动将食物磨碎，使其与消化液充分混合，并将食物向消化道远端推进的过程；另一种是化学性消化（chemical digestion），即通过消化液中各种消化酶的作用，将食物中的大分子物质分解为可被吸收的小分子物质的过程。两种方式密切配合，共同完成消化功能。胃肠道运动属于机械性消化，还能挤压肠壁以促进血液和淋巴液的回流，有助于吸收，功能十分重要。胃肠道运动易受多种因素的影响，常伴随着其他全身性疾病，如甲状腺功能亢进症（简称甲亢）伴腹泻、糖尿病慢传输型便秘等等，这些胃肠道功能障碍的机制不明确，治疗效果欠佳。近年研究表明，胃肠道运动的机制和 ENS/SIP 合胞体轴有关，随之而来的基于 ENS/SIP 合胞体轴胃肠道动力药物的研究逐渐出现。

　　生理学是病理生理学和药理学的基础，只有理解了生理状态下的胃肠道运动，才能研究病理状态下胃肠运动的发病机制和药物作用机制，因此本章主要介绍生理状态下的胃肠道运动。胃肠道的运动是由平滑肌的收缩和舒张引起的，而胃肠道平滑肌的结构和功能不同于骨骼肌和心肌。

第一节

胃肠道平滑肌细胞的微细结构和生理特性

一、平滑肌的分类

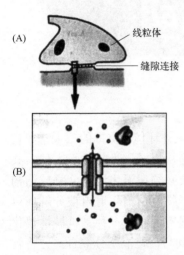

图 1-1 缝隙连接示意图
（A）缝隙连接，（B）A 图放大后的
细胞间通道

根据细胞之间的缝隙连接和自律性，平滑肌分为单个单位平滑肌和多单位平滑肌两类[1]。

1. 单个单位平滑肌

单个单位平滑肌（single-unit smooth muscle）又称内脏平滑肌（visceral smooth muscle），分布于消化道、小血管、输尿管和子宫等器官，这类平滑肌细胞之间存在大量缝隙连接（见图 1-1），通过闰盘连接，形成功能合胞体，平滑肌中一个肌细胞的电活动可直接传导到其他肌细胞，所有的肌细胞作为一个整体进行舒缩活动。此外，这类平滑肌中还有少数起搏细胞（pacemaker cell），它们能自发地产生节律性兴奋和舒缩活动，即具有自律性（autorhythmicity）。

2. 多单位平滑肌

多单位平滑肌（multi-unit smooth muscle）主要包括睫状肌、虹膜肌、竖毛肌以及气道和大血管的平滑肌等。这类平滑肌的肌细胞之间没有缝隙连接，各自独立。这类平滑肌没有自律性，其收缩活动受自主神经的控制[1]。

二、胃肠道平滑肌细胞的微细结构

与骨骼肌相比，平滑肌的结构具有如下特征[1]：

① 平滑肌细胞的直径远小于骨骼肌细胞。骨骼肌细胞为长圆柱形，长 1 ~ 5 cm，最长 30 cm，直径为 10 ~ 150 μm；而平滑肌细胞呈细长纺锤形，长 20 ~ 500 μm，直径 1 ~ 5 μm。此外，平滑肌细胞不像骨骼肌样为多核细胞，通常只有一个核。

② 与横纹肌细胞相比，平滑肌细胞内的细肌丝数量明显多于粗肌丝，其比值为（10 ~ 15）∶1，而在横纹肌细胞内为 2∶1。

③ 平滑肌细胞的粗肌丝和细肌丝保持互相平行和有序的排列，无肌节结构，外观不表现横纹。

④ 平滑肌细胞内没有 Z 盘，相应的功能结构是致密体（dense body）和附着于细胞膜的致密斑，为细肌丝提供附着点并传递张力 [图 1-2（A）]。平滑肌细胞内的中间丝把致密体和致密斑连接起来，形成细胞的结构网架。

⑤ 平滑肌细胞的粗肌丝结构不同于横纹肌，以相反的方向在不同方位上伸出横桥，可使不同方位的细肌丝相向滑行，还让细肌丝的滑行范围延伸到细肌丝全长 [图1-2（B）]，具有更大的舒缩范围。

⑥ 平滑肌细胞间有两种连接结构，致密带（相邻两细胞细肌丝膜以致密斑对接的部位）为机械连接，缝隙连接为电偶联。

⑦ 平滑肌的细胞膜形成一些纵向走行的袋状凹陷，增加细胞膜的表面积，此外，凹陷肌膜上 Ca^{2+} 通道可开放而引起 Ca^{2+} 内流，构成平滑肌兴奋-收缩偶联过程中 Ca^{2+} 浓度升高的重要来源。但没有内陷的 T 管，故细胞膜上的动作电位不能迅速到达深部，这可能是平滑肌收缩缓慢的原因之一。

⑧ 平滑肌细胞的肌质网（sarcoplasmic reticulum，SR）不发达，但 SR 膜上除存在对 Ca^{2+} 敏感的雷诺丁受体（ryanodine receptor, RyR），以及对 IP_3 敏感的 1,4,5-三磷酸肌醇受体（IP_3R），两者均发挥 Ca^{2+} 释放通道的作用。

⑨ 平滑肌的收缩机制不同于骨骼肌。平滑肌缺乏肌钙蛋白的分子结构，由钙调蛋白与 Ca^{2+} 结合，使横桥磷酸化而活化，导致横桥与肌动蛋白的结合，从而引起肌肉收缩。

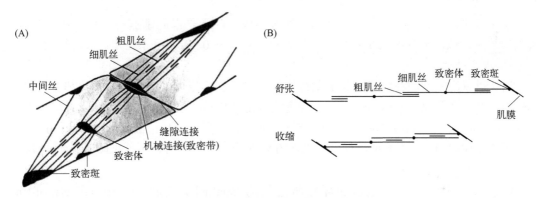

图1-2 平滑肌的结构和平滑肌粗细肌丝滑行示意图
（A）平滑肌结构示意图；（B）平滑肌粗细肌丝滑行示意图

三、消化道平滑肌生理特性

（一）一般生理特性

1. 胃肠平滑肌兴奋性较低

消化道平滑肌的兴奋性较骨骼肌低，因为它没有内陷的 T 管，故细胞膜上的动作电位不能迅速到达深部，因此，收缩的潜伏期、收缩期和舒张期所占的时间比骨骼长得多，而且变异较大。和骨骼肌细胞相比，平滑肌细胞 ATP 水解及横桥构型变化缓慢，肌质网不发达，Ca^{2+} 回收较慢有关，所以消化道平滑肌舒缩缓慢。

2. 胃肠平滑肌具有自律性

胃肠平滑肌含有起搏细胞，在没有神经、体液等因素的作用下，能自动节律性收缩和舒张。和心肌相比，节律较慢，且不规则。

3. 胃肠平滑肌具有紧张性

消化道平滑肌经常保持一种微弱的持续收缩状态，称为紧张性。紧张性收缩是消化道平滑肌共有的运动形式，消化道平滑肌的各种收缩活动都是在紧张性基础上进行的。此外，紧张性使消化道管腔内保持一定的基础压力，使消化道各部分能够维持一定的形状和位置。

4. 胃肠平滑肌富有伸展性

平滑肌细肌丝的滑行范围延伸到细肌丝全长，具有很大的舒缩范围，因此，消化道平滑肌具有较大的伸展性。这一特性使消化道空腔脏器容纳较多的食物而压力不发生明显的变化。例如，胃内无食物时，胃的容积较小（约 50 mL），胃内压也较低；进食后胃的容积迅速增大至 1.5 L，而胃内压却升高不明显。

5. 胃肠平滑肌对不同刺激的敏感性不同

消化道平滑肌对牵张、温度和化学刺激特别敏感，如轻度牵拉、温度升高、微量的乙酰胆碱等均可引起消化道平滑肌明显收缩，肾上腺素则使其舒张。但是，对针刺、刀割和电刺激不敏感。

（二）平滑肌细胞的生物电现象

和骨骼肌相比，消化道平滑肌的细胞电活动比较复杂，由静息电位、慢波电位和动作电位三种形式组成。

1. 静息电位

消化道平滑肌的静息电位主要由 K^+ 外流形成，由于平滑肌细胞对 Na^+ 的通透性较高，所以其静息电位低于骨骼肌和心肌。实测值为 $-50 \sim -60$ mV，且不稳定，波动较大。

2. 慢波电位

消化道平滑肌细胞在静息电位的基础上，自发地产生周期性的轻度去极化和复极化，频率较慢，故称为慢波（slow wave）。因为慢波决定消化道平滑肌的收缩节律，又称基本电节律（basic electric rhythm，BER）。慢波持续时间由数秒至十几秒，波幅为 $5 \sim 15$ mV。在消化道的不同部位慢波频率有所不同，人类胃的慢波频率为3次/分，十二指肠为 $11 \sim 12$ 次/分，回肠末端为 $8 \sim 9$ 次/分。

慢波起源于消化道纵行肌和环行肌之间的 Caial 间质细胞（interstitial cells of Cajal，ICC），因此 ICC 被认为是胃肠运动的起搏细胞。关于慢波产生的离子机制，目前认为与细胞内的钙波有关。当细胞内 Ca^{2+} 浓度增高时，激活 ICC 细胞膜上钙激活氯通道，Cl^- 外流，膜电位去极化而产生慢波电位，通过缝隙连接扩布到平滑肌细胞，引起肌肉收缩。

现已证实，慢波也可引发肌缩。因为平滑肌细胞存在两个临界膜电位：机械阈和电阈。当慢波去极化达机械阈时，可引起细胞内 Ca^{2+} 浓度增加，平滑肌细胞出现小幅度收缩，收缩幅度与慢波幅度呈正相关；当慢波去极化达电阈时，则引发动作电位，平滑肌细胞收缩增强，慢波上出现的动作电位数目越多，平滑肌细胞收缩越强。

慢波的产生不依赖外来神经，在去除平滑肌的神经支配或采用药物阻断神经冲动后，慢波依然存在。但自主神经可调节慢波的幅度和频率。

3. 动作电位

消化道平滑肌在慢波的基础上可产生动作电位，动作电位可单个或成簇出现。去极化和 Ca^{2+} 内流有关，复极化与 K^+ 外流有关。慢波上出现的动作电位数目越多，平滑肌收缩的幅度也就越大（图1-3）。

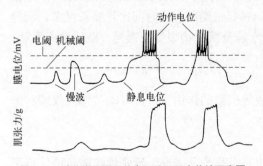

图1-3　消化道平滑肌的电活动和肌肉收缩示意图

慢波、动作电位和平滑肌收缩的关系可归纳为：平滑肌在慢波的基础上产生动作电位，当动作电位出现时，平滑肌收缩的幅度明显增大。动作电位的数目影响平滑肌收缩的张力，慢波则决定平滑肌收缩的频率、传播速度和方向 [1]。

第二节

胃肠道运动的神经调节和体液调节

一、胃肠激素对胃肠道运动的调节

消化道从胃到大肠的黏膜层内存在 40 多种内分泌细胞，这些细胞都具有摄取胺的前体、进行脱羧而产生肽类或活性胺的能力，通常被称为 APUD 细胞（amine precursor uptake and decarboxylation cell）。这些内分泌细胞合成和释放的多种激素主要在消化道内发挥作用，因此把这些激素合称为胃肠激素。除了消化道，神经系统、甲状腺、肾上腺髓质、腺垂体等组织中也含有 APUD 细胞。但是，消化道黏膜中内分泌细胞的总数远超过体内其他内分泌细胞的总和，因此消化道被认为是体内最大也是最复杂的内分泌器官。

消化道的内分泌细胞有开放型和闭合型两类（图 1-4）。大多数为开放型细胞，其细胞顶端有微绒毛突起伸入胃肠腔内，直接感受胃肠腔内容物刺激，触发细胞的分泌活动。闭合型细胞较少，主要分布在胃底和胃体的泌酸区以及胰腺，这种细胞无微绒毛，不直接接触胃肠腔内环境，它们的分泌受神经和周围体液环境变化的调节。

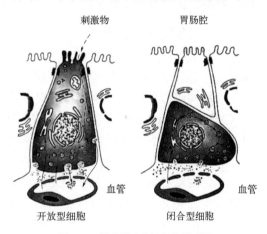

图 1-4 消化道内分泌细胞模式图

胃肠激素的作用广泛，对胃肠道运动有明显的调节作用。促胃液素、缩胆囊素和胃动素促进胃肠道运动，而促胰液素和抑胃肽抑制胃肠道运动。

二、神经系统对胃肠道运动的调节

支配胃肠道的神经系统包括来自中枢的外来神经系统和位于消化道壁内的内在肠神经系统（enteric nervous system，ENS）两部分。这两个系统相互协调，共同调节胃肠功能。

（一）外来神经系统

支配胃肠道的传出神经是自主神经，包括交感和副交感神经。这些自主神经末梢形成许多膨大的曲张体（varicosity）（见图 1-5），内含神经递质 [2]。当动作电位传到神经末梢时，

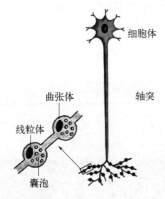

图 1-5　胃肠道的自主神经支配示意图

曲状体释放神经递质，扩散到周围而发挥调节作用。

1. 交感神经

交感神经起源于脊髓胸腰段（T～L）侧角，经腔神经节、肠系神经节或腹下神经节交换神经元，节后纤维支配胃肠平滑肌、血管平滑肌和胃肠道腺体。交感神经兴奋时，节后纤维末梢释放去甲肾上腺素（norepinephrine，NE），作用于平滑肌细胞的 α 受体和 β 受体，使胃肠运动减弱，但对胃肠括约肌如胆总管括约肌、回盲括约肌和肛门内括约肌，则引起收缩，还能抑制腺体分泌。

2. 副交感神经

支配胃肠道的副交感神经主要来自迷走神经，而支配远端结肠和直肠的副交感神经是盆神经。副交感神经起源于脑干和骶髓，在消化道壁内神经丛交换神经元，节后纤维支配消化道平滑肌和腺体。副交感神经兴奋时，节后纤维末梢主要释放乙酰胆碱（acetylcholine，ACh），作用于平滑肌细胞的 M 受体，引起胃肠运动增强，但对胃肠括约肌则引起舒张，对于腺体有促进分泌的作用。

正常情况下，交感神经和副交感神经对同一器官的调节表现为相互拮抗：副交感神经兴奋可使消化液分泌增加，消化道运动增强；而交感神经的作用相反，但对消化道括约肌的作用是收缩，消化液分泌减少。

（二）内在神经系统

内在神经系统包括黏膜下神经丛（submucosal plexus）和肌间神经丛（myenteric plexus）。黏膜下神经丛位于黏膜下层，主要调节腺细胞和上皮细胞的功能；肌间神经丛位于环行肌与纵行肌之间，也称为欧氏神经丛（Auerbach's plexus），主要调节平滑肌的运动。二者合称为壁内神经丛。壁内神经丛由大量神经元组成，其中包括感觉神经元、运动神经元和中间神经元，它们构成一个完整而相对独立的神经系统，通过局部反射活动调节肠运动、消化液的分泌，因而被称为"肠脑"（enteric brain），其在消化道动力产生、消化液的分泌以及神经免疫性调节中，均起到至关重要的作用。生理条件下，内在神经系统的活动受到外来神经系统的调控（图 1-6）。胃肠传输需要外来神经系统和内在肠神经系统（enteric nervous system，ENS）的双重调控，而 ENS 在消化道运动的神经调控中起主要作用[3-7]。

肠神经系统中的运动神经元包括抑制性运动神经元和兴奋性运动神经元，其中

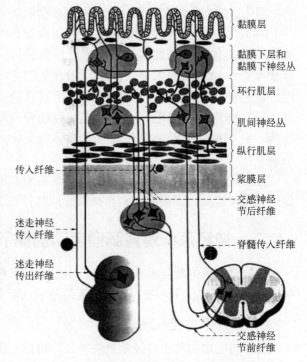

图 1-6　内在肠神经系统及其与外来神经系统的联系

抑制性运动神经元所释放的抑制性神经递质主要是 NO 和嘌呤能等，而兴奋性运动神经元则主要分泌乙酰胆碱（ACh）和 P 物质（substance P，SP）等[8-13]。研究表明，胃和小肠的传输是兴奋性神经调节占主导，但是结肠传输以抑制性神经调节为主[14, 15]。这样形成了一定的压力梯度，让胃肠道内容物向远端推进。

第三节

胃肠道运动形式

一、胃的运动形式

根据胃壁肌层的结构和功能特点，胃分为头区和尾区两部分。头区包括胃底和胃体上1/3，此区运动较弱，主要功能是容纳和贮存食物；尾区包括胃体下 2/3 和胃窦，此区运动较强，主要功能是磨碎食物再和胃液混合而形成食糜，并推动食物进入十二指肠（图 1-7）。

1. 紧张性收缩

胃壁平滑肌经常处于微弱的持续收缩状态，称为紧张性收缩（tonic contraction）。在空腹时已存在，进食后逐渐加强。其意义：①使胃保持一定的形状，呈马革状，并保持一定的位置；②维持一定的胃内压，有利于胃液渗入食团；③胃其他运动形式有效进行的基础。

2. 容受性舒张

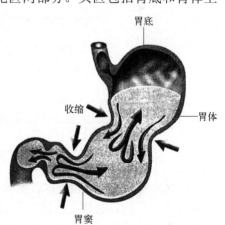

图 1-7 胃的结构和蠕动示意图

进食时，食物刺激口腔、咽、食管等处感受器，可通过迷走反射引起胃底和胃体平滑肌舒张，称为胃容受性舒张（receptive relaxation）。此运动形式生理意义是使胃容积扩大，即由空腹时的 50 mL 左右增大到进食后的 1.5 L 左右，扩大近 30 倍，进食后胃内压无显著升高，使胃更好地完成容纳和贮存食物的功能。

3. 蠕动

在食物进入胃后约 5 分钟后，胃蠕动波起始于胃体中部，向幽门方向推进（图 1-7），频率约为每分钟 3 次，一个蠕动波到达幽门约需 1 分钟，通常是一波未平，一波又起。蠕动波开始时较弱，在向幽门传播中，力量逐步加强，速度越来越快，一次可将 1 ～ 2 mL 食糜排入十二指肠。也有些蠕动波到胃窦后消失，未能到达幽门。一旦蠕动波超越胃内容物到达胃窦终末，可将食糜反向推动，这种后退有利于食物和消化液的混合，还可磨碎块状食物。胃蠕动的意义：①主要是磨碎胃内食物；②使胃内容物与胃液充分混合，形成食糜，有利于化学性消化；③将食糜逐步推进到十二指肠。

4. 消化间期胃的运动

胃在空腹状态下除存在紧张性收缩外，也出现以间歇性强力收缩伴有较长时间的静息期为特点的周期性运动，称为消化间期移行性复合运动（migrating motor complex，MMC）。这种运动开始于胃体上部，并向肠道方向传播。MMC 的每一周期为 90 ～ 120 分钟，分为四个时相（图 1-8）。

Ⅰ相内只能记录到慢波电位，不出现胃肠收缩，称为静息期，可持续 45 ～ 60 分钟。Ⅰ相的产生可能与 NO 释放有关。

Ⅱ相内出现不规律的锋电位，并开始出现不规则的胃肠蠕动，持续 30 ～ 45 分钟。

Ⅲ相内每个慢波电位上均出现成簇的锋电位并有规则的高幅胃肠收缩，持续 5 ～ 10 分钟，然后收缩停止，转入Ⅳ相。Ⅲ相的形成则与胃动素的分泌有关。

Ⅳ相实际上是向下一周期Ⅰ相的短暂过渡期，持续约 5 分钟。

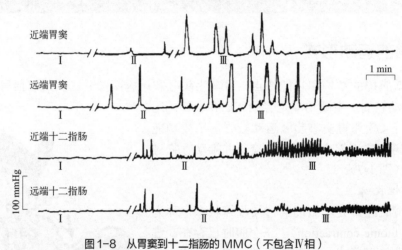

图 1-8　从胃窦到十二指肠的 MMC（不包含Ⅳ相）

消化间期 MMC 使胃肠保持断续的运动，特别是Ⅲ相的强力收缩可起"清道夫"的作用，能将胃肠内容物，包括上次进食后的食物残渣、脱落的细胞碎片和细菌、空腹时吞下的唾液以及胃黏液等清扫干净。若消化间期的这种移行性复合运动减弱，可引起功能性消化不良及肠道内细菌过度繁殖等。

二、小肠的运动形式

成人的小肠长 4 ～ 5 m，其黏膜形成许多环状皱褶，有大量的绒毛和微绒毛，小肠黏膜的表面积达到 200 m² 以上；食物在小肠内停留的时间较长，为 3 ～ 8 小时；而且小肠有丰富的血液和淋巴液，所以小肠是消化和吸收的主要部位[1]。小肠的运动不仅影响消化，还影响吸收。

1. 紧张性收缩

紧张性收缩使小肠保持一定的形状和位置，并维持肠内一定的压力。它是小肠进行其他各种运动的基础。

2. 分节运动

分节运动（segmentation contraction）是一种以环行肌为主的节律性收缩和舒张交替进行的运动。表现为食糜所在的一段肠管，环行肌以一定距离间隔多点同时收缩或舒张，把食糜分割成许多节，之后，原收缩处舒张，原舒张处收缩，使食糜原来的节分成两半，邻近的两半又彼此合并组成新的节段（图1-9），如此反复进行。空腹时几乎不存在分节运动，进食后才逐渐加强。小肠的分节运动存在由上至下的频率梯度，即小肠上部频率较快（十二指肠约12次/min），远端频率逐渐减慢，在回肠末端仅有6～8次/min。

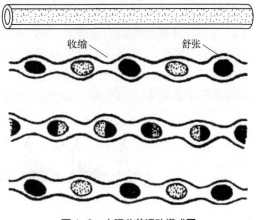

图1-9 小肠分节运动模式图

分节运动的生理学意义：①使食糜与消化液充分混合，有利于化学性消化；②增加小肠黏膜与食糜的接触，并挤压肠壁以促进血液与淋巴液的回流，有助于吸收；③分节运动存在由上而下的频率梯度，对食糜有弱的推进作用。

3. 蠕动

蠕动可起始于小肠的任何部位，推进速度为0.5～2.0 cm/s，运行数厘米后消失，其作用是将食糜向远端推进一段后，在新的肠段开始分节运动。此外，小肠还有一种推进速度很快、传播较远的蠕动，称为蠕动冲。它可将食糜从小肠的始端一直推送至末端，甚至直达结肠。蠕动冲可由吞咽动作或食糜对十二指肠的刺激引起，有些药物（如泻药）的刺激，也可以引起蠕动冲。

三、大肠的运动形式

大肠平滑肌节律性的收缩和舒张带动整个结肠蠕动，对营养物质的充分吸收和代谢废物的排泄起到了至关重要的作用[1]。

1. 袋状往返运动

袋状往返运动常见于空腹和安静时，由环行肌不规则地收缩引起。它使结肠出现一串结肠袋收缩，内容物向前、后两个方向做短距离位移，并不向前推进。它有助于促进水的吸收（图1-10）。

2. 分节推进运动和多袋推进运动

分节推进运动指环行肌有规律的收缩，将一个结肠袋内容物推移到邻近肠段；如果一段结肠上多个结肠袋同时发生收缩，将内容物推移到下一段，称之为多袋推进运动。进食后或副交感神经兴奋时可见这种运动。

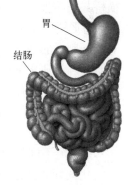

图1-10 结肠模式图

3. 蠕动

大肠的蠕动是由一些稳定向前的收缩波所组成，其意义在于将肠内容物向远端推进。大肠还有一种收缩力强、行进快且传播远的蠕动，称为集团蠕动。它开始于横结肠，可将一部分内容物推送至乙状结肠或直肠。集团蠕动常见于进食后，可能是由于食物扩张胃引起胃-结肠反射或十二指肠引起胃-结肠反射或十二指肠-结肠反射而导致的。

结肠移行性复合运动（colonic migrating motor complex，CMMC）相当于结肠的高振幅传播收缩（high amplitude propagating contraction，HAPC），平均每2～4分钟出现1次，持

续时间为 40～60 秒，向肛门端传播（图 1-11）。研究发现，粪便在结肠中的传输速度约等于结肠移行性复合运动的速度，说明 CMMC 是结肠中粪便推进的主要动力形式[16]。CMMC 在离体的结肠中仍然存在，可以自发产生或通过黏膜刺激、纵向牵拉诱发，提示其不受中枢神经系统（central nervous system，CNS）控制，内源性激素或外周神经冲动并不是其启动或传播的主要因素，CMMC 是由内在神经系统和平滑肌的协调作用完成的[17, 18]。

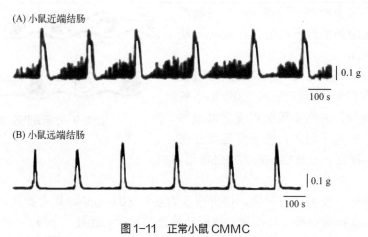

图 1-11　正常小鼠 CMMC

本章总结

胃肠道平滑肌的微细结构和功能不同于骨骼肌和心肌。胃肠道平滑肌呈细长纺锤形，无肌节结构；没有 Z 盘，相应的功能结构是致密体和致密斑；没有内陷的 T 管，细胞膜上的动作电位不能迅速到达深部；肌质网不发达，但肌质网膜上存在对 Ca^{2+} 敏感的雷诺丁受体，以及对 IP_3 敏感的 IP_3R。收缩机制是钙调蛋白与 Ca^{2+} 结合，使横桥磷酸化而活化，从而导致横桥与肌动蛋白的结合，进而引起肌肉收缩。

胃肠道平滑肌的一般生理特性：兴奋性较低、具有自律性、具有紧张性、富有伸展性、对不同刺激的敏感性不同。生物电现象包括静息电位、慢波电位和动作电位。慢波起源于纵行肌和环行肌之间的 Caial 间质细胞。在静息电位的基础上出现慢波，在慢波的基础上产生动作电位，当动作电位出现时，肌收缩的幅度明显增大。

支配胃肠道的神经系统包括来自中枢的外来神经系统和位于消化道壁内的内在肠神经系统，后者在消化道运动的神经调控中起主要作用。

胃肠道不同的部位运动形式不一样。胃的运动形式有紧张性收缩、容受性舒张、蠕动以及消化间期胃的运动（MMC）；小肠的运动形式有紧张性收缩、分节运动和蠕动；大肠的运动形式包括袋状往返运动、分节推进运动和多袋推进运动、蠕动；结肠移行性复合运动（CMMC）相当于结肠的高振幅传播收缩，是结肠中粪便推进的主要动力形式。

参考文献

[1] 朱大年，王庭槐 . 生理学 [M]. 9 版 . 北京：人民卫生出版社，2018.

[2] Burnstock G. Review lecture: Neurotransmitters and trophic factors in the autonomic nervous system[J]. *J*

Physiol, 1981, 313(1): 1-35.

[3] Lake J I, Heuckeroth R O. Enteric nervous system development: migration, differentiation, and disease[J]. *Am J Physiol Gastrointest Liver Physiol*, 2013, 305(1): G1-24.

[4] Obata Y, Pachnis V. The effect of microbiota and the immune system on the development and organization of the enteric nervous system[J]. *Gastroenterology*, 2016, 151(5): 836-844.

[5] Wood J D. Enteric nervous system: neuropathic gastrointestinal motility[J]. *Dig Dis Sci*, 2016, 61(7): 1803-1816.

[6] Wunsch M, Jabari S, Voussen B, et al. The enteric nervous system is a potential autoimmune target in multiple sclerosis[J]. *Acta Neuropathol*, 2017, 134(2): 281-295.

[7] Escalante J, McQuade R M, Stojanovska V, et al. Impact of chemotherapy on gastrointestinal functions and the enteric nervous system[J]. *Maturitas*, 2017, 105: 23-29.

[8] Furness J B. Types of neurons in the enteric nervous system[J]. *J Auton Nerv Syst*, 2000, 81(1-3): 87-96.

[9] Han X, Tang S, Dong L, et al. Loss of nitrergic and cholinergic neurons in the enteric nervous system of APP/PS1 transgenic mouse model[J]. *Neurosci Lett*, 2017, 642: 59-65.

[10] Barlow-Anacker A J, Erickson C S, Epstein M L, et al. Immunostaining to visualize murine enteric nervous system development[J]. *J Vis Exp*, 2015, (98): e52716.

[11] Foong J P, Hirst C S, Hao M M, et al. Changes in nicotinic neurotransmission during enteric nervous system development[J]. *J Neurosci*, 2015, 35(18):7106-7115.

[12] Erickson C S, Barlow A J, Pierre J F, et al. Colonic enteric nervous system analysis during parenteral nutrition[J]. *J Surg Res*, 2013, 184(1):132-137.

[13] Bertrand P P. ATP and sensory transduction in the enteric nervous system[J]. *Neuroscientist*, 2003, 9(4):243-260.

[14] Sanders K M, Koh S D, Ro S, et al. Regulation of gastrointestinal motility—insights from smooth muscle biology[J]. *Nat Rev Gastroenterol Hepatol*, 2012，9(11):633-645.

[15] Roman L J, Martásek P, Masters B S. Intrinsic and extrinsic modulation of nitric oxide synthase activity[J]. *Chem Rev*, 2002, 102(4): 1179-1190.

[16] Heredia D J, Dickson E J, Bayguinov P O, et al. Localized release of serotonin (5-hydroxytryptamine) by a fecal pellet regulates migrating motor complexes in murine colon[J]. *Gastroenterology*, 2009, 136(4): 1328-1338.

[17] Smith T K, Park K J, Hennig G W. Colonic migrating motor complexes, high amplitude propagating contractions, neural reflexes and the importance of neuronal and mucosal serotonin[J]. *J Neurogastroenterol Motil*, 2014, 20(4): 423-446.

[18] Spencer N J. Characteristics of colonic migrating motor complexes in neuronal NOS (nNOS) knockout mice[J]. *Front Neurosci*, 2013, 7: 184.

第二章

ENS/SIP 合胞体轴

胃肠运动依赖于节律性的胃肠蠕动，而胃肠蠕动受肠神经系统的调控，其调控机制和胃肠道平滑肌层广泛存在的两种特殊间质细胞有关，即 Cajal 间质细胞（interstitial cell of Cajal，ICC）和血小板衍生生长因子受体 α 阳性细胞（platelet- derived growth factor receptor α-positive cell，PDGFRα+ 细胞）。胃肠平滑肌细胞（smooth muscle cell，SMC）与 ICC 和 PDGFRα+ 细胞之间形成低电阻的缝隙连接（gap junction），并通过缝隙连接形成电偶联（electric coupling），构成了功能合胞体（functional syncytium），称为 SIP 合胞体[1,2]。如图 2-1 所示，PDGFRα+ 细胞与 ICC 从形态和分布上很相似，二者都围绕着神经末梢的曲张体，而胃肠平滑肌细胞分布在两种间质细胞外围。肠神经系统（ENS）释放的神经递质扩散到周围间质细胞，影响其电位变化，再通过缝隙连接对平滑肌细胞发挥作用，形成了 ENS/SIP 合胞体轴，控制着胃肠道的运动。

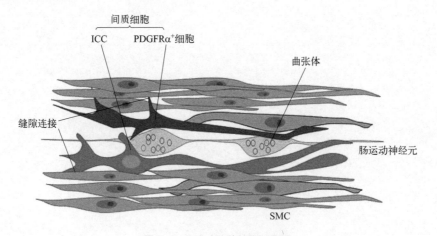

图 2-1 SIP 合胞体结构示意图

SIP 合胞体的概念是近年提出来的，它是胃肠平滑肌细胞运动单位。各种调控胃肠平滑肌动力的内、外因素通过 SIP 合胞体发挥调节胃肠运动的作用，因此，SIP 合胞体是研究胃肠动力的重要靶标。

第一节

ENS/SIP 合胞体轴

一、肠神经

1. 肠神经递质及其受体

（1）肠神经递质：胃肠道运动受外来神经（交感神经和副交感神经）和肠神经系统（enteric nervous system, ENS）的双重调节，其中 ENS 起主要作用。构成 ENS 的主要成分是分布在消化道纵行肌和环行肌之间的肌间神经丛（myenteric plexus），也称为欧氏神经丛（Auerbach's plexus）。肠神经系统对消化道平滑肌运动调节分为兴奋性调节和抑制性调节，其中兴奋性调节主要是兴奋性运动神经元释放兴奋性神经递质，如乙酰胆碱、P 物质等，增加平滑肌细胞的兴奋性；而抑制性调节则是抑制性运动神经元释放抑制性神经递质，如 NO、ATP 等，降低平滑肌细胞的兴奋性。其中，肠神经介导的消化道平滑肌抑制效应（膜电位超极化或平滑肌松弛）不被肾上腺素能或胆碱能神经拮抗剂阻断，这些神经被称为非肾上腺素能非胆碱能（non-adrenergic non-cholinergic，NANC）神经，这些神经释放的递质称为 NANC 递质 [3]。肠神经中主要 NANC 抑制性神经有一氧化氮能神经、嘌呤（purines，P）能神经以及肽能神经 [4, 5]。一氧化氮能神经释放的递质是 NO；嘌呤能神经递质为 ATP、ADP 和 β- 烟酰胺腺嘌呤二核苷酸（β-nicotinamide adenine dinucleotide，β-NAD) 等嘌呤类物质；肽能神经递质是血管活性肠肽（vasoactive intestinal polypeptide，VIP）等。

（2）肠神经递质的受体：ENS 递质很少直接作用于平滑肌细胞，而是作用于两种间质细胞。在电镜下，肠神经末梢的曲张体周围紧紧围绕着两种间质细胞，即 ICC 和 PDGFRα$^+$ 细胞 [6]；间质细胞上也表达了很多神经递质的受体，从而传达肠神经的信息。如 ICC 表达的受体有神经激肽 1（neurokinin 1，NK1）、神经激肽 3（neurokinin 3，NK3）受体、血管活性肠肽受体 1（vasoactive intestinal polypeptide receptor 1，VIP1R），以及胆碱能 M2 和 M3 受体等 [7,8]。

嘌呤能受体主要分为两大家族 [9]：一是 P1 受体，配体为 ATP；二是 P2 受体，配体为 ADP。P2 受体根据信号转导机制不同又分为两类：一是本身为配体的门控通道 P2X 受体，目前 P2X 受体有 7 个亚型（P2X1 ～ P2X7）；二是作为 G- 蛋白偶联受体（G-protein coupled receptor，GPCR）的 P2Y 受体，而 P2Y 受体有 8 个亚型（P2Y1, P2Y2, P2Y4, P2Y6, P2Y11 ～ P2Y14），已被纯化出来。两种 P2 受体对胃肠平滑肌抑制性调节及其分布有所不同 [10, 11]，见图 2-2。在众多的嘌呤能受体中，主要是 P2Y1 受体通过 G- 蛋白介导嘌呤能神经对消化道平滑肌起抑制作用 [12]。

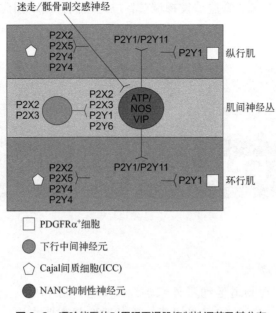

图 2-2　嘌呤能受体对胃肠平滑肌抑制性调节及其分布

2. 肠神经递质引起的接点电位及其检测

（1）接点电位：肠神经释放神经递质作用于间质细胞受体，引起间质细胞的电位变化，通过缝隙连接使平滑肌细胞产生电位变化，这种电位变化称为接点电位（junctional potential）。它是一种局部反应，可以总和而影响平滑肌的兴奋性。

乙酰胆碱主要与深肌层 ICC 膜上 M 受体结合，使胞膜去极化，通过缝隙连接使相邻平滑肌去极化，称为兴奋性接点电位（excitatory junctional potential，EJP）[13]，诱发平滑肌收缩。而一氧化氮（NO）作用于 ICC，使胞膜超极化，然后通过缝隙连接使平滑肌细胞超极化，产生缓慢抑制性接点电位（slow inhibitory junctional potential，sIJP）[14-18]，降低平滑肌的兴奋性，使平滑肌舒张。嘌呤能神经递质与 PDGFRα+ 细胞上的 P2Y1 受体结合，引起超极化，再通过缝隙连接向电偶联的 SMC 扩散，从而产生快速抑制性接点电位（fast inhibitory junctional potential，fIJP）[19-24]，降低平滑肌的兴奋性，使平滑肌舒张。Mañé 等[25]报道，一氧化氮（NO）产生的 sIJP 负责持续的平滑肌松弛，嘌呤能神经递质产生的 fIJP 负责瞬时松弛。

（2）接点电位的检测：检测接点电位可以用于分析 ENS-ICC-SMC 以及 ENS-PDGFRα+ 细胞 -SMC 轴的功能状态。实验室常使用电场刺激（electrical field stimulation，EFS）来刺激离体胃肠平滑肌的运动神经元，产生河豚毒素（tetrodotoxin，TTX）敏感的动作电位，引发神经递质的释放，作用于间质细胞受体，引起电位变化，产生接点电位，从而影响平滑肌的收缩状态。

EFS 诱发的接点电位主要由三个部分构成：①兴奋性接点电位（EJP），由肠神经释放胆碱能神经递质引起，平滑肌细胞去极化和平滑肌收缩。②抑制性接点电位（inhibitory junctional potential，IJP），由两部分组成，先是快速抑制性接点电位（fIJP），由肠神经释放嘌呤能神经递质引起；紧接着是缓慢抑制性接点电位（sIJP），由肠神经释放 NO 引起，抑制性接点电位会引起平滑肌细胞超极化，从而使平滑肌舒张。③刺激后反应（post-stimulus response，PSR）。

Song N N[26] 采用强度为 50 V，频率分别为 3 Hz、6 Hz、9 Hz 的电场刺激来刺激小鼠结肠平滑肌，刺激时间为 5 s，引发了抑制性接点电位［图 2-3（A）］。然后在灌流液中加入胆碱能受体阻断剂阿托品（atropine）和 NO 合成酶阻断剂 L-NAME，阻断胆碱能兴奋性神经元和一氧化氮能抑制性神经元的作用后，EFS 诱导的 sIJP 幅度明显减小，而 fIJP 幅度没有明显变化［图 2-3（B）］，结果表明 sIJP 主要是由肠神经释放的 NO 所引起的。而当在灌流液中加入阿托品（atropine）和 P2Y1 受体阻断剂 MRS2500 时，电场刺激引发的 fIJP 几乎完全消失［图 2-3（C）］，结果表明 fIJP 是由肠神经释放的嘌呤能神经递质作用于 P2Y1 受体所引起的。总之，肠神经释放神经递质作用于间质细胞受体，引起间质细胞产生接点电位：胆碱能神经递质引起兴奋性接点电位；嘌呤能神经递质引起快速抑制性接点电位（fIJP）；NO 引起缓慢抑制性接点电位（sIJP），从而调节平滑肌细胞的兴奋性。

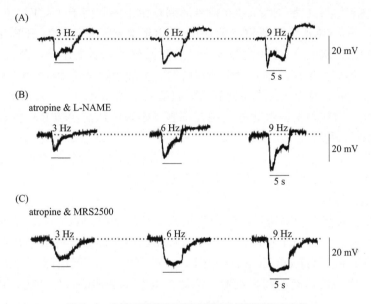

图 2-3 电场刺激结肠平滑肌诱发的抑制性接点电位

（A）不同频率电场刺激诱发的抑制性接点电位，首先是快速抑制性接点电位（fIJP），紧接着是缓慢抑制性接点电位（sIJP）。（B）在阿托品（atropine）和 L-NAME 存在的情况下，sIJP 明显减小，而 fIJP 没有明显改变。（C）在阿托品（atropine）和 MRS2500 存在的情况下，fIJP 消失。

二、ICC

1. ICC 的特异性标志

西班牙神经解剖学家 Cajal 于 1893 年在胃肠道神经系统中，用甲基蓝及嗜银染色法观察到一类特殊的间质细胞，命名为 Cajal 间质细胞（interstitial cell of Cajal，ICC）。

（1）c-Kit 受体是 ICC 的特异性标志：ICC 细胞膜上表达多种受体，分别负责调控神经传递、维持起搏功能等。其中酪氨酸激酶受体 c-Kit 受体是 ICC 的重要膜受体之一，是 ICC 的特异性标志，近乎全部的 ICC 都表达 c-Kit 受体。ICC 可以通过 c-Kit 抗体来识别，从而进行 ICC 的鉴定和研究[27]。c-Kit 受体除了表达于胃肠道内的 ICC，还表达于造血干细胞、肥大细胞等。

c-Kit 受体是由 *c-kit*（又称 *CD117*）基因编码的 I 型跨膜糖蛋白受体，该蛋白具有酪氨酸激酶活性。*c-kit* 基因是一种原癌基因，是 HZ4 猫科肉瘤病毒的胞质逆转录病毒同源物，位于 4 号染色体 4q11-12[28]。c-Kit 受体的天然配体是干细胞因子（stem cell factor，SCF），故 c-Kit 受体又称 CD117 受体或干细胞因子受体（SCFR）。

（2）干细胞因子：Zsebo 等[29] 首先从 Buffalo 鼠肝细胞培养的上清液中发现了一种新的造血因子，并将其命名为干细胞因子（SCF）。SCF 是由 *steel* 基因编码的多功能生长因子，在细胞增殖、分化和迁移过程中发挥重要的调控作用[30]。mRNA 拼接及酶切方式不同，产生两种类型的 SCF：可溶性干细胞因子（soluble stem cell factor，s-SCF）和膜结合型干细胞因子（membrane-bound stem cell factor，m-SCF），两者都有生物学活性[31]。人 SCF（hSCF）基因位于染色体 12q22 ～ 24，长 1.4 kb，含有 8 个外显子和 7 个内含子，每个外显子长度从 51 ～ 183 bp 不等。完整的 SCF 是由 273 个氨基酸组成的糖蛋白，包括 N 端 25 个氨基酸信号肽、189 个氨基酸胞外区和 36 个氨基酸胞质区[32]。

（3）SCF/c-Kit 信号通路：SCF/c-Kit 信号通路是由干细胞因子（SCF）及 c-Kit 受体两者构成。正常情况下，c-Kit 受体是 SCF 激活的。c-Kit 受体胞外部分为 SCF 受体区，胞内部分为酪氨酸激酶区，SCF 与 c-Kit 胞外部分结合后活化了酪氨酸激酶，两分子的 c-Kit 与两分子的 SCF 结合形成二聚体，进而活化细胞内的酪氨酸激酶及磷脂酰肌醇 -3 激酶（PI3K），同时也使酪氨酸残基自磷酸化，进而捕获磷酸肌醇的肌醇环 -OH，使其磷酸化产生 3,4,5- 三磷酸磷脂酰肌醇，激活多个信号途径，调控细胞基因表达从而参与 ICC 的存活、增殖、分化以及迁移等生理过程[33]。

任何导致 SCF 或者 c-Kit 的非正常表达，以及任何影响两者相结合的因素，均会导致该通路的传导异常，从而干扰 ICC 的正常生命活动[34-35]。

2. ICC 在胃肠道的分布

ICC 分布于泌尿系统、生殖系统和消化道系统的平滑肌组织中，并发挥重要的调控作用。它以网状结构广泛分布于食道、胃肠到肛门括约肌，根据在胃肠中 ICC 的位置又细分为：①肌间神经丛 ICC（myenteric plexus ICC，ICC-MY），位于环行肌和纵行肌之间，是激发胃和小肠肌层内慢波活动的起搏细胞。②肌内 ICC（intramuscular ICC，ICC-IM），位于肌束之间，呈双极样。其中，位于环行肌肌束内的称为 ICC-CM，位于纵行肌肌束内的称为 ICC-LM。以环行肌层为主，能被 ENS 优先激活，在肠神经系统与平滑肌细胞中具有重要的运动神经传导作用。③深肌层丛 ICC（deep muscular plexus ICC，ICC-DMP），位于环行肌深肌层内。④黏膜下 ICC（submucosal ICC，ICC-SM），位于黏膜下层[36-40]。

3. ICC 的微细结构和起搏功能

（1）ICC 的微细结构：光镜下观察，ICC 胞体呈梭形，胞质较少，拥有巨大的卵圆形胞核，2 ～ 5 个树枝状的细胞突起，这些一级细胞突起可以进一步分化为二到三级树枝样的突起，ICC 通过这些突起彼此相互连接，在平滑肌内建立起一种三维的网络样结构[41]。在电子显微镜下，ICC 和神经元之间关联密切，但是 ICC 不是神经元，它起源于中胚层[42-45]。ICC 具有丰富的线粒体、中等发达的高尔基体、小窝以及粗糙而光滑的内质网，核周区域通常密集地布满沿质膜延伸的内质网线粒体和池。内质网和质膜之间的空间微小，其中局部的 Ca²⁺ 瞬变可以调节质膜离子通道和间质细胞的其他功能[46]。通过对胃肠组织的免疫组织化学实验发现：ICC 相互之间、与神经纤维和平滑肌细胞之间通过紧密的缝隙连接，形成"肠神经 -ICC- 平滑肌细胞"的胃肠动力的基本功能单位[47]，ICC 在肠神经信号传递过程中起中间调控作用。

正常 ICC 超微结构[48]与功能相适应：①丰富的线粒体，为功能活跃奠定良好的物质基础，是胃肠起搏细胞的结构特点。② ICC 与周围细胞之间的缝隙连接，使 ICC 成为 ENS 和平滑肌之间的中介。③丰富的粗面内质网和高尔基体，说明 ICC 具有活跃的合成功能。

（2）ICC 的起搏功能：自 ICC 的超微结构首次在电镜下被拍到后，科学家很快就发现 ICC 细胞本身具有起搏功能，能产生自发活跃的起搏电流[1, 2]。这些起搏电流能驱动平滑肌细胞产生慢波，有学者发现，敲除小鼠胃肠道平滑肌的 *ICC-MY* 基因之后记录不到慢波电位；进一步将胃肠道 ICC 及平滑肌细胞分离培养后发现，只有 ICC-MY 可自发产生节律性的起搏电流，而其他 ICC 和平滑肌细胞均无产生起搏电流的能力[49]。这些结果说明 ICC 是胃肠道慢波电位的起搏者。慢波是胃肠平滑肌自主节律性收缩的基础，所以在 20 世纪 70 年代后期 ICC 被认为是胃肠平滑肌自动节律性运动的起搏细胞[2]。

4. ICC 的起搏电位产生机制

（1）起搏电位相关的离子通道：关于起搏电位的演变，Kito 等[50,51]在研究豚鼠胃窦 ICC-MY 电生理特征时发现，ICC-MY 起搏电位由两个时相构成：瞬时去极化的快速上升期和持续去极化的平台期。前者可被低钙或高钾溶液抑制，提示这种瞬时去极化是由电压门控钙通道（voltage-gated calcium channel，VGCC）激活产生的；平台期可被低氯溶液或钙激活氯通道蛋白 1（Anoctamin-1，ANO1）的阻断剂 4,4'- 二硫代氰基苯乙烯 -2,2'- 二磺酸（DIDS）所抑制，这说明平台期是由 ANO1 的电流产生的。Ca^{2+}-ATPase 抑制剂环匹阿尼酸（CPA）仅仅缩短了平台期，对上升支并未产生影响，而 IP_3 受体（IP_3 receptor，IP_3R）的拮抗剂 2-APB（2-aminoethyl diphenylborinate）及线粒体 ATP 的抑制羰基氰化氯苯腙（CCCP）阻断了起搏电位，表明起搏电位的产生与 IP_3 敏感的钙通道释放 Ca^{2+} 及线粒体对 Ca^{2+} 再摄取相关。随后 Kito 等[52]又发现，家兔及小鼠 ICC 内有钠钾氯交换体的存在，与 ANO1 相反的是，该交换体可将细胞外氯离子转运入细胞内；利用该交换体的特异性药物阻断剂布美他尼（bumetanide）可阻断平台期的产生，表明该交换体与 ANO1 共同负责维持细胞内氯离子平衡。以上这些结果表明，ICC 起搏电流与 IP_3 受体和离子通道的激活有关的。

关于 ICC 的起搏机制，Ward S M 等[53]研究发现，IP_3 介导的 ICC 胞内钙振荡激活了膜上钙敏感离子通道。但这一离子通道属于哪一类通道，学者们争论了较长时间。早期有学者认为，胞内钙振荡激活低钙敏感的非选择性离子通道[54]，也有学者认为是钙敏感氯通道[55]，还有一些学者认为是一种瞬时受体电位（transient receptor potential，TRP）通道[56]。2009 年，Zhu M H 等[57]在新鲜分离的鼠小肠 ICC 中发现钙激活氯电导（Ca^{2+}-activated Cl^- conductance，CaCC），当敲除钙激活氯通道的编码基因 *Anoctamin-1*（*ANO1*）后，肠道的电节律消失，而 ICC 的数量以及形态没有发生明显变化[58]。这些研究表明，ICC 中 IP_3 介导的胞内钙振荡激活了钙激活氯通道—ANO1。从此，ANO1 就成为 ICC 起搏功能机制研究的焦点之一。

（2）ANO1：*Anoctamin-1*（*ANO1*）是 ICC 中表达最多的基因之一，并且 ANO1 在整个胃肠道中由 ICC 稳定且唯一地表达[59, 60]。ANO1 是 ICC 中非常重要的功能蛋白，是一种钙激活的氯通道，细胞内局部 Ca^{2+} 浓度升高可激活该氯通道，驱动胞内氯离子外流，从而产生大量内向电流，这种氯通道既参与起搏电位第一相的形成，也参与起搏电位第二相的形成，在 ICC 起搏活动中具有关键作用[50,51]。

Blair P J 等[1]研究显示，ICC 胞内 IP_3 介导的钙振荡激活 ANO1，产生自发瞬间内向电流（spontaneous transient inward current，STIC），这种局部的 STIC 是氯离子外流引起 ICC

自发瞬间去极化（spontaneous transient depolarization，STD），进而引起胞膜上对二氢吡啶类不敏感的电压依赖性钙通道（voltage-dependent dihydropyridine-resistant Ca^{2+} channel）的开放，使胞外 Ca^{2+} 内流，胞内 Ca^{2+} 的增多进一步激活更多的 ANO1，ANO1 电流叠加产生慢波。

Singh 等[61]利用基因敲除技术敲除了大鼠 ANO1 基因，发现大鼠小肠 ICC 钙离子瞬时变得不协调、没有节律性，小肠组织也失去节律性的收缩活动，这与通过药物阻断 ANO1 所得出的结果相同[62]。以上研究表明，ANO1 激活是触发 STD/STIC 形成慢波的基础。ICC 上的慢波激活相邻 ICC 的电压依赖性钙通道，使相邻 ICC 胞外 Ca^{2+} 内流引起 ANO1 激活，进而使得慢波在相邻的 ICC 得到再生，并在整个 ICC 网络上传播[1]。

（3）慢波传播：ICC 产生的慢波还能传导到平滑肌细胞，使之去极化并产生慢波，激活平滑肌细胞膜上的 L- 型钙通道，使胞外的 Ca^{2+} 内流诱发快波，引起平滑肌的收缩（图 2-4）。

研究发现，平滑肌细胞不具有产生起搏电流的能力，而慢波与胃肠蠕动节律一致，而且超微结构也显示 ICC-IM 和 ICC-DMP 不仅以突触的方式与 ICC-MY 伴行，更以缝隙连接的方式与平滑肌细胞紧密相连，因此猜想 ICC-MY 产生的起搏电流可能是通过 ICC-IM 和 ICC-DMP 传递到平滑肌细胞。这一观点在 ICC-IM 基因突变小鼠 W/Wv 上得到了证实[63-65]。进一步研究发现，这种缝隙连接的基本结构是由一种连接复合体 connexins 构成，每一个连接小体由 4～6 个连接蛋白组成，其中 connexin 43 作为最重要的连接蛋白，在慢波电流传递过程中存在重要作用。在胃肠动力障碍的患者中，connexin 43 的表达明显减少[66]。

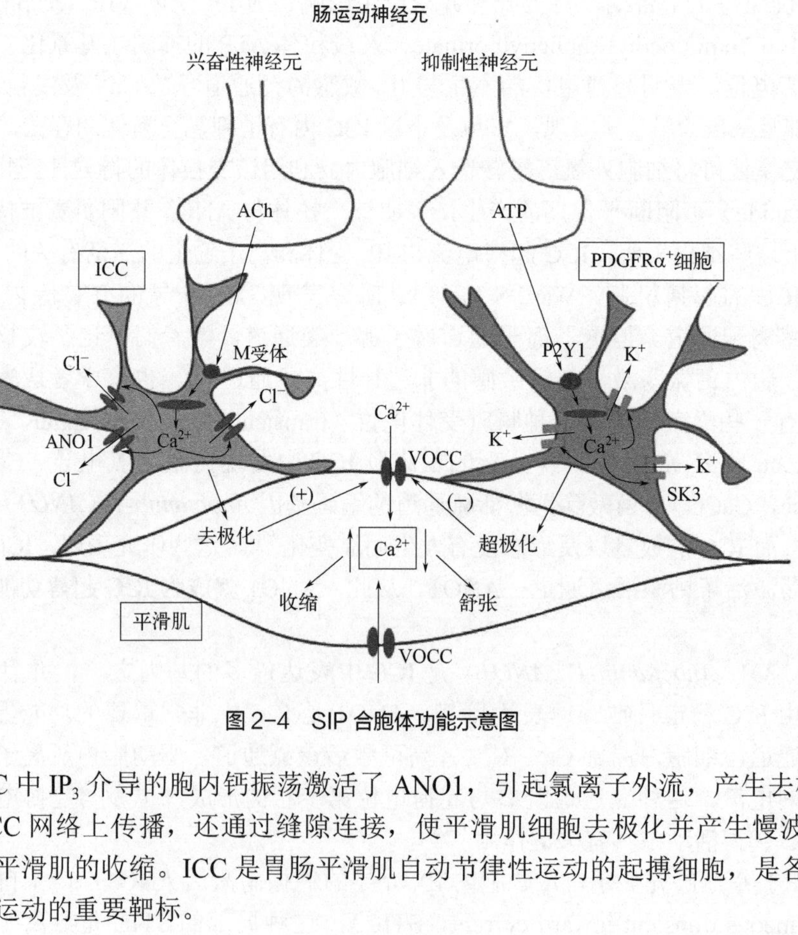

图 2-4　SIP 合胞体功能示意图

总之，ICC 中 IP_3 介导的胞内钙振荡激活了 ANO1，引起氯离子外流，产生去极化慢波。慢波在整个 ICC 网络上传播，还通过缝隙连接，使平滑肌细胞去极化并产生慢波，诱发快波，进而引起平滑肌的收缩。ICC 是胃肠平滑肌自动节律性运动的起搏细胞，是各种调控因子干预平滑肌运动的重要靶标。

5. ENS-ICC

透射电镜显示肠神经系统与 ICC 的距离较它与平滑肌之间的距离更接近，免疫组化研究也表明 ICC 细胞膜上存在多种神经递质受体，因此 ICC 参与神经支配的胃肠蠕动具有重要的结构基础 [67,68]。最近研究表明，只有少量神经末梢曲张体释放的神经递质直接扩散到平滑肌发挥结肠运动的调控作用，而绝大多数神经递质调节平滑肌的收缩并不是直接作用于平滑肌细胞，而是通过 SIP 合胞体发挥作用 [1,2]。

ICC 表达很多神经递质的受体。兴奋性神经递质作用于 ICC（图 2-2），如给予胆碱能神经递质乙酰胆碱（acetylcholine，Ach）或电场刺激时，ACh 与深肌层 ICC（ICC-DMP）胞膜上 M 受体结合，使磷脂酶 C-ε（phospholipase C-epsilon，PLC-ε）从胞质转位到胞膜，催化 4,5- 二磷酸磷脂酰肌醇（PIP_2）水解生成 IP_3（三磷酸肌醇），IP_3 促进胞内钙库释放 Ca^{2+}，引起胞膜上 ANO1 开放，使胞膜去极化，进而通过缝隙连接使相邻平滑肌去极化 [69]，产生兴奋性接点电位（EJP），提高了平滑肌细胞兴奋性。

ICC 也是神经肽类的靶细胞 [70]。ICC-DMP 有 NK1 受体的表达，NK1 受体与激动剂结合后会引起该受体内化。如给予平滑肌 P 物质（substance P）或者电场刺激，使弥散在 ICC-DMP 外围的 NK1 受体变为胞内小颗粒状结构的物质，NK1 受体发生内化，因此，将 NK1 受体内化作为 P 物质作用于 ICC-DMP 细胞的标志。

一氧化氮（NO）的靶细胞也是 ICC，ICC 作为接点后细胞，将抑制性递质 NO 转变成氮能信号 [71,72]。最近的研究认为，NO 作用于 ICC-IM，使胞内 cGMP 含量升高，如电场刺激平滑肌或者给予外源性 NO 供体，都会使 ICC 胞内的 cGMP 含量升高 [73]。cGMP 升高依赖可溶性鸟苷酸环化酶（soluble guanylate cyclase，sGC），sGC 是一种异质二聚体，当二聚体的两个亚基同时表达时才能被 NO 激活。sGC 的两个亚基都在 ICC 上高表达，而在平滑肌上表达量非常少 [74,75]。这些结果表明，NO 作用于 ICC-IM，激活可溶性鸟苷酸环化酶（sGC），使胞内 cGMP 含量升高。cGMP 含量升高进而激活依赖 cGMP 的蛋白激酶 C（PKC）[76]，降低胞质中 Ca^{2+} 浓度从而抑制 ICC-IM 上 ANO1，氯离子外流减少，ICC-IM 细胞超极化，然后通过缝隙连接抑制平滑肌细胞上电压依赖性钙通道，导致平滑肌细胞超极化，降低平滑肌的兴奋性，最终引起平滑肌的舒张反应。

总之，肠神经释放的神经递质不直接作用于平滑肌细胞，兴奋性胆碱能神经递质 ACh 作用于 ICC，通过 PLC/IP_3 信号通路使胞内钙库释放 Ca^{2+}，兴奋 ICC 上 ANO1，使 ICC 细胞去极化，并通过缝隙连接使平滑肌细胞去极化，形成 ACh-ICC-ANO1-SMC 通路。而抑制性递质 NO 作用于 ICC，通过 cGMP /PKC 信号通路抑制 ICC 上 ANO1，从而使 ICC 细胞和平滑肌细胞超极化，形成 NO-ICC-ANO1-SMC 通路。任何影响通路的因素都引起胃肠道运动障碍。

三、PDGFRα⁺ 细胞

1. PDGFRα⁺ 细胞的分布

PDGFRα⁺ 细胞是 SIP 合胞体中的另外一种间质细胞，有 A、B、C、D 4 种亚型，PDGFR 家族蛋白有两个酪氨酸激酶相关受体，即 α 受体（PDGFRα）和 β 受体 [77-79]，存在于胃肠道中的主要是 PDGFRα 受体。其超微结构与成纤维样细胞相似，所以最初被称为成纤维样细胞（fibroblast-like cell，FLC）[80]。后来发现，FLC 可以用 PDFGRα 抗体特异性标记，因此又命名为 PDGFRα[+] 细胞[81]。PDGFRα[+] 细胞在消化道平滑肌中均广泛分布[82]，形态分布类似 ICC，有分布在肌束内的 PDGFRα[+]-IM，以及分布在环行肌和纵行肌之间的 PDGFRα[+]-MY，主要围绕神经末梢的曲张体分布，参与肠神经对平滑肌的信息传递。

2. PDGFRα[+] 细胞上高表达的基因

PDGFRα[+] 细胞表达 *P2y1* 和 *Kcnn3* 基因，这些基因的转录在 PDGFRα[+] 细胞远比肌层的其他类型的细胞丰富得多[83]。Peri L E 等[83]研究显示，PDGFRα[+] 细胞表达所有介导嘌呤能神经信号传递所需的基因（包括 *P2y1* 基因），其编码的 P2Y1 受体在 PDGFRα[+] 细胞上高表达。

PDGFRα[+] 细胞上高表达的 *Kcnn3* 基因编码小电导钙激活钾通道（small conductance Ca^{2+}-activated K^+ channel 3，SK3 通道），SK3 通道是 PDGFRα[+] 细胞的功能蛋白，在 SIP 合胞体的另外两种细胞上表达量则非常少[83, 84]。

3. PDGFRα[+] 细胞上 P2Y1 受体的作用

（1）PDGFRα[+] 细胞是嘌呤能神经递质的靶细胞：几十年来，ATP 一直被认为是嘌呤能神经递质，平滑肌细胞被认为是抑制神经传递的主要靶标，随着胃肠道间质细胞形态和功能特征研究的深入，这个观点逐渐被质疑。当给予嘌呤能受体激动剂如 ATP、ADP 或 β-NAD 等，PDGFRα[+] 细胞会产生大幅度的外向电流，而在平滑肌细胞上则就只会产生一个小的内向电流或者是几乎没有任何反应[85]。Kurahashi M 等[22]比较了平滑肌细胞和 PDGFRα[+] 细胞对几种嘌呤化合物的反应，结果显示 ATP 超极化 PDGFRα[+] 细胞，但去极化平滑肌细胞。这些结果表明，PDGFRα[+] 细胞才是嘌呤能神经递质的作用靶标，而不是平滑肌细胞。那么，嘌呤能神经递质又是作用于 PDGFRα[+] 细胞哪种嘌呤受体呢？

（2）PDGFRα[+] 细胞上 P2Y1 受体的作用：最近 10 余年的研究，采用新的选择性强的受体阻断剂证实，在众多的嘌呤能受体中，主要是 P2Y1 受体介导嘌呤能神经对消化道平滑肌的传递过程。在动物和人胃肠道平滑肌上，P2Y1 受体阻断剂如 MRS2179、MRS2279 和 MRS2500 能阻断嘌呤能神经递质或 EFS 嘌呤能神经引起的抑制效应。Gallego 等[86]和 Hwang 等[87]在基因修饰的小鼠结肠平滑肌上证实了敲除 *P2y1* 基因后嘌呤能神经递质引起的 fIJP 消失，而这一现象不局限于结肠，在胃和盲肠等其他胃肠组织中也能观察到[88]。Baker 等[89]在小鼠的结肠平滑肌也做了类似的工作，即通过 *P2y1*-/- 敲除小鼠来检测是否是 P2Y1 受体参与嘌呤能神经传递。研究结果显示，*P2y1*-/- 小鼠 IJP 的快速成分缺失，而 LNNA（L-NG-nitro-arginine）敏感的 IJP 持续存在，这说明嘌呤能神经递质与 PDGFRα[+] 细胞膜上的 P2Y1 受体结合，引起平滑肌细胞产生 fIJP 而发生舒张。Kurahashi M 等[22]的研究结果显示，ATP 对 PDGFRα[+] 细胞的超极化反应被 P2Y1 阻断剂 MRS2500 所阻断；P2Y1 激动剂在 PDGFRα[+] 细胞（而非平滑肌细胞）中诱发的大幅度超极化反应也被 MRS2500 阻断。这些结果表明，嘌呤能神经递质通过作用于 P2Y1 受体而使 PDGFRα[+] 细胞发生超极化反应，从而对平滑肌发生抑制效应。

综上所述，在胃肠道嘌呤能神经的信息传递中，PDGFRα[+] 细胞通过 P2Y1 受体成为介导信息传递的关键细胞。

4. PDGFRα[+] 细胞上的 SK3 的作用通道

那么，嘌呤能神经递质作用于 PDGFRα[+] 细胞的 P2Y1 受体，是哪种通道开放哪种离子流动引起的 PDGFRα[+] 细胞超极化呢？

（1）PDGFRα[+] 细胞上 SK3 通道的作用：SK 通道广泛分布于机体多种组织，如骨骼肌、平滑肌、神经系统以及各种腺体等。SK 通道存在 4 种亚型，分别为 SK1、SK2、SK3 和 SK4，在不同的组织细胞表达不同的亚型。例如：在神经系统有 SK1 ~ 3 通道的表达；在心肌细胞上有 SK2 通道的表达；SK4 主要分布于血管内皮细胞和心肌细胞，成为学者们关注的焦点，在某些外周神经上也有表达[90-96]；SK3 通道在胃肠道平滑肌表达。

PDGFRα⁺ 细胞上特异性表达的 SK3 通道是钙激活钾通道，被激活后会产生自发性瞬间外向电流（spontaneous transient outward current，STOC），使 PDGFRα⁺ 细胞超级化。Kurahashi 等[22] 研究发现，PDGFRα⁺ 细胞对嘌呤能神经递质的反应是超极化反应，使细胞膜 K⁺ 的平衡电位产生驱动作用，表明这种反应是由 K⁺ 电导激活所致。而超极化的大小和速率表明，PDGFRα⁺ 细胞内 SK 通道的电流密度很高，而平滑肌细胞内 SK 通道转录水平要低得多。功能实验也表明，SK3 激动剂 CyPPA 只引起平滑肌细胞轻度超极化[22]。这些结果说明，SK3 通道在平滑肌细胞上低表达，而在 PDGFRα⁺ 细胞上高表达；嘌呤能神经递质作用于 PDGFRα⁺ 细胞的 P2Y1 受体，引起 SK3 通道开放，钾离子外流，进而引起了超极化反应。

（2）SK3 通道的分子结构和电生理特性：SK 通道在一些疾病的发生发展中起到了非常重要的作用，学者们认为 SK 通道极有可能成为治疗一些疾病的新靶标[97-100]，故受到越来越多的科学家关注。

SK3 通道属于钙激活钾通道的一种，电导值为 10 ~ 35 pS/m，编码基因为 *Kcnn3*，对蜂毒明肽（apamin）的敏感性介于 SK1 和 SK2 之间[101-102]。如图 2-5，SK3 通道是由钙调蛋白（calmodulin，CaM）、α 亚基、蛋白激酶 CK2（protein kinase CK2）和蛋白磷酸酶 2A（protein phosphatase 2A，PP2A）组成的大分子复合体[103-104]。

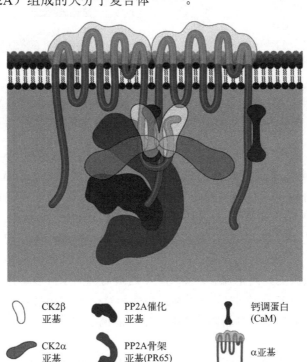

图 2-5 SK 通道、CaM、CK2 和 PP2A 结构模式图
功能性的 SK 通道为四聚体结构，由 CaM、α 亚基、蛋白激酶 CK2 和 PP2A 组成的大分子复合体

通道的功能性结构是由核心部分 α 亚基和调控部分钙调蛋白（CaM）组成的同源四聚体。其中，α 亚基包含 6 个跨膜区域 S1 ～ 6，α 亚基的结构决定了 SK3 通道对膜电位不敏感，不具有电压依赖性；钙调蛋白是 SK3 通道 Ca^{2+} 门控亚基，除了门控作用之外，CaM 还与通道的装配、运输有关；CK2 和 PP2A 负责调节 SK3 通道对 Ca^{2+} 的敏感性[105-107]。SK3 通道的开放依赖胞内游离钙浓度（$[Ca^{2+}]_i$）的升高，在生理状态下，细胞内 $[Ca^{2+}]_i$ 达到 300 ～ 700 nmol/L 即可激活 SK3 通道。SK3 通道对离子具有高度选择性，开放时只对钾离子通透，且其门控调节不受膜电位的影响（图 2-6）[108,109]。因此，SK 通道对钙离子高度敏感，发生反应迅速，可快速将细胞内钙离子浓度的变化转换成细胞膜电位的变化[110]。研究发现，CK2 和 PP2A 可以通过磷酸化和去磷酸化影响 SK 通道对 Ca^{2+} 的敏感性。CK2 通过磷酸化 CaM 而减弱 SK 通道对 Ca^{2+} 的敏感性，并且加速 SK 通道的失活；而 PP2A 则可以通过去磷酸化 CaM 而增强 SK 通道对 Ca^{2+} 的敏感性[108]。

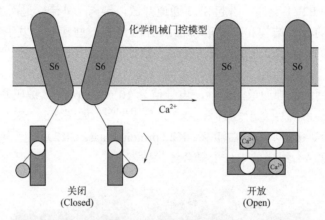

图 2-6　SK 通道结构模式图

SK 通道加入 Ca^{2+} 以后，CaM-CaMBD 复合物结构发生变化，CaMBD 同 S6 孔道螺旋相连，
使 SK 通道孔道螺旋区旋转 90%，通道开放。该模型的关键是生化数据，
证明 CaMBD/CaM 复合物在不存在 Ca^{2+} 时是单体的，在存在 Ca^{2+} 时是二聚体的

Song N N 等[111]采用了全细胞膜片钳的方法，应用两种刺激模式，观察正常 PDGFRα+ 细胞上 SK3 通道的电流密度。刺激模式采用斜坡刺激模式，可以引起 PDGFRα+ 细胞产生外向电流，而这个外向电流可以被蜂毒明肽（apamin）阻断 [图 2-7（D）]，说明此电流是 SK3 通道电流。刺激模式设置为阶跃刺激模式，在 PDGFRα+ 细胞形成全细胞模式后记录 SK3 通道电流。如图 2-7（A），当电极内液为低 Ca^{2+}（<10 nmol/L）的情况下，阶跃刺激引发的电流非常小，而当电极内液为高 Ca^{2+}（500 nmol/L）的情况下 [图 2-7（B）]，阶跃刺激可以引发一个幅度较大的外向电流。这说明 SK 通道对钙离子高度敏感。总之，SK3 通道属于钙激活钾通道，具有 K^+ 选择性、电压不依赖性和 Ca^{2+} 高敏感性，在调节神经元放电、细胞增殖和维持平滑肌紧张度等方面都具有非常重要的调节作用[110]。SK 通道极有可能成为治疗一些疾病的新靶标。

5. P2Y1 受体和 SK3 通道共同介导嘌呤能神经递质的抑制作用

药理学实验结果显示，PDGFRα+ 细胞上的 SK3 通道电流对蜂毒明肽（apamin）敏感[112,113]，可以被 apamin 阻断，同时，嘌呤能神经递质所引起的快速抑制性接点电位（fIJP）也可以被 apamin 阻断，这表明嘌呤能神经递质引起的 fIJP 与 PDGFRα+ 细胞上的 SK3 通道有关[114-116]。PDGFRα+ 细胞上高表达的 P2Y1 受体和 SK3 通道共同参与了嘌呤能递质在平滑肌上产生的 fIJP[117,118]。

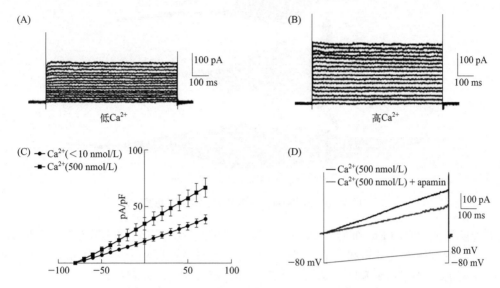

图 2-7　正常 PDGFRα+ 细胞上 SK3 通道电流密度

（A）当电极内液为低 Ca^{2+}（<10 nmol/L）的情况下，阶跃刺激引发 SK3 通道电流很小。（B）当电极内液为高 Ca^{2+}（500 nmol/L）的情况下，SK3 通道被激活，产生外向电流。（C）SK3 通道电流密度统计图，一条为电极内液为低 Ca^{2+}（<10 nmol/L）的情况，另一条为电极内液为高 Ca^{2+}（500 nmol/L）的情况。（D）当电极内液为高 Ca^{2+}（500 nmol/L）的情况下，斜坡刺激产生的外向电流可以被蜂毒明肽（apamin）部分阻断

关于嘌呤神经递质作用于 P2Y1 受体而引起了 SK3 通道开放的机制，嘌呤能神经末梢释放的递质 ATP 或 β-NAD 等首先与 PDGFRα+ 细胞上的 P2Y1 受体结合，P2Y1 与 G 蛋白 $G_{q/11}$ 偶联。P2Y1 受体偶联 G 蛋白 $G_{q/11}$ 激活磷脂酶 C（phospholipase C，PLC），使胞内 IP_3 增加，刺激细胞内钙库释放 Ca^{2+}，激活 SK3 通道引起 PDGFRα+ 细胞的超极化[119]。通过缝隙连接使平滑肌细胞超极化，降低了结肠平滑肌兴奋性（图 2-8）。研究显示，在嘌呤能运动神经刺激过程中，可观察到 PDGFRα+ 细胞发生超极化反应时，平滑肌中 Ca^{2+} 也持续下降，这证明 PDGFRα+ 细胞的超极化反应可通过缝隙连接传递给平滑肌细胞，从而抑制平滑肌电压依赖性钙通道的开放，减少平滑肌细胞 Ca^{2+} 内流[118]，引起平滑肌舒张。

总之，嘌呤能神经对平滑肌的抑制性传递的主要靶标不是平滑肌细胞，而是 PDGFRα+ 细胞，PDGFRα+ 细胞高表达的 P2Y1 受体和 SK3 通道在嘌呤能神经传递中起着关键作用，

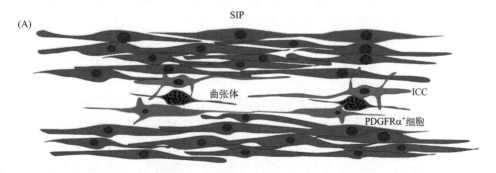

图 2-8

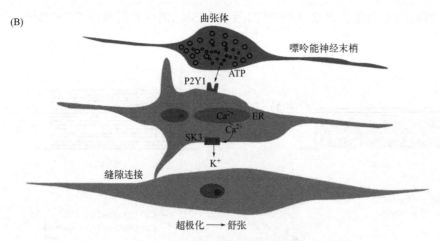

图 2-8　嘌呤能神经－平滑肌传递过程示意图

形成嘌呤能递质 -PDGFRα⁺ 细胞 -P2Y1-SK3-SMC 通路。PDGFRα⁺ 细胞作为嘌呤能抑制性神经传递的关键细胞，其分布和功能若发生改变，必然导致结肠动力和传输功能异常。因此，PDGFRα⁺ 细胞成为了研究和防治结肠动力和传输障碍性疾病的新靶标。

四、平滑肌收缩的细胞内机制和影响因素

胃肠道的所有运动都是平滑肌收缩和舒张引起的。肠神经释放神经递质作用于两种间质细胞的受体，影响两种间质细胞的电位变化，通过缝隙连接影响平滑肌的兴奋和收缩。那么平滑肌细胞内的收缩机制又是怎样的呢？

1. 平滑肌细胞收缩和舒张机制

（1）平滑肌收缩的触发因子：平滑肌细胞收缩的触发因子是 Ca^{2+}，有两条途径调控平滑肌细胞质中 Ca^{2+} 浓度：电 - 机械偶联和药物 - 机械偶联[1]。

① 电 - 机械偶联（electromechanic coupling）：平滑肌细胞先在化学信号或牵张刺激作用下产生动作电位，通过兴奋 - 收缩偶联引起细胞膜上的电压门控通道或机械门控通道开放，Ca^{2+} 从细胞外流入胞内，胞内 Ca^{2+} 浓度的升高。胞内 Ca^{2+} 主要来源于细胞外，小部分 Ca^{2+} 来自 SR，通过 RYR 释放。

② 药物 - 机械偶联（pharmacomechanical coupling）：在不产生动作电位的情况下，通过接受化学信号而直接诱发胞质中 Ca^{2+} 浓度的升高。胞外化学信号可通过 G 蛋白偶联受体 -PLC-IP₃ 通路而生成 IP_3，IP_3 再激活 SR 膜中 IP_3 的受体（IP_3R），Ca^{2+} 从 SR 内释放到胞质内，导致胞质内 Ca^{2+} 浓度升高（图 2-9）。

在平滑肌舒张过程中，胞质内 Ca^{2+} 浓度的下降则依靠 SR 膜中钙泵将 Ca^{2+} 回摄入 SR，以及细胞膜中 Na^+-Ca^{2+} 交换体和钙泵将 Ca^{2+} 转运出细胞，这一过程要比骨骼肌缓慢，这可能是平滑肌舒张相对缓慢的原因之一。

（2）平滑肌细胞的肌丝滑行：平滑肌细胞内不含肌钙蛋白，但含有钙调蛋白（calmodulin，CaM）。胞质中 Ca^{2+} 浓度升高时，和 CaM 结合形成 Ca^{2+}-CaM 复合物而激活肌球蛋白轻链激酶（myosin light chain kinase，MLCK），活化的 MLCK 进一步使横桥中一对 20 kDa 的肌球蛋白轻链（myosin light chain，MLC20）磷酸化，可提高横桥 ATP 酶活性，引发肌丝滑行和肌肉收缩。反之，当胞质中 Ca^{2+} 浓度降低时，MLCK 失活，而磷酸化的 MLC 在胞质中肌球蛋白轻链磷

酸酶（MLC phosphatase，MLCP）的作用下去磷酸化，导致平滑肌细胞舒张[120]。

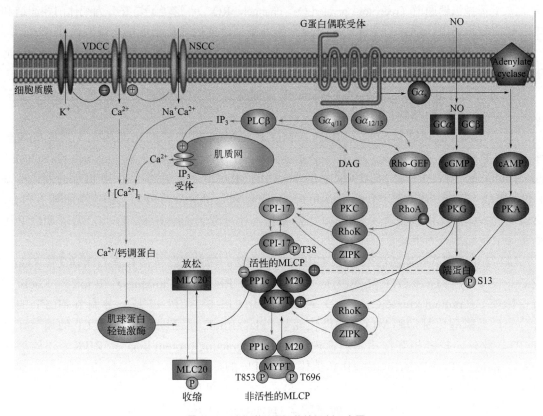

图 2-9 消化道平滑肌收缩机制示意图

2. 影响平滑肌收缩的细胞内机制的相关因素

（1）钾通道：平滑肌细胞表达各种 K^+ 通道，其开放引起钾离子外流，使膜超极化，可抑制电压依赖性 Ca^{2+} 通道（voltage-dependent Ca^{2+} channel，VDCC）的开放，从而抑制平滑肌细胞的收缩。平滑肌细胞膜上的 K^+ 通道包括钙激活钾通道、ATP 依赖性钾通道和延迟整流钾通道等[121,122]。

ICC 上有多种钾通道表达，如 BK 通道[123,124]、ATP 敏感钾通道[125-128]、hERG 钾通道[129,130] 等。这些钾通道的激活可抑制细胞外 Ca^{2+} 内流或细胞内 Ca^{2+} 释放，从而阻断 ICC 细胞内钙振荡，抑制起搏电流的形成，导致细胞膜的超极化。ICC 超极化通过缝隙连接让平滑肌超极化。

PDGFRα$^+$ 细胞表达了小电导钙激活钾通道（small conductance Ca^{2+} activated K^+ channel，SK3 通道）。SK3 通道激活后，PDGFRα$^+$ 细胞超极化，通过缝隙连接，让平滑肌超极化。

（2）钙通道：钙通道参与平滑肌收缩和增殖活动的调节，对于维持平滑肌的生理功能具有十分重要的作用[131]。平滑肌细胞膜上的钙通道主要有以下 4 种。

① 电压依赖性钙通道：又称为电压操纵或电压门控钙通道（voltage-dependent or operated or gated Ca^{2+} channel，VDCC），这类通道在电或化学刺激下膜电位发生改变，引起通道开放概率发生变化。它们又分为 L 型（long-lasting）和 T 型（transient）钙通道。L 型钙通道开放时间久，为 10 ~ 20 ms，表现为持续长时钙内流。T 型钙通道的开放时间短暂，引起瞬间短 Ca^{2+} 电流，电流值约为 L 型钙通道电流的 1/10；L 型钙通道激活后产生动作电位

而引起平滑肌收缩。

②受体操纵钙通道（receptor-operated Ca²⁺ channel，ROC）：这类通道又分为配体门控通道和第二信使门控通道。配体与受体的结合或细胞内第二信使的变化都能够影响通道的开放。

③牵张激活钙通道（strench-active Ca²⁺ channel，SAC）：在细胞受到机械牵张刺激（血管内压力升高，胃肠张力增加，手术牵拉等）时，这类通道开放。

④背景钙通道（background Ca²⁺ channel）：细胞处于静息状态时，这类通道低概率的开放。这可能与平滑肌基础张力的维持有关。

（3）肌球蛋白轻链磷酸酶（MLCP）：MLCP 使 MLC20 去磷酸化而导致平滑肌细胞舒张。MLCP 由三个亚基组成。其中一个亚基肌球蛋白磷酸酶靶标亚基（myosin phosphatase target subunit，MYPT）将 MLCP 锚定在磷酸化的 MLC20 上，并将一个 37 kDa 的催化亚基 1 型丝氨酸 / 苏氨酸磷酸酶（type 1 serine/threonine phosphatase，PP1c）锚定在肌球蛋白上。MYPT 的去磷酸化可以显著使 MLC20 去磷酸化，让平滑肌细胞舒张。因此，调节 MLCP 可能是调节收缩的有力手段[120]。

（4）G 蛋白偶联受体的信号通路：G 蛋白偶联受体的信号通路包括 G 蛋白偶联受体（Gα$_{q/11}$ 或 Gα$_{12/13}$）、激活 GDP-GTP 交换因子（Rho-GEF）、RhoA 和 Rho-kinase（RhoK）。RhoK 和蛋白激酶 C（protein kinase C，PKC）可以磷酸化 CPI-17，CPI-17 是一种调节 MLCP 的信号分子，当磷酸化时抑制 MLCP 的催化亚基 PPlc。RhoK 还可以磷酸化 MLCP 的调节亚基 MYPT。此外，拉链相互作用蛋白激酶（zipper-interacting protein kinase，ZIPK）还磷酸化 CPI-17 和 MYPT。MYPT 的磷酸化和催化亚基 PPlc 的抑制都可以降低 MLCP 的活性，保持 MLC20 的磷酸化，因此增强平滑肌收缩。总之，RhoA 和 RhoK 可以增强平滑肌收缩[120]。

Tong L 等[132]研究发现，酪氨酸激酶 2（proline-rich tyrosine kinase，PYK2）蛋白在结肠组织中表达，在河豚毒素存在下，PYK2 抑制剂 PF-431396 可抑制自发性结肠收缩，此外 PF-431396 还能降低肌球蛋白轻链（MLC20）Ser19 的磷酸化水平和 ROCK2 蛋白的表达。然而，Rho 激酶抑制剂 Y-27632 增加了 PYK2 的 402 位酪氨酸的磷酸化，同时降低了 ROCK2 的表达水平。这些结果表明，PYK2 通过 RhoA/ROCK 途径参与去极化引起平滑肌收缩（图 2-10）。

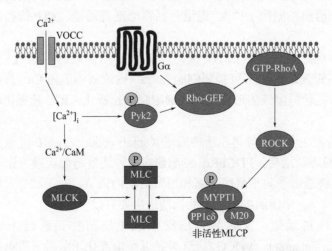

图 2-10　结肠平滑肌收缩过程中 PYK2 与 RhoA/ROCK 通路的关系

结肠肌细胞膜的去极化促进 Ca²⁺ 通过 VOCC 进入；然后，Ca²⁺ 与 CaM 结合并激活 MLCK 以磷酸化 MLC 并促进跨桥形成，导致快速的、阶段性的收缩反应。另一方面，Ca²⁺ 激活 Pyk2，Pyk2 通过调节 GDP-GTP 交换因子（Rho-GEF）激活 RhoA 和 ROCK，然后通过诱导 MYPT1 磷酸化抑制 MLCP 活性。因此，MLC 的磷酸化和活性保持在稳定的水平，这是持续收缩的原因这些通路可能为研究胃肠动力障碍提供非常重要的靶标。

总之，平滑肌细胞收缩的触发因子 Ca^{2+} 有两条途径：一个电 - 机械偶联，动作电位引起电压依赖性 Ca^{2+} 通道的开放，胞外钙内流；另一个是药物 - 机械偶联，不产生动作电位的情况下，通过接受化学信号而直接诱发胞质中 Ca^{2+} 浓度的升高。二者共同点都是通过 20 kDa 的肌球蛋白轻链（MLC20）的磷酸化而引起收缩，MLC20 去磷酸化而舒张。影响其中任一环节，都影响平滑肌的收缩。

第二节

SIP 合胞体分布的差异性

胃肠道蠕动形式有很多种，但是都遵循着由近及远的传播形式，才能确保内容物向远端推进，否则可能就会引起胃肠传输障碍。胃和小肠的传输是肠神经兴奋性调节占主导，但是结肠传输中以抑制性神经调节为主，这样形成了一定的压力梯度，让胃肠道内容物向远端推进。两种间质细胞也参与了这个功能的机制，Chen L 等[133] 发现 SIP 合胞体在结肠上分布有一定的差异性，是结肠向远端传输的重要结构基础。

结肠移行性复合运动（CMMC）是结肠传输的重要方式，它需要肠神经系统和 SIP 合胞体的协调作用才能完成。Chen L 等[133] 发现当肠神经系统或胆碱能神经元被药物河豚毒素（TTX）阻断时，CMMC 的收缩几乎完全被抑制，取而代之的是振幅小、频率快的收缩波，这些收缩波可能是由 ICC 起搏所引起的，CMMC 是由兴奋性胆碱能神经元通过 ICC 启动的。另外，CMMC 的收缩几乎完全被 TTX 阻断，但是 TTX 却让平滑肌的自发性收缩明显增强（见图 2-11），说明抑制性神经元在结肠的自发收缩中起主导作用。

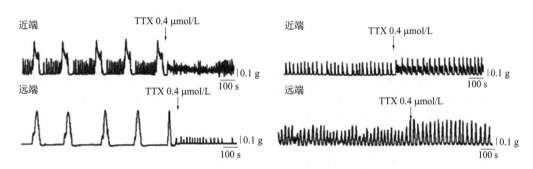

图 2-11 TTX 对结肠移行性复合运动和平滑肌收缩的影响

神经末梢的曲张体释放神经递质，兴奋性运动神经元释放 ACh，首先作用于 ICC 细胞上的 M 受体，并激活 ANO1，引起大量 Cl^- 外流，使细胞发生去极化，再通过缝隙连接传导至平滑肌细胞去极化激活 L 型钙通道，引起平滑肌收缩；NO 通过 ICC 抑制平滑肌的收缩。在 NO-ICC-ANO1 通路，Chen L 等[133] 使用 N- 硝基 -L- 精氨酸甲酯（L-NAME）阻断 NO，

CMMC 频率明显加快、平滑肌的收缩明显增强（见图 2-12）；用 5- 硝基 -2-(3- 苯丙胺）苯甲酸（NPPB）阻断 ANO1 以后，CMMC 结肠传输和平滑肌收缩出现了明显抑制（图 2-13）；近端结肠的效果明显强于远端，说明近端结肠比远端结肠分布着更多的 ICC。

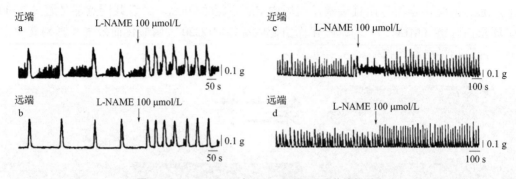

图 2-12　L-NAME 对 CMMC 和平滑肌收缩的影响

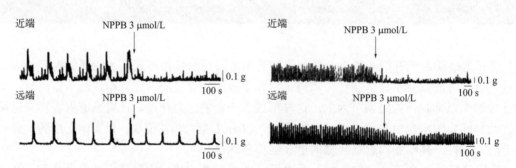

图 2-13　NPPB 对 CMMC 和平滑肌收缩的影响

除了 NO，抑制性嘌呤能神经递质作用于 PDGFRα⁺ 细胞上的 P2Y1 受体，激活 SK3 通道，也通过缝隙连接最终引起结肠的超极化，抑制平滑肌的 L 型钙通道，引起平滑肌的舒张反应。在嘌呤能神经递质 -PDGFRα⁺ 细胞 -SK3 通路，Chen L 等[133] 用 MRS2500 阻断 P2Y1 受体后，远端的 CMMC 和平滑肌收缩作用明显增强；而用蜂毒明肽（apamin）阻断 SK3 通道后，远端结肠的运动则出现明显增强；相反，用 SK3 通道激动剂 CyPPA 后，结肠平滑肌的收缩明显被抑制。远端结肠的作用比近端更显著，说明结肠的远端可能分布着更多的 PDGFR α⁺ 细胞。

Chen L 等[133] 还发现结肠近端平滑肌静息膜电位绝对值小于远端平滑肌，说明结肠近端平滑肌的兴奋性比远端高。当用 NPPB 阻断 ANO1 后，结肠近端平滑肌比远端的超极化反应更明显；而阻断 SK3 通道后，结肠远端平滑肌比近端的去极化反应更明显。这说明近端结肠 ANO1 的功能更强，远端 SK3 通道的功能更占优势。

此外，远端结肠 fIJP 的振幅比近端超级化更加明显，而 sIJP 在结肠近端的超级化反应比远端更突出，说明 PDGFRα⁺ 细胞在远端结肠的分布明显多于近端结肠，ICC 在近端结肠的分布和作用更突出。

后来的研究发现[133]，近端结肠 c-Kit 和 ANO1 的蛋白表达远多于远端，而远端结肠 PDGFRα⁺ 和 SK3 的表达远多于近端结肠。免疫荧光实验显示，近端结肠 ICC 分布多于远端结肠，而远端结肠 PDGFRα⁺ 细胞分布多于近端结肠（图 2-14）。

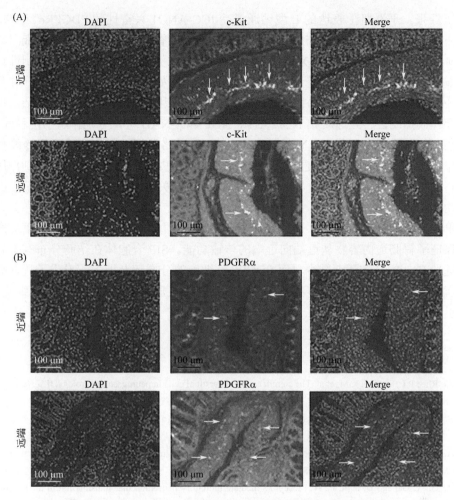

图 2-14　ICC 和 PDGFRα⁺ 细胞在结肠近远端平滑肌组织中的分布

以上结果表明,抑制性神经调控在结肠传递中起主导作用,这可能与结肠中粪便颗粒的形成以及水分和营养物质的充分吸收有关。结肠中 ICC 和 PDGFRα⁺ 细胞分布有特征,即从近端向远端 ICC 依次为递减性分布,PDGFRα⁺ 细胞依次为递增性分布,这种分布差异是近端结肠收缩较强和远端收缩相对较弱的原因,形成了从近端结肠到远端的压力梯度,推动结肠内容物向远端推进。在胃和小肠中,ICC 和 PDGFRα⁺ 细胞分布如何,有待进一步研究。ICC 和 PDGFRα⁺ 细胞分布的差异性具有非常重要的意义,为深入了解结肠动力的发生机制提供了新视角,并对结肠动力障碍性疾病如炎症性肠病(IBD)、肠易激综合征(IBS)的发病机制和治疗提供新的思路和治疗靶标。

本章总结

SIP 合胞体是由三种细胞组合成的功能合胞体。这三种细胞都具有各自的特殊的离子通道。ICC 上表达的钙激活氯通道 ANO1 使 ICC 产生起搏电流,启动平滑肌慢波并激活平滑肌细胞 L 型钙通道产生快波,引起平滑肌收缩;而 PDGFRα⁺ 细胞上表达的 SK3 通道被激活后则会引起本身的超极化,又通过缝隙连接使平滑肌超极化,抑制平滑肌 L 型钙通道,引起平滑肌舒张。平滑肌上表达的 L 型钙通道受 ICC-ANO1 兴奋性和 PDGFRα⁺ 细胞 -SK3 抑制性的调控。其中，ICC、PDGFRα⁺ 细胞和 SK3 通道都有可能是疾病治疗的靶标。

　　肠神经系统通过 SIP 合胞体来调控胃肠平滑肌运动，包括兴奋性调节和抑制性调节。兴奋性调节主要是兴奋性运动神经元释放兴奋性神经递质如乙酰胆碱、P 物质等，作用于 ICC 的 M 受体，通过 ACh-ICC-ANO1 信号通路发挥兴奋作用。抑制性调控比较复杂，抑制性运动神经元释放抑制性神经递质如 NO、ATP、ADP 和 β-NAD 等，分别作用于两种间质细胞。NO 的靶细胞主要是 ICC，通过 NO-ICC-ANO1 信号通路发挥抑制作用；而嘌呤能抑制性递质主要作用于 PDGFRα⁺ 细胞，通过嘌呤 -PDGFRα⁺ 细胞 -SK3 信号通路发挥抑制作用。兴奋性调节和抑制性调节的相对平衡是维持正常胃肠运动的关键，此平衡被打破时，就会引起胃肠道运动功能紊乱。

　　胃和小肠的传输是兴奋性调节占主导，而结肠传输中以抑制性神经调节为主，产生压力梯度，保证了胃肠道内容物从近端向远端的传输功能。SIP 合胞体在结肠分布有差异性，由近端向远端 ICC 的分布逐渐减少，而 PDGFRα⁺ 细胞的分布逐渐增多，形成了从近端结肠到远端的压力梯度，推动结肠内容物向远端推进。任何疾病如果影响了两种间质细胞的分布，必然会引起胃肠道传输功能障碍。

参考文献

[1] Blair P J, Rhee P L, Sanders K M, et al. The significance of interstitial cells in neurogastroenterology[J]. *J Neurogastroenterol Motil*, 2014 ,20(3): 294-317.

[2] Sanders K M, Ward S M, Koh S D. Interstitial cells: regulators of smooth muscle function[J]. *Physiol Rev*, 2014, 94(3): 859-907.

[3] Bult H, Boeckxstaens G E, Pelckmans P A, et al. Nitric oxide as an inhibitory non-adrenergic non-cholinergic neurotransmitter[J]. *Nature*, 1990, 24; 345(6273): 346-347.

[4] Grasa L, Gil V, Gallego D, et al. P2Y(1) receptors mediate inhibitory neuromuscular transmission in the rat colon[J]. *Br J Pharmacol*, 2009, 158 (6): 1641-1652.

[5] Bitar K N, Said S I, Weir G C, et al. Neural release of vasoactive intestinal peptide from the gut[J]. *Gastroenterology*, 1980, 79(6): 1288-1294.

[6] Ishikawa K, Komuro T, Hirota S, et al. Ultrastructural identification of the c-kit-expressing interstitial cells in the rat stomach: a comparison of control and Ws/Ws mutant rats[J]. *Cell Tissue Res*, 1997, 289(1): 137-143.

[7] Chen H, Ordög T, Chen J, et al. Differential gene expression in functional classes of interstitial cells of Cajal in murine small intestine[J]. *Physiol Genomics*, 2007, 31(3): 492-509.

[8] Iino S, Nojyo Y. Muscarinic M(2) acetylcholine receptor distribution in the guinea-pig gastrointestinal tract[J]. *Neuroscience*, 2006, 138(2): 549-559.

[9] Jiménez M, Clavé P, Accarino A, et al. Purinergic neuromuscular transmission in the gastrointestinal tract functional basis for future clinical and pharmacological studies[J]. *Br J Pharmacol*, 2014, 171(19): 4360-4375.

[10] Xue L, Farrugia G, Sarr M G, et al. ATP is a mediator of the fast inhibitory junction potential in human jejunal circular smooth muscle[J]. *Am J Physiol*, 1999, 276(6): G1373-1379.

[11] Hoyle C H, Knight G E, Burnstock G. Suramin antagonizes responses to P2-purinoceptor agonists and purinergic nerve stimulation in the guinea-pig urinary bladder and taenia coli[J]. *Br J Pharmacol*, 1990, 99(3): 617-621.

[12] Crist J R, He X D, Goyal R K. Both ATP and the peptide VIP are inhibitory neurotransmitters in guinea-pig ileum circular muscle[J]. *J Physiol*, 1992, 447: 119-131.

[13] 陆辰 . PDGFRα⁺ 细胞 /SK3 和 ICC/ANO1 在结肠炎传输紊乱中的作用及其机制 [D]. 上海 : 上海交通大学 , 2022.

[14] Groneberg D, Voussen B, Friebe A. Integrative Control of Gastrointestinal Motility by Nitric Oxide[J]. *Curr Med Chem*, 2016, 23(24): 2715-2735.

[15] Al-Shboul O A. The importance of interstitial cells of cajal in the Gastro- intestinal tract[J]. *Saudi J Gastroenterol*, 2013, 19(1): 3-15.

[16] Beckett E A, Sanders K M, Ward S M. Inhibitory responses mediated by vagal nerve stimulation are diminished in stomachs of mice with reduced intramuscular interstitial cells of Cajal[J]. *Sci Rep*, 2017, 7: 44759.

[17] Kaji N, Horiguchi K, Iino S, et al. Nitric oxide-induced oxidative stress impairs pacemaker function of murine interstitial cells of Cajal during inflammation[J]. *Pharmacol Res*, 2016, 111: 838-848.

[18] Durnin L, Lees A, Manzoor S, et al. Loss of nitric oxide-mediated inhibition of purine neurotransmitter release in the colon in the absence of interstitial cells of Cajal[J]. *Am J Physiol Gastrointest Liver Physiol*, 2017, 313(5): G419-G433.

[19] Kurahashi M, Zheng H, Dwyer L, et al. A functional role for the 'fibroblast-like cells' in gastrointestinal smooth muscles[J]. *J Physiol*, 2011, 589(Pt3): 697-710.

[20] Banks B E, Brown C, Burgess G M, et al. Apamin blocks certain neurotransmitter-induced increases in potassium permeability[J]. *Nature*, 1979, 282(5737): 415-417.

[21] Blatz A L, Magleby K L. Single apamin-blocked Ca-activated K^+ channels of small conductance in cultured rat skeletal muscle[J]. *Nature*, 1986, 323(6090): 718-720.

[22] Kurahashi M, Mutafova-Yambolieva V, Koh S D, et al. Platelet-derived growth factor receptor-α-positive cells and not smooth muscle cells mediate purinergic hyperpolarization in murine colonic muscles[J]. *Am J Physiol Cell Physiol*, 2014, 307(6): C561-570.

[23] Zhang Y, Lomax A E, Paterson W G. P2Y1 receptors mediate apamin-sensitive and insensitive inhibitory junction potentials in murine colonic circular smooth muscle[J]. *J Pharmacol Exp Ther*, 2010, 333(2): 602-611.

[24] Jiménez M. Platelet-derived growth factor receptor-α-positive cells: new players in nerve-mediated purinergic responses in the colon[J]. *J Physiol*, 2015, 593(8): 1765-1766.

[25] Mañé N, Gil V, Martínez-Cutillas M, et al. Differential functional role of purinergic and nitrergic inhibitory cotransmitters in human colonic relaxation [J]. *Acta Physiol (Oxf)*, 2014, 212(4): 293-305.

[26] Song N N, Lu H L, Lu C, et al. Diabetes-induced colonic slow transit mediated by the up-regulation of PDGFRα⁺ cells/SK3 in streptozotocin-induced diabetic mice[J]. *Neurogastroenterol Motil*, 2018 Mar 9. doi: 10.1111/nmo.13326. Epub ahead of print. PMID: 29521017.

[27] Hirota S, Isozaki K, Moriyama Y, et al. Gain-of-function mutations of c-kit in human gastrointestinal stromal tumors[J]. *Science*, 1998, 279(5350): 577-580.

[28] Yarden Y, Kuang W J, Yang-Feng T, et al. Human proto-oncogene c-kit: a new cell surface receptor tyrosine kinase for an unidentified ligand[J]. *EMBO J*, 1987, 6 (11): 3341-3351.

[29] Zsebo K M, Williams D A, Geissler E N, et al. Stem cell fractor isencoded at the S1 locus of the mouse and the ligand for the c-Kit tyrosinekinase receptor[J]. *Cell*, 1990, 63(1): 213-224.

[30] Orlic D, Kajstura J, Chimenti S, et al. Mobilized bone marrow cells repair the infarcted heart, improving function and survival[J]. *Proc Natl Acad Sci USA*, 2001, 98(18): 10344-10349.

[31] Roskoski R Jr. Signaling by Kit protein-tyrosine kinase—the stem cell factor Receptor[J]. *Biochem Biophys Res Commun*, 2005, 337(1): 1-13.

[32] Anderson D M, Lyman S D, Daird A, et al. Molecular cloning of mastcell growth factor, a hematopoietin that is active in both membranebound and soluble forms[J]. *Cell*, 1990, 63(1): 235-243.

[33] Ward S M, Brennan M F, Jackson V M, et al. Role of PI3-kinase in the development of interstitial cells and pace-making in murine gastrointestinal smooth muscle [J]. *Physiol*, 1999, 516(3): 835-846.

[34] Nakamura Y, Tajima F, Ishiga K, et al. Soluble c-kit receptor mobilizes hematopoietic stem cells to peripheral blood in mice[J]. *Exp Hematol*, 2004, 32(4): 390-396.

[35] Jelacic T, Linnekin D. PKCdelta plays opposite roles in growth mediated by wild-type Kit and an oncogenic Kit mutant[J]. *Blood*, 2005, 105(5): 1923-1929.

[36] Ward S M, Burns A J, Torihashi S, et al. Impaired development of interstitial cells and intestinal electrical rhythmicity in steel mutants[J]. *Am J Physiol*, 1995, 269(6Pt1): C1577-1585.

[37] Torihashi S, Ward S M, Nishikawa S, et al. c-kit-dependent development of interstitial cells and electrical activity in the murine gastrointestinal tract[J]. *Cell Tissue Res*, 1995, 280(1): 97-111.

[38] Ordög T, Takayama I, Cheung W K, et al. Remodeling of networks of interstitial cells of Cajal in a murine model of diabetic gastroparesis[J]. *Diabetes*, 2000, 49(10): 1731-1739.

[39] Langton P, Ward S M, Carl A, et al. Spontaneous elect- rical activity of interstitial cells of Cajal isolated from canine proximal colon[J]. *Proc Natl Acad Sci USA*, 1989, 86(18): 7280-7284.

[40] Bayguinov P O, Hennig G W, Smith T K. Ca^{2+} imaging of activity in ICC-MY during local mucosal reflexes and the colonic migrating motor complex in the murine large intestine[J]. *J Physiol*, 2010, 588(Pt22): 4453-4474.

[41] Junquera C, Martinez-Ciriano C, Castiella T, et al. Immunohistochemical and ultrastructural characteristics of interstitial cells of Cajal in the rabbit duodenum Presence of a single cilium[J]. *J Cell Mol Med*, 2007, 11(4): 776-787.

[42] Lecoin L, Gabella G, Le Douarin N. Origin of the c-kit-positive interstitial cells in the avian bowel[J]. *Development*, 1996, 122(3): 725-733.

[43] Torihashi S, Ward S M, Sanders K M. Development of c-Kit-positive cells and the onset of electrical rhythmicity in murine small intestine[J]. *Gastroenterology*, 1997, 112(1): 144-155.

[44] Ward S M, Ordög T, Bayguinov J R, et al. Development of interstitial cells of Cajal and pacemaking in mice lacking enteric nerves[J]. *Gastroenterology*, 1999, 117(3): 584-594.

[45] Young H M, Ciampoli D, Southwell B R, et al. Origin of interstitial cells of Cajal in the mouse intestine[J]. *Dev Biol*, 1996, 180 (1): 97-107.

[46] Rumessen J J, Thuneberg L. Interstitial cells of Cajal in human small intestine: Ultrastructural identification and organization between the main smooth muscle layers[J]. *Gastroenterology*, 1991, 100(5 Pt 1): 1417-1431.

[47] Wang X Y, Vannucchi M G, Nieuwmeyer F, et al. Changes in interstitial cells of Cajal at the deep muscular plexus are associated with loss of distention-induced burst-type muscle activity in mice infected by Trichinella spiralis[J]. *Am J Pathol*, 2005, 167(2): 437-453.

[48] Junquera C, Martinez-Ciriano Castiella T, et al. Immunohistochemical and ultrastructural characteristics of interstitialcells of Cajal in the rabbit duodenum. Presence of a single cilium[J]. *J Cell Mol Med*, 2007, 11(4): 776-787.

[49] 程阔菊, 罗云, 彭雷, 等. Cajal 间质细胞在胃肠功能紊乱中的研究进展 [J]. 胃肠病学和肝病学杂志, 2015, 24(6): 749-750.

[50] Kito Y, Fukuta H, Suzuki H. Components of pacemaker potentials recorded from the guinea pig stomach antrum[J]. *Pflugers Arch*, 2002 ,445(2): 202-217.

[51] Kito Y, Suzuki H. Electrophysiological properties of gastric pacemaker potentials[J]. *J Smooth Muscle Res*, 2003, 39(5): 163-173.

[52] Kito Y, Mitsui R, Ward S M, et al. Characterization of slow waves generated by myenteric interstitial cells of Cajal of the rabbit small intestine[J]. *Am J Physiol Gastrointest Liver Physiol*, 2015, 308(5): G378-388.

[53] Ward S M, Ordog T, Koh S D, et al. Pacemaking in interstitial cells of Cajal depends upon calcium handling by endoplasmic reticulum and mitochondria[J]. *J Physiol*, 2000, 525 (Pt2): 355-361.

[54] Takeda Y, Koh S D, Sanders K M, et al . Differential expression of ionic conductances in interstitial cells of Cajal in the murine gastric antrum[J]. *J Physiol*, 2008, 586(3): 859-873.

[55] Cipriani G, Serboiu C S, Gherghiceanu M, et al. NK receptors, Substance P, Ano1 expression and ultrastructural features of the muscle coat in Cav-1(-/-) mouse ileum[J]. *J Cell Mol Med*, 2011, 15(11): 2411-2420.

[56] Walker R L, Koh S D, Sergeant G P, et al. TRPC4 currents have properties similar to the pacemaker current in interstitial cells of Cajal[J]. *Am J Physiol Cell Physiol*, 2002, 283(6): C1637-1645.

[57] Zhu M H, Kim T W, Ro S, et al. A Ca^{2+}-activated Cl^- conductance in interstitial cells of Cajal linked to slow wave currents and pacemaker activity[J]. *J Physiol*, 2009, 587(Pt20): 4905-4918.

[58] Hwang S J, Blair P J, Britton F C, et al. Expression of anoctamin 1/TMEM16A by interstitial cells of Cajal is fundamental for slow wave activity in gastrointestinal muscles[J]. *J Physiol*, 2009, 587(Pt20): 4887-4904.

[59] Blair P J, Bayguinov Y, Sanders K M, et al. Interstitial cells in the primate gastrointestinal tract[J]. *Cell Tissue Res*, 2012, 350(2): 199-213.

[60] Gomez-Pinilla P J, Gibbons S J, Bardsley M R, et al. Ano1 is a selective marker of interstitial cells of Cajal in the human and mouse gastrointestinal tract[J]. *Am J Physiol Gastrointest Liver Physiol*, 2009, 296(6): G1370-1381.

[61] Singh R D, Gibbons S J, Saravanaperumal S A, et al. Ano1, a Ca^{2+}-activated Cl^- channel, coordinates contractility in mouse

intestine by Ca^{2+} transient coordination between interstitial cells of Cajal[J]. *J Physiol*, 2014, 592(18): 4051-4068.

[62] Coyle D, Kelly D A, O'Donnell A M, et al. Use of anoctamin 1 (ANO1) to evaluate interstitial cells of Cajal in Hirschsprung's disease[J]. *Pediatr Surg Int*, 2016, 32(2): 125-133.

[63] Bautista-Cruz F, Paterson W G. Evidence for altered circular smooth muscle cell function in lower esophageal sphincter of W/Wv mutant mice[J]. *Am J Physiol Gastrointest Liver Physiol*, 2011, 301(6): G1059-1065.

[64] Apoznanski W, Koleda P, Wozniak Z, et al. The distribution of interstitial cells of Cajal in congenital ureteropelvic junction obstruction[J]. *Int Urol Nephrol*, 2013, 45(3): 607-612.

[65] Lammers W J, Al-Bloushi H M, Al-Eisaei S A, et al. Slow wave propagation and plasticity of interstitial cells of Cajal in the small intestine of diabetic rats[J]. *Exp Physiol*, 2011, 96(10): 1039-1048.

[66] Zhang G, Xie S, Hu W, et al. Effects of electroacupuncture on interstitial cells of Cajal (ICC) ultrastructure and connexin 43 protein expression in the gastrointestinal tract of functional dyspepsia (FD) rats[J]. *Med Sci Monit*, 2016, 22: 2021-2027.

[67] Tanahashi Y, Waki N, Unno T, et al. Roles of M2 and M3 muscarinic receptors in the generation of rhythmic motor activity in mouse small intestine[J]. *Neurogastroenterol Motil*, 2013, 25(10): e687-697.

[68] Kim B J, Kim H W, Lee G S, et al. Poncirus trifoliate fruit modulates pacemaker activity in interstitial cells of Cajal from the murine small intestine[J]. *J Ethnopharmacol*, 2013, 149(3): 668-675.

[69] Wang X Y, Ward S M, Gerthoffer W T, et al. PKC-epsilon translocation in enteric neurons and interstitial cells of Cajal in response to muscarinic stimulation[J]. *Am J Physiol Gastrointest Liver Physiol*, 2003, 285(3): G593-601.

[70] Iino S, Ward S M, Sanders K M. Interstitial cells of Cajal are functionally innervated by excitatory motor neurones in the murine intestine[J]. *J Physiol*, 2004, 556(Pt2): 521-530.

[71] Lies B, Beck K, Keppler J, et al. Nitrergic signalling via interstitial cells of Cajal regulates motor activity in murine colon[J]. *J Physiol*, 2015, 593(20): 4589-4601.

[72] Groneberg D, Lies B, König P, et al. Cell-specific deletion of nitric oxide-sensitive guanylyl cyclase reveals a dual pathway for nitrergic neuromuscular transmission in the murine fundus[J]. *Gastroenterology*, 2013, 145(1): 188-196.

[73] Ny L, Pfeifer A, Aszòdi A, et al. Impaired relaxation of stomach smooth muscle in mice lacking cyclic GMP-dependent protein kinase I [J]. *Br J Pharmacol*, 2000, 129(2): 395-401.

[74] Iino S, Horiguchi K, Nojyo Y. Interstitial cells of Cajal are innervated by nitrergic nerves and express nitric oxide-sensitive guanylate cyclase in the guinea-pig gastrointestinal tract[J]. *Neuroscience*, 2008, 152(2): 437-448.

[75] Iino S, Horiguchi K, Nojyo Y, et al. Interstitial cells of Cajal contain signalling molecules for transduction of nitrergic stimulation in guinea pig caecum[J]. *Neurogastroenterol Motil*, 2009, 21(5): 542-550.

[76] Cobine C A, Sotherton A G, Peri L E, et al. Nitrergic neuromuscular transmission in the mouse internal anal sphincter is accomplished by multiple pathways and postjunctional effector cells[J]. *Am J Physiol Gastrointest Liver Physiol*, 2014, 307(11): G1057-1072.

[77] Lu H, Zhang C, Song N, et al. Colonic PDGFRα Overexpression Accompanied Forkhead Transcription Factor FOXO3 Up-Regulation in STZ-Induced Diabetic Mice[J]. *Cell Physiol Biochem*, 2017, 43(1): 158-171.

[78] Funa K, Sasahara M. The roles of PDGF in development and during neurogenesis in the normal and diseased nervous system[J]. *J Neuroimmune Pharmacol*, 2014, 9(2): 168-181.

[79] Fredriksson L, Li H, Eriksson U. The PDGF family: four gene products form five dimeric isoforms[J]. *Cytokine Growth Factor Rev*, 2004, 15(4): 197-204.

[80] Horiguchi K, Komuro T. Ultrastructural observations of fibroblast-like cells forming gap junctions in the W/W(nu) mouse small intestine[J]. *J Auton Nerv Syst*, 2000, 80(3): 142-147.

[81] Iino S, Horiguchi K, Horiguchi S, et al. c-Kit-negative fibroblast-like cells express platelet-derived growth factor receptor alpha in the murine gastrointestinal musculature[J]. *Histochem Cell Biol*, 2009, 131(6): 691-702.

[82] Mitsui R, Komuro T. Direct and indirect innervation of smooth muscle cells of rat stomach, with special reference to the interstitial cells of Cajal[J]. *Cell Tissue Res*, 2002, 309(2): 219-227.

[83] Peri L E, Sanders K M, Mutafova-Yambolieva V N. Differential expression of genes related to purinergic signaling in smooth muscle cells, PDGFRα-positive cells, and interstitial cells of Cajal in the murine colon[J]. *Neurogastroenterol Motil*, 2013, 25(9): e609-620.

[84]   Iino S, Nojyo Y. Immunohistochemical demonstration of c-Kit-negative fibroblast-like cells in murine gastrointestinal musculature[J]. *Arch Histol Cytol*, 2009, 72(2): 107-115.

[85]   Yellen G. The voltage-gated potassium channels and their relatives[J]. *Nature*, 2002, 419(6902): 35-42.

[86]   Gallego D, Gil V, Martínez-Cutillas M, et al. Purinergic neuromuscular transmission is absent in the colon of P2Y(1) knocked out mice[J]. *J Physiol*, 2012, 590(8): 1943-1956.

[87]   Hwang S J, Blair P J, Durnin L, et al. P2Y1 purinoreceptors are fundamental to inhibitory motor control of murine colonic excitability and transit[J]. *J Physiol*, 2012, 590(8): 1957-1972.

[88]   Gil V, Martínez-Cutillas M, Mañé N, et al. P2Y(1) knockout mice lack purinergic neuromuscular transmission in the antrum and cecum[J]. *Neurogastroenterol Motil*, 2013, 25(3): e170-182.

[89]   Baker S A, Hennig G W, Ward S M, et al. Temporal sequence of activation of cells involved in purinergic neurotransmission in the colon[J]. *J Physiol*, 2015, 593(8): 1945-1963.

[90]   Stocker M. Ca^{2+}-activated K$^+$ channels: molecular determinants and function of the SK family[J]. *Nat Rev Neurosci*, 2004, 5(10): 758-770.

[91]   Köhler M, Hirschberg B, Bond C T, et al. Small-conductance, calcium-activated potassium channels from mammalian brain[J]. *Science*, 1996, 273(5282): 1709-1714.

[92]   Tacconi S, Carletti R, Bunnemann B, et al. Distribution of the messenger RNA for the small conductance calcium-activated potassium channel SK3 in the adult rat brain and correlation with immunoreactivity[J]. *Neuroscience*, 2001, 102(1): 209-215.

[93]   Stocker M, Pedarzani P. Differential distribution of three Ca^{2+}-activated K$^+$ channel subunits, SK1, SK2, and SK3, in the adult rat central nervous system[J]. *Mol Cell Neurosci*, 2000, 15(5): 476-493.

[94]   Ishii T M, Silvia C, Hirschberg B, et al. A human intermediate conductance calcium-activated potassium channel[J]. *Proc Natl Acad Sci USA*, 1997, 94(21): 11651-11656.

[95]   Sailer C A, Kaufmann W A, Marksteiner J, et al. Comparative immunohistochemical distribution of three small-conductance Ca^{2+}-activated potassium channel subunits, SK1, SK2, and SK3 in mouse brain[J]. *Mol Cell Neurosci*, 2004, 26(3): 458-469.

[96]   Tuteja D, Xu D, Timofeyev V, et al. Differential expression of small-conductance Ca^{2+}-activated K$^+$ channels SK1, SK2, and SK3 in mouse atrial and ventricular myocytes[J]. *Am J Physiol Heart Circ Physiol*, 2005, 289(6): H2714-2723.

[97]   Arnold S J, Facer P, Yiangou Y, et al. Decreased potassium channel IK1 and its regulator neurotrophin-3 (NT-3) in inflamed human bowel[J]. *Neuroreport*, 2003, 14(2): 191-195.

[98]   Xu Y, Tuteja D, Zhang Z, et al. Molecular identification and functional roles of a Ca^{2+}-activated K$^+$ channel in human and mouse hearts[J]. *J Biol Chem*, 2003, 278(49): 49085-49094.

[99]   Li N, Timofeyev V, Tuteja D, et al. Ablation of a Ca^{2+}-activated K$^+$ channel (SK2 channel) results in action potential prolongation in atrial myocytes and atrial fibrillation[J]. *J Physiol*, 2009, 587(Pt5): 1087-1100.

[100]   Diness J G, Sørensen U S, Nissen J D, et al. Inhibition of small-conductance Ca^{2+}-activated K$^+$ channels terminates and protects against atrial fibrillation[J]. *Circ Arrhythm Electrophysiol*, 2010, 3(4): 380-390.

[101]   Nolting A, Ferraro T, D'hoedt D, et al. An amino acid outside the pore region influences apamin sensitivity in small conductance Ca^{2+}-activated K$^+$ channels[J]. *J Biol Chem*, 2007, 282(6): 3478-3486.

[102]   Wei A D, Gutman G A, Aldrich R, et al. International Union of Pharmacology. LII. Nomenclature and molecular relationships of calcium-activated potassium channels[J]. *Pharmacol Rev*, 2005, 57(4): 463-472.

[103]   Allen D, Fakler B, Maylie J, et al. Organization and regulation of small conductance Ca^{2+}-activated K$^+$ channel multiprotein complexes[J]. *J Neurosci*, 2007, 27(9): 2369-2376.

[104]   Guéguinou M, Chantôme A, Fromont G, et al. K$^+$ and Ca^{2+} channels: the complex thought[J]. *Biochim Biophys Acta*, 2014, 1843(10): 2322-2333.

[105]   Bruening-Wright A, Schumacher M A, Adelman J P, et al. Localization of the activation gate for small conductance Ca^{2+}-activated K$^+$ channels[J]. *J Neurosci*, 2002, 22(15): 6499-6506.

[106]   Vergara C, Latorre R, Marrion N V, et al. Calcium-activated Potassium channels[J]. *Curr Opin Neurobiol*, 1998, 8(3): 321-329.

[107]   Keen J E, Khawaled R, Farrens D L, et al. Domains responsible for constitutive and Ca^{2+}-dependent interactions between calmodulin and small conductance Ca^{2+}-activated potassium channels[J]. *J Neurosci*, 1999, 19(20): 8830-8838.

[108] Schumacher M A, Rivard A F, Bächinger H P, et al. Structure of the gating domain of a Ca^{2+}-activated K^+ channel complexed with Ca^{2+}/calmodulin[J]. *Nature*, 2001, 410(6832): 1120-1124.

[109] Xia X M, Fakler B, Rivard A, et al. Mechanism of calcium gating in small-conductance calcium-activated potassium channels[J]. *Nature*, 1998, 395(6701): 503-507.

[110] Bond C T, Herson P S, Strassmaier T, et al. Small conductance Ca^{2+}-activated K^+ channel knock-out mice reveal the identity of calcium-dependent afterhyperpolarization currents[J]. *J Neurosci*, 2004, 24(23): 5301-5306.

[111] Song N N, Huang X, Lu H L, et al. Protein kinase CK2 modulates the calcium sensitivity of type 3 small-conductance calcium-activated potassium channels in colonic platelet-derived growth factor receptor alpha-positive cells from streptozotocin-induced diabetic mice[J]. *J Neurogastroenterol Motil*, 2023, 29(2): 250-261.

[112] Lee H K, Ro S, Keef K D, et al. Differential expression of P2X-purinoceptor subtypes in circular and longitudinal muscle of canine colon[J]. *Neurogastroenterol Motil*, 2005, 17(4): 575-584

[113] Monaghan K P, Koh S D, Ro S, et al. Nucleotide regulation of the voltage-dependent nonselective cation conductance in murine colonic myocytes[J]. *Am J Physiol Cell Physiol*, 2006, 91(5): C985-994.

[114] Gallego D, Hernández P, Clavé P, et al. P2Y1 receptors mediate inhibitory purinergic neuromuscular transmission in the human colon[J]. *Am J Physiol Gastrointest Liver Physiol*, 2006, 91(4): G584-594.

[115] Mutafova-Yambolieva V N, Hwang S J, Hao X, et al. Beta-nicotinamide adenine dinucleotide is an inhibitory neurotransmitter in visceral smooth muscle[J]. *Proc Natl Acad Sci USA*, 2007, 104(41): 16359-16364.

[116] Sergeant G P, Large R J, Beckett E A, et al.Microarray comparison of normal and W/Wv mice in the gastric fundus indicates a supersensitive phenotype[J]. *Physiol Genomics*, 2002,11(1):1-9.

[117] Koh S D, Dick G M, Sanders K M. Small-conductance Ca^{2+}-dependent K^+ channels activated by ATP in murine colonic smooth muscle[J]. *Am J Physiol*, 1997, 273(6): C2010-2021.

[118] Baker S A, Hennig G W, Salter A K, et al. Distribution and Ca^{2+} signalling of fibroblast-like (PDGFR(+)) cells in the murine gastric fundus[J]. *J Physiol*, 2013, 591(24): 6193-6208.

[119] Abbracchio M P, Burnstock G, Boeynaems J M. International Union of Pharmacology LVIII: update on the P2Y G protein-coupled nucleotide receptors: from molecular mechanisms and pathophysiology to therapy[J]. *Pharmacol Rev*, 2006, 58: 281-341.

[120] Yang M, Li X L, Xu H Y, et al. Role of arachidonic acid in hyposmotic membrane stretch-induced increase in calcium-activated potassium currents in gastric myocytes[J]. *Acta Pharmacol Sin*, 2005, 26(10): 1233-1242.

[121] Xu H Y, Huang X, Yang M, et al. The effect of C-type natriuretic peptide on delayed rectifier potassium currents in gastric antral circular myocytes of the guinea-pig[J]. *Physiol Res*, 2008, 57(1): 55-62.

[122] Zhu Y, Huizinga J D. Nitric oxide decreases the excitability of interstitial cells of Cajal through activation of the BK channel[J]. *J Cell Mol Med*, 2008, 12(5A): 1718-1727.

[123] Kim Y C, Suzuki H, Xu W X, et al. Ca^{2+}-activated K^+ current in freshly isolated c-Kit positive cells in guinea-pig stomach[J]. *J Korean Med Sci*, 2009, 24(3): 384-391.

[124] Ahn S W, Kim S H, Kim J H, et al. Phentolamine inhibits the pacemaker activity of mouse interstitial cells of Cajal by activating ATP-sensitive K^+ channels[J]. *Arch Pharm Res*, 2010, 33(3): 479-489.

[125] Jiao H Y, Kim D H, Ki J S, et al. Effects of lubiprostone on pacemaker activity of interstitial cells of Cajal from the mouse colon[J]. *Korean J Physiol Pharmacol*, 2014, 18(4): 341-346.

[126] Lee S, Gim H, Shim J H, et al. The traditional herbal medicine, Ge-Gen-Tang, inhibits pacemaker potentials by nitric oxide/cGMP dependent ATP-sensitive K^+ channels in cultured interstitial cells of Cajal from mouse small intestine[J]. *J Ethnopharmacol*, 2015, 170: 201-209.

[127] Hong N R, Park H S, Ahn T S, et al. Ginsenoside Re inhibits pacemaker potentials via adenosine triphosphate-sensitive potassium channels and the cyclic guanosine monophosphate/nitric oxide-dependent pathway in cultured interstitial cells of Cajal from mouse small intestine[J]. *J Ginseng Res*, 2015, 39(4): 314-321.

[128] Tomuschat C, O'Donnell A M, Coyle D, et al. Reduced expression of voltage-gated Kv11.1 (hERG) K^+ channels in aganglionic colon in Hirschsprung's disease[J]. *Pediatr Surg Int*, 2016, 32(1): 9-16.

[129] McKay C M, Huizinga J D. Muscarinic regulation of *ether-a-go-go*-related gene K^+ currents in interstitial cells of Cajal[J]. *J Pharmacol Exp Ther*, 2006, 319(3): 1112-1123.

[130]　Sanders K M, Koh S D, Ro S, et al. Regulation of gastrointestinal motility—insights from smooth muscle biology[J]. *Nat Rev Gastroenterol Hepatol*, 2012, 9(11): 633-645.

[131]　孙嘉斌 . C 型利尿钠肽对豚鼠胃窦平滑肌细胞 L 型钙通道电流的影响 [D]. 延边 : 延边大学 , 2005.

[132]　Tong L, Ao J P, Lu H L, et al. Tyrosine kinase Pyk2 is involved in colonic smooth muscle contraction via the RhoA/ROCK pathway[J]. *Physiol Res*, 2019, 68(1): 89-98.

[133]　Chen, Huang X, Lu H L, et al. Different distributions of interstitial cells of Cajal and platelet-derived growth factor receptor-α positive cells in colonic smooth muscle cell/interstitial cell of Cajal/platelet-derived growth factor receptor-α positive cell syncytium in mice[J]. *World J Gastroenterol*, 2018, 24(44): 4989-5004.

第二篇

基于 ENS/SIP 合胞体轴胃肠道
动力障碍的机制研究

　　临床上一些胃肠动力障碍的发病机制尚不完全清楚，如糖尿病胃肠道功能障碍、炎症性肠病、肠易激综合征和肠梗阻等，其治疗目前只限于对症处理，例如控制炎症和个性化治疗，而不能达到彻底治愈的目的。因此，研究这些胃肠传输动力障碍的发病机制是有待于解决的重要科学难题。ENS/SIP 合胞体轴是各种内源性生物活性物质和外源性物质如药物等调控胃肠动力的关键通路，其中任何一个环节出现问题，都会影响平滑肌的兴奋性和收缩功能，最终导致胃肠动力异常。大量动物模型和临床研究结果都表明，很多胃肠动力障碍性疾病都与 ENS/SIP 合胞体轴的形态和功能损伤有着密切的关系 [1,2]。所以，ENS/SIP 合胞体轴的功能失调是胃肠传输动力障碍的重要研究靶标，也是胃肠道药物研究所关注的主要内容。

第三章

基于 ENS/SIP 合胞体轴糖尿病胃肠道功能障碍的机制研究

第一节

糖尿病胃肠功能紊乱

一、糖尿病及其并发症

糖尿病（diabetes mellitus，DM）是一种由多种原因引起的以高血糖为特点的代谢性疾病，为全球性发病。根据国际糖尿病联盟数据，截至 2015 年，全世界有超过 4.15 亿人患有糖尿病，2040 年预计将增至 6.42 亿 [3]。女性发病率明显高于男性 [4]。

糖尿病可以累及全身各个系统的代谢，如神经系统、呼吸系统以及消化系统等，其中，最常见的慢性并发症是消化系统并发症，糖尿病患者中三分之二有消化道症状 [5]。DM 可引起多部位消化道的运动障碍，如胃食管反流病、糖尿病性胃轻瘫（diabetic gastroparesis，DGP）、糖尿病慢传输型便秘等，其中 DGP 是最重要的表现 [6]。

二、糖尿病胃肠功能紊乱的研究概况

糖尿病性胃肠功能紊乱（diabetic gastrointestinal dysfunction，DGD）的发病机制尚不完全清楚，可能和多种因素有关：高血糖、胃肠自主神经病变、心理压力下氧化应激、胃肠道微血管病变、胃肠平滑肌变化、Cajal 间质细胞变化、胃肠激素的变化、幽门螺杆菌（HP）

感染、肠道菌群失调精神因素、炎症等。

1. DGD 和肠自主神经

在发达国家，糖尿病是胃肠道自主神经病变最常见的原因，强化血糖控制后胃肠自主神经功能障碍可改善[7]；对 DGD 越来越深入的研究发现，胃肠道蠕动和脑 - 肠轴有关，可针对这一机制为治疗提供方案。

2. DGD 和氧化应激

精神因素和心理压力下的氧化应激是胃肠道损害的主要原因[8]。氧化应激和细胞凋亡的增加导致结肠神经元的损失，还会导致糖尿病性运动障碍，抗氧化剂可能对预防糖尿病性运动障碍有治疗价值。

3. DGD 和高血糖

高血糖是贯穿 DGD 发病始终的重要致病因素，可以抑制患者移行性复合运动（migrating motor compex，MMC）Ⅲ 相的出现，从而影响胃的运动及排空[9]；此外，高血糖可以通过损伤自主神经、抑制胃肠道激素的分泌等多种途径来阻碍胃排空。无论在体外还是体内，血液中葡萄糖浓度变化可逆性地影响人类的肠道蠕动，高血糖条件下啮齿动物的肠道神经元细胞凋亡与 PI3K 活性和神经胶质细胞源性神经营养因子受损有关[10]。

4. DGD 和胃肠激素

内分泌肽如促胰液素、抑胃肽、胃泌素、胃动素、生长抑素、血管活性肠肽（VIP）、P 物质、神经降压素等，与 DGD 有不同程度的相关性。内分泌肽的分泌可能是糖尿病患者消化系统并发症的病理生理的一部分。Smith D S 等[11] 研究发现，从神经到肌肉的 NO 信号的损失引起胃排空延迟。在糖尿病大鼠胃肠道中，晚期糖基化终产物（AGES）及其受体（RAGE）表达上调；晚期糖基化终产物的生成，使肠一氧化氮合酶 nNOS 表达的损失，可能导致肠道功能的紊乱。故针对晚期糖基化终产物的治疗可能对糖尿病胃肠道功能紊乱的改善有益[12]。

5. DGD 和胃肠平滑肌

胃肠组织中肌球蛋白轻链激酶的表达下降可能是胃肠功能障碍的原因，胰岛素通过促进肌球蛋白轻链激酶表达的恢复部分改善胃肠功能[13]。

6. DGD 和 ICC

ICC 的数量已被证明在糖尿病患者中减少[14]。ICC 的损伤可能在糖尿病性胃肠病的发病机制中起关键作用[15]。目前公认这些细胞损失或损伤后会导致严重的运动功能障碍[16]。

7. DGD 和幽门螺杆菌感染

幽门螺杆菌（HP）感染存在于全部自主神经功能紊乱的被检测者中，可能与自主神经病变引起胃的机械或电功能障碍有关[17]。

8. DGD 和炎症

炎症可导致胃肠功能紊乱。p38 丝裂原活化蛋白激酶（MAPK）已被证明参与促炎性介质的产生。p38 丝裂原活化蛋白激酶通路阻断剂可改善糖尿病大鼠胃排空延迟。因此，p38 MAPK 可能成为糖尿病相关的胃肠动力障碍治疗的新靶标[18]。

9. DGD 和胃肠道微血管

胃肠道微血管病变导致胃肠道血流量减少，甚至缺血，从而影响胃肠道的运动功能紊乱、感觉异常[19]。

10. DGD 和肠道菌群失调

糖尿病胃肠功能紊乱患者常合并肠道菌群失调，有害菌过度繁殖，加重糖尿病性肠病患者的临床症状。益生菌能够改善肠道的菌群，抑制肠道有害菌过度繁殖，调节肠道微生态平衡，从而缓解糖尿病性胃肠功能紊乱患者的腹泻及便秘等症状[20]。

总之，DGD 的机制复杂，多种因素相互促进推动疾病的发展。其中，肠神经元微环境的变化和 ICC 的减少被认为是主要发病机制，因此 ENS/SIP 合胞体轴是研究 DGD 机制的主要内容。

第二节

糖尿病性胃轻瘫

一、概述

通常有 10 年以上病史的糖尿病患者才会发生糖尿病性胃轻瘫（diabetic gastroparesis，DGP），5% ~ 12% 的患者伴有胃轻瘫的症状[21]。1 型糖尿病（type 1 diabetes mellitus，T1DM）和 2 型糖尿病（type 2 diabetes mellitus，T2DM）都可引起胃轻瘫[22]，多见于 T2DM。

DGP 主要临床表现为早饱、餐后腹胀，常伴随着恶心、呕吐、腹痛等非特异性症状[23]。DGP 的病理生理学特征是胃肠动力低下，并伴有胃电活动异常、胃肠消化时间延长、排空功能障碍等[24]；出现胃轻瘫症状时，胃动力检测可表现为胃排空延迟和胃排空加速，饭后 4 h 胃潴留 >10% 定义为胃排空延迟[25]。胃排空延迟多见于 T1DM，胃排空加速见于 T2DM，胃内液体快速排空多伴有早期疾病。随着人们生活水平的提高以及社会老龄化的加剧，糖尿病发病率逐年提高，糖尿病性胃轻瘫发病率也不断升高。美国研究人员发现，在 1997—2013 年期间，T1DM 患者的胃轻瘫出院诊断较前增加了 6 倍，T2DM 患者的胃轻瘫出院诊断较前增加了 3.7 倍[26]。从 2006 年至 2013 年美国急诊科的胃轻瘫胃患者就诊率急剧增加，较前增加了约 2.5 倍[27]。DGP 降低患者生活质量并加重了医疗经济负担，且糖尿病性胃肠病的临床症状的特异性导致临床诊断比较困难，会引起误诊、漏诊。

二、糖尿病性胃轻瘫和 ENS/SIP 合胞体轴

DGP 是由 Kassander[28] 初次提出的，之后国内外学者做了大量研究。研究结果表明，很多因素均与 DGP 发生发展有关，目前认为，胃排空延迟可能与肠神经系统功能障碍、高血糖、自主神经病变以及肠神经肌肉炎症和损伤等原因有关[29]，其中肠神经系统异常、高血糖一致被认为是 DGP 发生的主要因素，神经元微环境的变化被认为是主要发病机制。SIP 合胞体是调节胃肠道运动的运动单位，必然参与了 DGP 的发病机制。

1. 糖尿病性胃轻瘫与神经系统关系

（1）糖尿病性胃轻瘫的中枢神经系统的变化

高血糖和低血糖都会损伤大脑神经元细胞、脑血管等结构，损伤大脑中与肠道调节相关区域的微观结构，影响胃肠功能而产生胃肠道症状，如恶心、呕吐、腹痛、餐后饱胀感等异常胃肠道症状，与大脑岛叶、扣带回等结构改变及神经元活动相关[30]。中枢神经系统病变也可能继发于周围神经病变，大脑的传入信息减少，使中枢神经系统发生适应性萎缩。中枢神经系统的超兴奋性及其对传入信息的异常处理也参与胃肠道症状产生[31]。

（2）糖尿病性胃轻瘫的自主神经系统的变化

生理条件下，胃肠传输需要自主神经和肠神经系统的双重调控，而后者在消化道运动中起主要作用。在完整的机体内，肠神经系统的活动受到自主神经系统的调控。Meldgaard T 等[31]发现，糖尿病患者和糖尿病动物模型中，连接大脑与胃肠道的交感神经节和迷走神经副交感神经节的神经元数量减少，且其轴突的结构发生改变；自主神经病变，影响迷走神经，降低胃肠道功能。Guy R J 等[32]研究发现，糖尿病患者胃部迷走神经丧失，无髓轴突密度严重减少，存活的轴突倾向于小口径。整个消化道的肌层以及黏膜下层的迷走神经纤维都发生了节段性脱髓鞘和轴突退化[33]。总之，糖尿病自主神经的病变影响肠神经的功能，降低慢波的幅度和频率，从而影响胃肠蠕动。

（3）糖尿病性胃轻瘫的肠神经系统的变化

糖尿病的肠神经元数量都有明显的减少。在链脲佐菌素诱导的啮齿类动物 1 型糖尿病模型中，在整个消化道中，包括胃、回肠、盲肠以及结肠，肠神经元的数量都有明显的减少[34]。Lu H L 等[35]发现，在链脲佐菌素诱导的 1 型糖尿病模型中，小鼠胃底 NOS 神经元数量明显减少（如图 3-1），引起胃底舒张障碍，与糖尿病性胃轻瘫有着非常密切的关系。

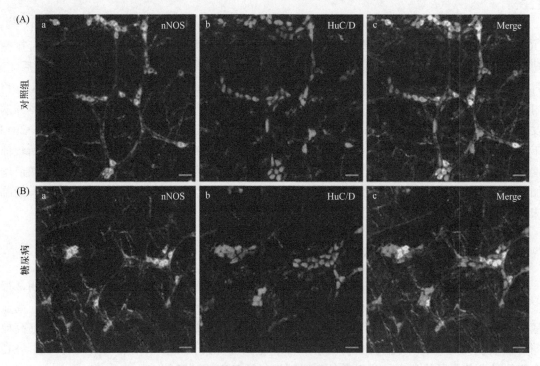

图 3-1　糖尿病胃底 NOS 神经元的减少

免疫荧光组织化学显示，在糖尿病中，胃底 NOS 神经元数量明显减少，HuC/D 标记胃底所有神经元

（4）糖尿病性胃轻瘫的神经系统病变机制

在糖尿病患者中，长期高血糖水平使胃肠道神经系统微环境发生变化，如发生氧化应激、炎症，神经生长因子、神经递质和局部激素减少，脂肪酸水平减少等[36]。

肠神经系统在持续高血糖下，会产生晚期糖基化终产物，引发氧化应激、炎症，最终引起细胞死亡[37]。肠运动神经元的损伤会影响胃肠道平滑肌收缩功能；肠神经胶质细胞功能减低，会减弱其神经营养支持、免疫抑制和抗炎症等作用[31]。此外，脂肪酸水平也和糖尿病性胃肠病有关。短链脂肪酸可阻止细菌从肠道进入肠系膜脂肪组织和血液而引起炎症反应，短链脂肪酸由肠道内细菌分解纤维产生，由于肠道菌群改变及摄入纤维减少，短链脂肪酸生成减少，短链脂肪酸的胃肠道抗炎作用减弱，其减少参与糖尿病性胃肠病的发生[38]。不仅肠神经元，Cajal 间质细胞、肠神经胶质细胞和平滑肌细胞也受到上述变化的影响。

2. 糖尿病性胃轻瘫与 ICC

（1）糖尿病性胃轻瘫中 ICC 减少

随着 ICC 出现在人们视野，研究者们先后开始探讨 ICC 与 DGP 的关系。ICC 功能类似于心脏的窦房结细胞，参与胃肠运动信号形成的起始环节，和 DGP 的发病有密切联系，引起不少学者的关注。在糖尿病性胃轻瘫中，ICC 减少是非常重要的表现之一[2]。在 DM 患者全胃组织病理检查中发现 ICC 减少，肠神经丢失，免疫细胞浸润，在 DGP 患者胃活检中同样也发现了 ICC 的丢失[39]。有学者用电子显微镜检测 DM 模型大鼠胃窦[40]，发现 ICC 存在凋亡样改变（图 3-2）。

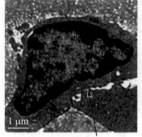

(A) 空白对照组　　(B) 糖尿病性胃轻瘫模型组

图 3-2　大鼠胃窦 ICC 电镜结果

空白对照组 ICC 主要分布在肌层，形态完整，细胞核完好，核大，胞质少，细胞器丰富（如箭头所示）；模型组大鼠 ICC 细胞核固缩，细胞核周围间隙明显增宽，线粒体减少，出现肿胀、嵴断裂、溶解，甚至空泡（如箭头所示）

SIP 合胞体中 ICC 损伤或数量减少会导致胃肠动力异常。在 1 型和 2 型糖尿病患者和动物模型中，ICC 数目明显减少（图 3-3），ICC 网络状结构遭到严重破坏并伴有胃排空功能受损[41]。在非肥胖型糖尿病小鼠，胃排空延迟以及胃窦节律性慢波减少，这种胃运动和排空障碍主要与胃窦 ICC 减少有关[42]。此外，糖尿病小鼠胃底 ICC 减少，以及 ICC 与运动神经元联系减少，导致胃底对于运动神经元的反应性降低，最终引起胃底容受性舒张功能障碍[42]。Moravejis 等[43]发现胃轻瘫患者幽门的 ICC 丢失是胃窦的两倍，幽门平滑肌的纤维化几乎是胃窦的 3 倍，这些发现可以为幽门功能障碍提供一种解释，幽门功能障碍是胃轻瘫的病理生理因素之一。Forster 等[44]将 14 例由糖尿病和其他原因引起的胃轻瘫患者进行c-Kit 标记，并行相关胃电刺激治疗，发现 ICC 破坏与胃轻瘫临床症状密切相关，同时发现，剩余 ICC 的多少将决定胃电刺激治疗的疗效和患者症状的改善程度，由此看出 ICC 对于糖尿病性胃肠病可能起着主导性的作用。

（2）ICC 缺少所致的神经信号传递异常

肌间神经丛 ICC（ICC-MY）被认为是结肠上起搏电流产生的细胞。很多研究表明，在糖尿病模型中，胃窦的肌内 ICC（ICC-IM）和 ICC-MY 以及胃底的 ICC-IM 都有明显的减少[45]。Yamamotoetal 等[46]发现，在 2 型糖尿病 db/db 模型中，在胃和结肠上都有 ICC 的损伤；而且发现，ICC 还介导了肠神经兴奋性和抑制性神经递质的传递，因此 ICC 的损伤不仅导致了

ICC-MY 的缺少所引起的起搏活动的减少，还导致了 ICC-IM 缺少所致的神经信号传递的异常[47]。

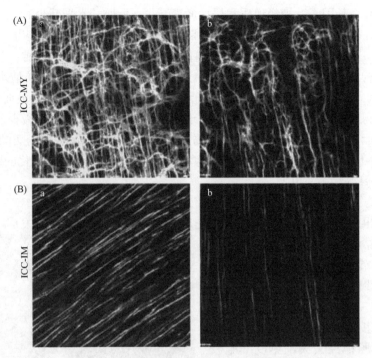

图 3-3　糖尿病小鼠胃平滑肌层 ICC 网络的破坏

免疫荧光组织化学显示，在糖尿病小鼠中，c-Kit 阳性细胞数量明显减少

正常情况下 ICC 慢波自发性产生，然后在肠神经的作用下传播到肌肉组织，胃肠道开始有节律蠕动。所以，DGP 患者的 ICC 异常必然引起肠神经系统的功能传导障碍[48]。

（3）糖尿病性胃轻瘫的 ICC 受损的机制

① 糖尿病性胃轻瘫的 ICC 受损和 SCF/c-Kit 信号通路：目前有大量研究证实 ICC 的数量减少、功能降低、超微结构破坏等均是导致糖尿病性胃轻瘫发生发展的重要机制[49]。影响 Cajal 间质细胞形成和分化的因素很多，平滑肌细胞和肠神经元所分泌的干细胞因子（stem cell factor，SCF）在 ICC 的发育和维持 ICC 的表型和功能上起到了非常重要的作用。大量临床观察和实验研究表明，SCF/c-Kit 信号通路在其中起着重要的作用。生理条件下，干细胞因子 SCF 和 ICC 的 c-Kit 受体结合后活化了酪氨酸激酶，导致一系列磷酸化过程，影响细胞的生长和分化，两者构成 SCF/c-Kit 信号通路，在所有 c-Kit 阳性细胞的形态和功能维持方面具有重要的意义，可能为疾病治疗开拓新的治疗靶标。

SCF 分泌的减少导致 ICC 数量的减少。研究表明，在糖尿病中，胰岛素的减少以及神经损伤和平滑肌病变，都会引起 SCF 分泌的减少，最终导致 ICC 的减少[50]。单纯的高糖并不足以导致 ICC 的损伤，胰岛素和胰岛素样生长因子（insulin-like growth factor1，IGF-1）在 ICC 的损伤中起到了非常重要的作用[51]。Yang S 等[52]发现因胰岛素/InsR 和 IGF1/IGF-1R 信号通路缺损甚至破坏，造成 ICC 不断损害，从而引起 DGP。Horváth 等[53]分离纯化小鼠胃窦平滑肌细胞、神经细胞和 ICC，发现 ICC 表面并无胰岛素受体，而平滑肌细胞和神经细胞有胰岛素受体，但只有平滑肌细胞表面表达 SCF，神经细胞虽合成但不分泌 SCF；同时离体培养 DM 小鼠胃窦组织块发现，加入胰岛素及胰岛素样生长因子 -1 后，平滑肌细胞及

SCF 表达增加，ICC 数量得以维持，因此认为 DM 性胃轻瘫发生时，胰岛素信号减弱使平滑肌萎缩，其表达的 SCF 减少，引起 ICC 异常改变进而导致疾病。

SCF 分泌的减少导致 ICC 功能受损。正常 ICC 超微结构[54]与功能相关：丰富的线粒体为功能活跃奠定良好的物质基础，是胃肠起搏细胞的结构特点；ICC 与周围细胞之间的缝隙连接使 ICC 成为 ENS 和平滑肌之间的中介；丰富的粗面内质网和高尔基体说明 ICC 具有活跃的合成功能。超微结构的异常改变，导致 ICC 起搏功能受损、合成功能降低、能量供应障碍，对神经递质传导和 SMC 的作用降低。

龙庆林等[55]建立了糖尿病大鼠模型，喂养 3 个月后检测大鼠胃窦平滑肌组织，发现组织中 c-Kit 的蛋白表达明显下降，SCF 的基因表达也受到明显抑制，与此同时，ICC 的超微结构则相应地发生了显著改变，进而导致大鼠胃电节律失常、胃运动功能抑制，胃肠排空明显延迟。Torihashi S 等[56]在糖尿病大鼠模型中也得到相似结论。而罗云等[57]通过 ELISA 法测定糖尿病模型大鼠的 SCF 表达，发现其蛋白及基因表达水平均明显低于正常大鼠，同时也通过实验证实模型大鼠的全胃肠传输速度受到抑制。这些研究表明，SCF 表达水平的降低导致 SCF/c-Kit 信号通路传导受阻，很可能是导致糖尿病患者体内 Cajal 间质细胞数量降低、超微结构异常等病理改变的直接原因，而通过外源性补充足量 SCF 之后，则可以使该信号通路得到修复，进而使 ICC 的异常改变得以改善，胃肠运动也得以恢复正常[58]。

② 糖尿病性胃轻瘫的 ICC 受损的其他机制：胃肠道组织的炎症可引起肌源性损伤，导致 ICC 改变。Eisenman S T 等[59]发现，M1 巨噬细胞分泌的肿瘤坏死因子 -α（tumor necrosis factor α，TNFα）在体外可部分通过 caspase 依赖的细胞凋亡，使 c-Kit 丢失并直接损伤 ICC，可能在糖尿病性胃轻瘫患者 ICC 耗竭中起重要作用。有研究报道，一些胃轻瘫患者胃内 ICC 的减少或损伤与抗炎 M2 巨噬细胞的数量减少有关，这些巨噬细胞通常表达甘露糖受体（CD206）和血红素氧合酶 1（HO1），并介导细胞修复[60]。Grover M 等[61]和 CiprianiG 等[62]也证实，胃窦 CD206 阳性抗炎细胞的丢失是 DGP 的一个特征性变化。

Zhang C M 等发现[41]，Ang Ⅱ以 PI3K/Akt 信号依赖的方式促进培养的胃平滑肌细胞的膜结合干细胞因子的蛋白表达和细胞增殖。胃平滑肌血管紧张素受体 1 型（AT1R）和胃黏膜血管紧张素转换酶（ACE）的上调可能有助于弥补 STZ 诱导的糖尿病小鼠 ICC 的丢失。Wu Y S 等[63]在关于胃轻瘫的研究中发现，糖尿病小鼠胃部 ICC 网络明显受损，机制可能和 NPs/NPR-A、B/cGMP 和 NPs/NPR-C 信号通路的上调有关。

甘思玲[64]等推断 DM 患者继发胃轻瘫的机制有两方面原因：一方面，胰岛素的减少、神经损伤、平滑肌病变和炎症等因素可损伤 ICC，使得 ICC 数量减少和 ICC 功能受损，由此 ICC 产生的慢波减少，在慢波基础上产生的动作电位数量减少，胃肠蠕动功能减弱；另一方面，肠神经损伤、免疫细胞浸润、胃壁发生纤维化、肠神经肌肉系统功能障碍进一步减弱胃肠动力。因为胃蠕动减弱，胃排空力量减弱，固体食物的排空时间延长，而出现恶心呕吐、早饱腹胀等一系列消化道症状。同时，幽门平滑肌内纤维化，可能存在幽门关闭功能障碍，液体就可以从胃内流入肠道，液体食物的排空加速。具体机制需要大量实验验证。

3. 糖尿病性胃轻瘫与 PDGFRα[+] 细胞

Grover M[65]等对健康人、糖尿病患者和特发性胃轻瘫患者的胃体全层活检标本进行免疫组织化学标记，分别用 SK3 和 PDGFRα 染色和 c-Kit 染色进行免疫组织化学染色，研究发现，PDGFRα[+] 细胞在胃轻瘫患者中的分布或总数没有改变。因此，PDGFRα[+] 细胞在人类胃功能中的作用需要进一步的研究。

综上所述，糖尿病性胃轻瘫的发病机制比较复杂，其中主要因素是 ICC 减少和 ICC 功能受损，慢波减少，胃蠕动减弱；同时支配胃肠道的自主神经和肠神经受损，ICC 与运动神经元联系减少，导致胃底对于运动神经元的反应性降低，胃底容受性舒张功能障碍，从而出现胃轻瘫。而 PDGFRα⁺ 细胞的作用需要进一步的研究。

第三节

糖尿病慢传输型便秘

一、概述

慢传输型便秘（slow transit constipation，STC）主要的临床表现为：排便次数减少、排便困难、便质偏干，常伴有腹胀[66]。STC 的结肠传输功能发生障碍，结肠中内容物推进速度减慢或结肠收缩乏力，因此慢传输型便秘又被称为结肠无力。随着社会人口老龄化的加剧、生活习惯和饮食结构的改变等，STC 已经严重威胁人类健康以及降低生活质量，在老年人中则表现更甚。临床上治疗便秘的药物有促动力药（如莫沙必利等）、导泻药（如山梨醇等）以及一些微生态制剂等，对于顽固性便秘还可以使用结肠全或次全切除术，但这些治疗方法并不能有效地控制甚至是预防便秘的发生[67]。因此，STC 的研究具有非常重要的意义。

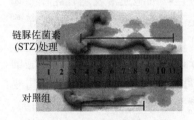

链脲佐菌素
(STZ)处理

对照组

图 3-4　糖尿病小鼠结肠长度

STC 是糖尿病最常见的消化道并发症之一。据统计显示，在美国约有 76% 的糖尿病患者会出现至少一种的消化道并发症症状，其中 60% 的患者发生了 STC[68]。Song N N 等研究发现[69]，糖尿病小鼠结肠长度明显增长，肠管明显增粗（见图 3-4），小鼠离体结肠传输时间明显增长，传输速度明显减慢。随着糖尿病发病率逐年提高，糖尿病慢传输型便秘发病率也不断升高。STC 不仅会影响药物的吸收和代谢，也会加重糖尿病其他并发症的发生。

二、糖尿病慢传输型便秘和 ENS/SIP 合胞体轴

糖尿病引发的慢传输型便秘的发病机理复杂，并非单因素所致，在疾病的发生发展过程中，肠神经系统和 ICC 之间平衡失调、自主神经系统以及消化道平滑肌病变都在糖尿病所引发的胃肠动力紊乱都起到了非常重要的作用。

1. 糖尿病慢传输型便秘与肠神经系统

（1）结肠传输及其调控：结肠是消化道的末端，主要功能是吸收水和电解质，并通过肠内微生物合成维生素 B 和维生素 K，之后将食物残渣形成粪便暂时贮存并排出体外。结肠把肠内容物从结肠近端向远端输送运动，称为结肠传输（colonic transit）。结肠的运动形式主要有多种方式：①袋装往返运动，空腹时最为常见。它发挥促进水和电解质的吸收的作

用。②分节运动，由结肠环行肌有规则的收缩，缓慢地把粪便推向远端。③集团运动，结肠收缩波近端的平滑肌收缩，远端的平滑肌保持舒张的状态，可将大部分结肠内容物一直推送至结肠下端，甚至推入直肠，引起便意。结肠移行性复合运动（colonic migrating motor complex，CMMC）相当于高振幅传播收缩（high amplitude propagating contraction，HAPC）。研究发现，粪便在结肠中的传输速度约等于结肠移行性复合运动的速度，说明 CMMC 是结肠中粪便推进的主要动力形式[70]，主要受肠神经系统的支配。

肠神经末梢的曲张体内含神经递质的囊泡，当神经冲动到达神经末梢时，曲张体内的神经递质释放出来，主要作用于 ICC 和 PDGFRα+ 细胞，只有少量的递质扩散到平滑肌[71]。研究表明，肠神经递质作用于 ICC 和 PDGFRα+ 细胞的受体，激活离子通道进而调节结肠传输，如胆碱能神经递质作用于 ICC 上 M 受体进而激活 ICC 细胞膜上 ANO1，介导结肠 CMMC 的形成[72]；而一氧化氮能神经则通过 ICC 上的 ANO1 介导结肠平滑肌的抑制性调节[73]；嘌呤能神经递质通过 PDGFRα+ 细胞上的 P2Y1 受体和 SK3 通道介导 CMMC 的抑制性调节[74]。Mañé 等[74] 研究发现，NO 负责储存等生理过程中所需的持续放松，而在结肠传输的推进等过程中，引发急剧短暂放松的嘌呤能神经传递将占主导地位。此外，SIP 合胞体在胃肠道分布有差异性，由近端向远端 ICC 的分布逐渐减少，而 PDGFRα+ 细胞的分布逐渐减少，形成了从近端结肠到远端的压力梯度，推动结肠内容物向远端推进。由此可见，肠神经以及两种间质细胞功能和分布发生改变都会导致消化道平滑肌动力异常，因此，有关 ENS/SIP 合胞体轴功能与胃肠动力之间关系的研究受到了广泛关注。

（2）糖尿病引起结肠肠神经元退行性病变：糖尿病引起的结肠动力障碍的机制与自主神经和肠神经有关。糖尿病的整个消化道肌层以及黏膜下层的迷走神经纤维都发生了节段性脱髓鞘和轴突退化[33]。在链脲佐菌素诱导的啮齿类动物 1 型糖尿病模型中，在整个消化道中，包括胃、回肠、盲肠以及结肠，肠神经元的数量都有明显的减少[75]。虽然糖尿病的结肠收缩乏力，但是在糖尿病肠道中抑制性神经元更易损伤，在动物模型糖尿病的初期，肠道的硝基能神经元首先受损，NOS 神经元的数量明显减少，而胆碱能神经元即使到糖尿病的晚期也不会受到明显的影响[75]。

糖尿病引起的肠神经元退行性病变的机制还并不是很清楚，通常归因于神经凋亡、氧化应激、晚期糖基化终产物（advanced glycation endproduct，AGE）、肠脑交互受损或者神经生长因子的减少等[76]。

Du F 等[77] 发现在链脲佐菌素（STZ）诱导的 1 型糖尿病小鼠中，胶质细胞系源性神经营养因子（glia cell line-derived growth factor，GNDF）的减少在 NOS 神经元减少中也起到了非常重要的作用。

由于肠神经对葡萄糖非常敏感，因此，有学者认为糖尿病所引起的神经损伤是由高糖使 ATP 敏感的钾通道激活增多，进而激活凋亡信号通路所引起的[78]。在糖尿病中，神经生长因子（如胶质细胞系源性神经营养因子、胰岛素样生长因子以及神经营养因子 -3 等）的减少在肠神经受损中也起到了非常重要的作用[79,80]。氧化应激是糖尿病常见的病理因素，Song N N 等[81] 检测了结肠平滑肌组织中丙二醛（MDA）的含量和超氧化物歧化酶（SOD）的活性，发现糖尿病小鼠结肠 MDA 含量明显增多，SOD 活性明显升高。这些结果提示，糖尿病小鼠结肠组织处于一个高氧化应激的状态。高度氧化应激状态时产生过多的活性氧（reactive oxygen species，ROS），会损伤机体的各种细胞，也损伤引起肠神经。氧化应激一直是公认的导致机体损伤的病理因子[82]。

总之，很多因素可引起糖尿病肠神经元退行性病变，主要是肠神经中的硝基能神经元受损。

2.　糖尿病慢传输型便秘和 ICC 关系

（1）糖尿病慢传输型便秘的 ICC 病变：目前研究认为，糖尿病引起的结肠动力障碍由神经损伤和 ICC 的减少所导致的[1]。ICC 起源于间胚层的非神经非胶质细胞，分布在消化道管壁的各层，是消化道的间质细胞，是 SIP 合胞体的重要组成部分。ICC 在维持正常的消化道动力中起到了非常重要的作用，负责慢波的产生和传递。研究发现，ICC 的发育异常或 ICC 的缺失都会导致蠕动波的消失以及消化道动力异常，因此，ICC 变成了研究原发性或继发性的消化道动力障碍的焦点[83]。

ICC 病变是糖尿病慢传输型便秘的重要原因之一，1 型和 2 型 DM 患者的胃、空肠和结肠均存在 ICC 的破坏[84]。

（2）糖尿病慢传输型便秘中 ICC 病变机制

① SCF 减少引起的糖尿病结肠中 ICC 的减少：SCF-c-Kit 信号途径在 ICC 的发育、成熟和表型维持中起决定性的作用。c-Kit（CD117）是原癌基因的一种，胞外部分为 SCF 受体区，胞内部分为酪氨酸激酶区；SCF 与 c-Kit 结合后活化了酪氨酸激酶，引发一系列磷酸化过程，影响细胞的生长和分化。编码 c-Kit 基因的 W 位点突变小鼠（W/Wv），以及编码 SCF 基因的 sl 位点突变小鼠（sl/sla）均表现为肠道 ICC 缺失[85]。

大量研究证据表明，在糖尿病中，胃及结肠组织的 ICC 网络的损伤主要是由于组织中干细胞因子（SCF）分泌减少导致 ICC 发育异常以及表型改变所引起的[42]。干细胞因子（SCF）由于 mRNA 拼接及酶切方式不同而产生两种类型的 SCF：可溶性干细胞因子（soluble stem cell factor，s-SCF）和膜结合型干细胞因子 (membrane-bound stem cell factor，m-SCF)，两者都有生物学活性。Rich A 等[86]体外实验研究发现，m-SCF 对维持 BALB/c 小鼠空肠 ICC 的数量具有重要作用，然而，徐丽明等[88]通过在体动物实验发现，DM 结肠动力障碍大鼠中，血清 s-SCF 下降可能与结肠中 ICC 数量和结构异常改变有关[87]。DM 小鼠血清 s-SCF 显著降低，结肠中的 s-SCF 和 m-SCF 也显著降低，并可能与结肠中 ICC 数量和结构异常改变有关。罗云等[57]研究发现，DM 慢传输型动力障碍大鼠血清中 s-SCF 显著降低，且随病程延长愈加明显，这与 Harváth V J 等[53]报道的 DM 胃肠道 s-SCF mRNA 表达下调结果一致。作为 c-Kit 受体的配基，s-SCF 表达降低，导致 SCF-Kit 信号功能减弱，从而影响 ICC 发育、增殖、分化及表型维持。

② SCF 减少引起的糖尿病结肠中 ICC 超微结构异常改变：正常 ICC 超微结构与功能相适应。徐丽明等发现[88]，DM 小鼠 SCF 表达下降时、伴随出现 ICC 超微结构破坏；正常小鼠给予 anti-SCF 后，SCF 被中和，结肠 ICC 也出现和 DM 类似改变。这提示 DM 小鼠结肠中 ICC 超微结构的异常改变与 SCF 水平下降有关，并导致 ICC 起搏功能受损、合成功能降低、能量供应障碍，对神经递质传导和 SMC 的作用降低。

此外，ICC 损伤还和高血糖、氧化应激、胃肠道微血管病变、肠道菌群失调、精神因素、炎症等有关。总之，多种因素导致了糖尿病结肠 ICC 病变。

3.　糖尿病慢传输型便秘与 PDGFRα+ 细胞

（1）PDGFRα+ 细胞对平滑肌的调节作用：SIP 合胞体的另外一种间质细胞是 PDGFRα+ 细胞，对它在胃肠动力障碍发生过程中作用的研究比较少。PDGFRα+ 细胞介导了嘌呤能神经递质的传递，在调节平滑肌细胞兴奋性、介导神经信号的传递以及维持消化道正常动力方面有着非常重要的作用[89]。研究显示，嘌呤能神经递质如 ATP、ADP、β-NAD 或 P2Y1

受体激动剂作用于 PDGFRα⁺ 细胞时，通过胞膜上 P2Y1 受体，激活下游 PLC/IP₃ 信号通路，促使胞内钙库释放钙，PDGFRα⁺ 细胞中 Ca^{2+} 浓度的波动会激活胞膜上的 SK3 通道产生自发性一过性外向电流（spontaneous transient outward current，STOC）[90]，通过缝隙连接使平滑肌超极化，降低平滑肌的兴奋性。

（2）SK3 通道的病理意义：在消化道中，SK3 通道在间质细胞 PDGFRα⁺ 细胞上特异表达，是 PDGFRα⁺ 细胞发挥调节结肠动力的生物电基础[91]，SK3 通道在维持消化道正常的动力方面和一些疾病的发生发展中也有非常重要的作用，逐渐引起了科学家越来越多的关注。

SK3 通道广泛分布于机体多种组织，如骨骼肌、平滑肌、神经系统以及各种腺体等。SK 通道在很多神经系统疾病中都有调节作用，如认知缺失、癫痫样发作等[92]。此外，SK3 通道对乳腺癌细胞迁移也有调节作用，也预示着 SK3 可能成为这类抗癌药物的潜在靶标[93]。还有研究表明，内皮衍生超极化因子（endothelium-derived hyperpolarization factor，EDHF）可以调节 SK3 通道，在糖尿病中，糖尿病微血管合并症可能与内皮衍生超极化因子调节的 SK3 通道有关，并不是由于通道基因的表达减少，而是因为通道功能的受损所导致的[94]。Piotrowskaetal 等[95]发现人类结肠平滑肌层有 SK3 的表达，并且还发现在无神经节的结肠中，SK3 的表达明显减少，因此认为 SK3 通道表达的减少是先天性巨结肠运动障碍发生的原因。在病理状态下，SK3 通道功能发生改变，研究 SK3 通道病变对疾病的发生发展以及疾病的治疗有着非常重要的意义。

（3）糖尿病结肠中 PDGFRα⁺ 细胞、SK3 通道和 P2Y1 受体和 mRNA 表达水平提高：糖尿病小鼠结肠平滑肌层 PDGFRα⁺ 细胞表达明显增多。同时，糖尿病小鼠结肠平滑肌 ki67、PDGFRα⁺ 双标的细胞数量明显增多，表明 PDGFRα⁺ 细胞增殖水平上调。Lu H 等[96]研究发现，在 STZ 诱导的 1 型糖尿病小鼠中，结肠平滑肌层 PDGFRα⁺ 细胞表达明显增多，ki67 表达也明显增加，提示 PDGFRα⁺ 细胞增殖水平明显上调（图 3-5）。

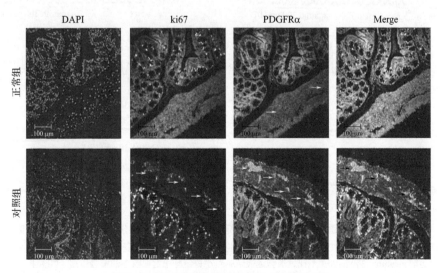

图 3-5　糖尿病结肠中 PDGFRα⁺ 细胞的表达

PDGFRα⁺ 细胞增殖的机制可能是由于磷脂酰肌醇 -3- 激酶 / 蛋白激酶（PI3K/Akt）信号通路被抑制。在糖尿病结肠组织中，Akt 磷酸化水平明显降低，提示 PI3K/Akt 通路受到抑制。在糖尿病模型结肠平滑肌层中，Insulin 和 IGF-1 表达减少，Insulin 和 IGF-1 可以激活 PI3K/Akt 信号通路，它们的减少导致 PI3K/Akt 通路的抑制。Akt 可以使与细胞增殖相关的核转录因子 FoxO3 磷酸化，使 FoxO3 从核内转位至胞质，PI3K/Akt 通路的抑制导致磷酸化 Akt 减少，使胞核内核转录因子 FoxO3 的表达明显增加，进而促进细胞的增殖[97]。由此可见，在 STZ 诱导的 1 型糖尿病小鼠模型中，结肠中 PDGFRα+ 细胞发生明显增殖，细胞数量明显增多，这主要是由抑制的 PI3K/Akt 通路导致核转录因子 FoxO3 表达上调所介导的。Song N N 等[69] 也发现，糖尿病小鼠结肠平滑肌组织 PDGFRα+ 细胞、SK3 通道和 P2Y1 受体和 mRNA 表达水平明显上调。

（4）糖尿病结肠 SK3 通道的变化

① 糖尿病结肠 SK3 通道功能上调：SK3 通道是特异性地表达在结肠平滑肌层 PDGFRα+ 细胞的功能性通道，是嘌呤能神经递质通过 PDGFRα+ 细胞发挥抑制性作用的基础。Song N N 等[69] 发现，糖尿病小鼠结肠平滑肌细胞较正常小鼠明显发生了超级化，说明平滑肌兴奋性下降；SK3 通道激动剂 CyPPA 对结肠的抑制作用增强，对平滑肌细胞膜电位超极化作用增强；SK3 通道的阻断剂 apamin 收缩平滑肌的作用增强，也使平滑肌细胞静息膜电位去极化作用增加（图 3-6）。这些结果说明，SK3 通道的功能上调，抑制了平滑肌细胞的兴奋性，使结肠的蠕动减弱。

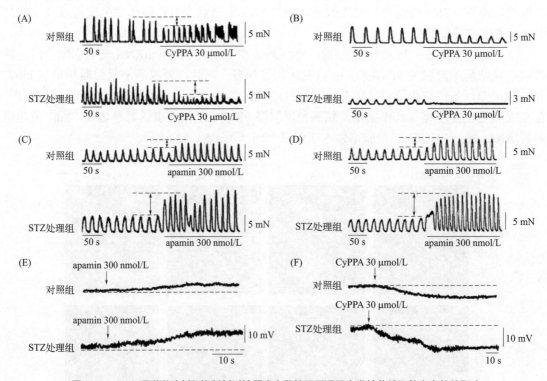

图 3-6 SK3 通道激动剂和抑制剂对糖尿病小鼠结肠平滑肌自发性收缩和静息电位的影响

（A）和（B）SK3 通道激动剂 CyPPA（30 μmol/L）在近端和远端结肠对小鼠结肠平滑肌收缩的抑制作用。（C）和（D）SK3 通道激动剂 apamin（300 nmol/L）在近端和远端结肠对小鼠结肠平滑肌收缩的增强作用。（E）和（F）CyPPA 和 apamin 对静息电位的影响

② 糖尿病结肠 SK3 通道电生理特性的改变：Song N N 等[81] 采用转基因 *Pdgfra*^tm11(EGFP)Sor^/*J* 小鼠，研究糖尿病中单个 PDGFRα+ 细胞上 SK3 通道的表达情况以及 SK3 通道的电生理特

性。该小鼠有 PDGFRα⁺ 表达的细胞在细胞核上会有绿色荧光蛋白的表达，可以通过绿色荧光蛋白的表达，准确地分辨出 PDGFRα⁺ 细胞，并对其进行实验。研究发现，在荧光显微镜下观察带有绿色荧光的细胞即为 PDGFRα⁺ 细胞，糖尿病小鼠结肠 PDGFRα⁺ 细胞与正常小鼠结肠 PDGFRα⁺ 细胞并没有明显外形上的区别。采用全细胞膜片钳技术，发现正常小鼠结肠 PDGFRα⁺ 细胞膜电容和糖尿病小鼠结肠 PDGFRα⁺ 细胞膜电容没有显著性差异。这表明糖尿病小鼠结肠 PDGFRα⁺ 细胞并没有发生明显改变。

SK3 通道是非电压依赖性通道、Ca^{2+} 门控通道，它有很强的 Ca^{2+} 依赖性，胞内 Ca^{2+} 浓度达到 300 nmol/L 即可将通道激活。当电极内液为低 Ca^{2+} 浓度（<10 nmol/L）的情况下，糖尿病小鼠 PDGFRα⁺ 细胞上 SK3 通道电流密度明显低于正常小组。当电极内液为高 Ca^{2+} 浓度（500 nmol/L）的情况下，糖尿病小鼠结肠 PDGFRα⁺ 细胞上 SK3 通道电流密度明显高于正常小鼠（图 3-7）。这些结果提示，糖尿病使 PDGFRα⁺ 细胞 SK3 通道对 Ca^{2+} 敏感性降低，同时，SK3 通道在单位细胞中表达量增加。这是因为当胞内低钙浓度时，由于糖尿病小鼠 SK3 通道对钙不敏感，很多 SK3 通道不足以激活，电流密度低；相反，胞内高钙浓度时，所有 SK3 通道全部激活，全部激活状态下电流密度高于对照组，说明单位细胞内通道数量多，但是 SK3 通道功能受损，其对 Ca^{2+} 敏感性下降。

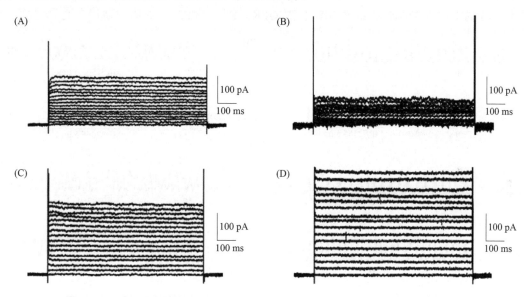

图 3-7　不同钙浓度钙时正常和糖尿病小鼠 PDGFRα⁺ 细胞 SK3 通道电流密度的改变
（A）低钙浓度时正常小鼠 PDGFRα⁺ 细胞上 SK3 通道电流密度。（B）低钙浓度时糖尿病小鼠 PDGFRα⁺ 细胞 SK3 通道电流密度。（C）高钙浓度时正常小鼠 PDGFRα⁺ 细胞 SK3 通道电流密度。（D）高钙浓度时糖尿病小鼠 PDGFRα⁺ 细胞 SK3 通道电流密度

关于 SK3 通道 Ca^{2+} 敏感性变化的机制研究发现，CK2 和 PP2A 对 SK 通道对于胞内游离 Ca^{2+} 敏感性具有调节作用：CK2 可使 CaM 磷酸化，SK 通道的钙敏感性减弱，而 PP2A 则使 CaM 去磷酸化从而加强 SK 通道的钙敏感性；当胞内游离 Ca^{2+} 升高时，CK2 对 CaM 的磷酸化作用消失，可见 SK3 通道的钙敏感性调节是一个受 Ca^{2+} 浓度及通道状态影响的动态调节过程[98]。哺乳动物的多种组织细胞内有钙调蛋白依赖性蛋白激酶（Ca^{2+}/calmodulin-dependent protein kinase，CaMK）Ⅱ 的表达，它可以对 Ca^{2+} 信号传递途径以及磷酸化进行调控[99]。此外，CaMK Ⅰ 可直接作用于 SK3 通道，用 CaMK Ⅰ 特异性阻断剂时，可以降低

SK3 通道的开放概率（open probability，Po）[100]。

关于糖尿病中 SK3 通道 Ca²⁺ 敏感性降低的机制，学者们认为，氧化应激是糖尿病并发症主要发病诱因。Song N N 等[81] 研究发现，在转 SK3 基因的 HEK293 细胞中，外源性添加 H₂O₂ 进行处理，可以模拟上面的实验结果。在糖尿病小鼠结肠或过氧化氢处理的 HEK293 细胞中，SK3 通道的亚基蛋白激酶 CK2 上调，而 SK3 通道的亚基 PP2A 没有改变。因此认为，糖尿病氧化应激诱导的 CK2 表达上调可能参与调节结肠 PDGFRα⁺ 细胞 SK3 通道对钙离子的敏感性，从而导致糖尿病小鼠结肠动力障碍。

（5）糖尿病结肠 P2Y1 的变化：在 ENS-PDGFRα⁺ 细胞 -SK3- 平滑肌信号通路，除了 SK3 通道，P2Y1 受体也是研究的重点。Song N N 等发现[81]，P2Y1 受体激动剂 MRS2365 抑制结肠平滑肌的自发性收缩，糖尿病小鼠结肠平滑肌相对于对照组对 P2Y1 受体激动剂更加敏感。这些结果提示，糖尿病小鼠结肠平滑肌 P2Y1 受体功能性上调，同时也增强了 SK3 通道的激活，是糖尿病结肠动力障碍的重要一环。用 P2Y1 受体阻断剂 MRS2500 处理时，在对照组近端结肠平滑肌收缩没有明显变化，而远端平滑肌收缩有轻微增强。在糖尿病小鼠，MRS2500 使近端结肠收缩有轻微的增强，而远端结肠收缩也有明显增强，STZ 处理组的结肠平滑肌较对照组对 MRS2500 更加敏感（见图 3-8）。以上结果提示，在糖尿病情况下，小鼠 ENS 的嘌呤能抑制性神经对 SIP 中 PDGFRα⁺ 细胞的 P2Y1 受体激动状态明显提高，破

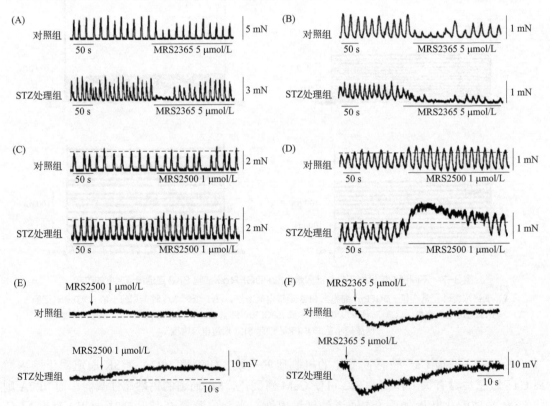

图 3-8 P2Y1 受体激动剂和抑制剂对糖尿病小鼠结肠平滑肌收缩和静息电位影响

（A）和（B）P2Y1 受体激动剂 MRS2365（5 μmol/L）在近端和远端结肠对小鼠结肠平滑肌收缩的作用，MRS2365 明显抑制结肠的收缩，在 STZ 处理组小鼠中抑制作用更加明显。（C）和（D）P2Y1 受体阻断剂 MRS2500（1 μmol/L）在近端和远端结肠对小鼠结肠平滑肌收缩的作用，MRS2500 明显增强结肠的收缩，在 STZ 处理组小鼠中增强作用更加明显。

（E）和（F）对照组和 STZ 处理组小鼠结肠平滑肌细胞静息膜电位对 P2Y1 阻断剂 MRS2500 和激动剂 MRS2365 的反应，STZ 处理组小鼠结肠平滑肌细胞静息膜电位对 MRS2500 和 MRS236 的反应更加明显

坏了近远端之间 MMC 梯度，结肠平滑肌运动减弱，导致结肠传输速度减慢。

PDGFRα⁺ 细胞是消化道中嘌呤能神经递质作用的靶细胞，细胞上特异性表达嘌呤能神经递质的受体 P2Y1 受体，介导嘌呤能神经递质产生的缓慢抑制性接点电位[100]，是 PDGFRα⁺ 细胞接受和传递抑制性神经信号从而调节结肠平滑肌兴奋性的基础。嘌呤能神经递质与 P2Y1 受体结合之后，引起胞内 Ca^{2+} 浓度升高，激活 SK3 通道。SK3 通道开放引起 K^+ 外流，使 PDGFRα⁺ 细胞超级化，然后通过缝隙连接将超级化传播至相邻的平滑肌细胞，最终产生快反应抑制性接点电位，影响结肠传输。

Song N N 等[81]发现，无论在有无 NO 存在的情况下，糖尿病小鼠结肠平滑肌电场刺激诱发的 fIJP 幅度始终大于对照组（见图 3-9）。这些实验结果提示，糖尿病小鼠结肠嘌呤能神经递质 -P2Y1 受体 -SK3 通道信号通路明显增强。

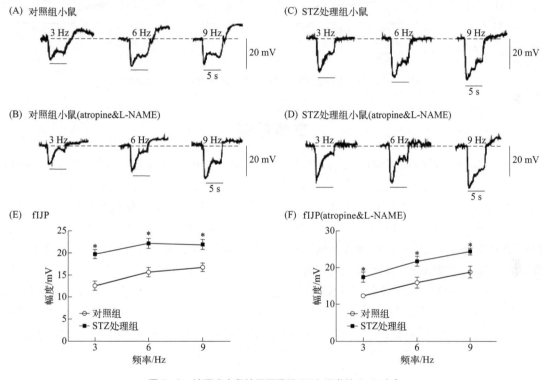

图 3-9 糖尿病小鼠结肠平滑肌 EFS 诱发的 fIJP 改变

PDGFRα⁺ 细胞上 SK3 通道的激活主要是由胞内内质网释放的钙离子所激活的 ENS 释放的嘌呤能抑制性神经递质（如 ATP、ADP 和 β-NAD 等）作用于 PDGFRα⁺ 细胞膜上 P2Y1 受体，激活下游 PLC/IP₃ 信号通路，促使胞内钙库释放 Ca^{2+}，进而激活胞膜上的 SK3 通道。利用离子荧光成像技术，观察两组小鼠结肠 PDGFRα⁺ 细胞 ATP 诱导的胞内 Ca^{2+} 浓度的改变，发现正常小鼠 PDGFRα⁺ 细胞胞内 Ca^{2+} 浓度升高的幅度显著低于糖尿病小鼠 PDGFRα⁺ 细胞胞内 Ca^{2+} 浓度（图 3-10），这个结果提示，糖尿病小鼠 PDGFRα⁺ 细胞上表达的 P2Y1 受体密度上调，ATP 促使糖尿病 PDGFRα⁺ 细胞内 Ca^{2+} 浓度升高更明显。

Song N N 等[81]的研究结果和 Lu H 等[35]的研究一致，在 STZ 诱导的 1 型糖尿病小鼠模型中，抑制性 NOS 神经元减少，ICC 网络损伤，NO 介导的抑制性神经递质减少，而嘌吟能神经转导功能代偿性增强。总之，在 ENS-PDGFRα⁺ 细胞 -SMC 信号通路，糖尿病小鼠结肠平滑肌层 PDGFRα⁺ 细胞、SK3 通道和 P2Y1 受体表达明显上调；P2Y1 受体和 SK3 通道均发生了功能性上调；PDGFRα⁺ 细胞对嘌呤能神经递质 ATP 敏感性增加；糖尿病小鼠中单个 PDGFRα⁺ 细胞上 SK3 通道分布增多，但 SK3 通道功能受损，其对 Ca^{2+} 敏感性降低，与 CK2 表达上调有关；这些改变导致结肠上嘌呤能神经递质 -P2Y1 受体 -SK3 通道信号通路功能增强，对结肠收缩的抑制作用增强，导致结肠动力障碍的发生。

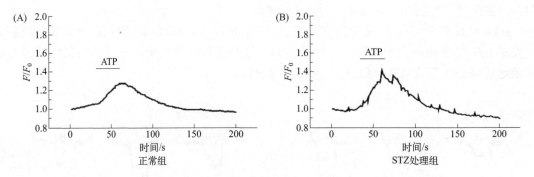

图 3-10   ATP 对正常和糖尿病小鼠 PDGFRα⁺ 细胞内 Ca^{2+} 浓度的影响

本章总结

SIP 合胞体是胃肠道平滑肌的运动单位，ENS 通过 SIP 合胞体发挥调节作用，ENS/SIP 合胞体轴是调控胃肠动力的关键环节，糖尿病胃肠动力障碍性疾病与之有着密切的关系。

（1）糖尿病性胃轻瘫与 ENS/SIP 合胞体轴：糖尿病性胃轻瘫的发病机制比较复杂，其中主要因素是 ICC 减少和 ICC 功能受损，慢波减少，胃蠕动减弱；同时支配胃肠道的自主神经和肠神经受损，ICC 与运动神经元联系减少，导致胃底对于运动神经元的反应性降低，胃底容受性舒张功能障碍，从而出现胃轻瘫。

（2）糖尿病慢传输型便秘与 ENS/SIP 合胞体轴：糖尿病慢传输型便秘患者的肠神经、ICC 和 PDGFRα⁺ 细胞都发生了病变。肠神经元发生退行性病变，硝基能神经元的数量明显减少，ICC 网络损伤和 ICC 的减少，所以 ENS-ICC-SMS 信号通路功能减弱，胆碱能神经的兴奋作用以及 NO 的抑制作用都减弱；而结肠上嘌呤能神经递质 -P2Y1 受体 -SK3 通道信号通路功能增强，对结肠收缩的抑制作用增强，导致结肠动力障碍的发生。

参考文献

[1] He C L, Soffer E E, Ferris C D, et al. Loss of interstitial cells of cajal and inhibitory innervation in insulin-dependent diabetes[J]. *Gastroenterology*, 2001, 121(2): 427-434.

[2] Wang X Y, Huizinga J D, Diamond J, et al. Loss of intramuscular and submuscular interstitial cells of Cajal and associated enteric nerves is related to decreased gas tric emptying in streptozotocin-induced diabetes[J]. *Neurogastroenterol Motil*, 2009, 21(10): 1095-e92.

[3] Ogurtsova K, da Rocha Fernandes J D, Huang Y, et al. IDF Diabetes Atlas: Global estimates for the prevalence of diabetes for 2015 and 2040[J]. *Diabetes Res Clin Pract*, 2017, 128: 40-50.

[4] Aleppo G, Calhoun P, Foster N C, et al. T1D Exchange Clinic Network. Reported gastroparesis in adults with type 1 diabetes (T1D) from the T1D Exchange clinic registry[J]. *J Diabetes Complications*, 2017, 31(12): 1669-1673.

[5] Oh J H, Choi M G, Kang M I, et al. The prevalence of gastrointestinal symptoms in patients with non-insulin

dependent diabetes mellitus[J]. *Korean J Intern Med*, 2009, 24(4):309-317.

[6] Ordög T, Hayashi Y, Gibbons S J. Cellular pathogenesis of diabetic gastroenteropathy[J]. *Minerva Gastroenterol Dietol*, 2009, 55(3): 315-343.

[7] Gibbons C H, Freeman R. Treatment-induced diabetic neuropathy: a reversible pain-ful autonomic neuropathy[J]. *Ann Neurol*, 2010, 67(4): 534-541.

[8] Suzuki H, Matsuzaki J, Hibi T. Ghrelin and oxidative stress in gastrointestinal tract[J]. *J Clin Biochem Nutr*, 2011, 48(2): 122-125.

[9] 徐菁菁, 曹忠耀, 范志勇, 等. 高血糖与糖尿病胃轻瘫发生机制的研究现状 [J]. 中国中西医结合消化杂志, 2011, 19(5): 338-341.

[10] Rayner C K, Horowitz M. Gastrointestinal motility and glycemic control in diabe -tes: the chicken and the egg revisited[J]? *J Clin Invest*, 2006, 116(2): 299-302.

[11] Smith D S, Ferris C D. Current concepts in diabetic gastroparesis[J]. *Drugs*, 2003; 63(13): 1339-1358.

[12] Jeyabal P V, Kumar R, Gangula P R, et al. Inhibitors of advanced glycation end-products prevent loss of enteric neuronal nitric oxide synthase in diabetic rats[J]. *Neurogastroenterol Motil*, 2008, 20(3): 253-261.

[13] Hu W, Feng P. Myosin light chain kinase is involved in the mechanism of gastro-intestinal dysfunction in diabetic rats[J]. *Dig Dis Sci*, 2012, 57(5): 1197-1202.

[14] Lammers W J, Al-Bloushi H M, Al-Eisaei S A, et al. Slow wave propagation and plasticity of interstitial cells of Cajal in the small intestine of diabetic rats[J]. *Exp Physiol*, 2011, 96 (10): 1039-1048.

[15] Kim S J, Park J H, Song D K, et al. Alterations of colonic contractility in long-term diabetic rat model[J]. *J Neurogastroenterol Motil*, 2011, 17(4): 372-380.

[16] Sanders K M, Ordög T, Ward S M. Physiology and pathophysiology of the interst itial cells of Cajal: from bench to bedside. Ⅳ. Genetic and animal models of GI moti lity disorders caused by loss of interstitial cells of Cajal[J]. *Am J Physiol Gastrointest Liver Physiol*, 2002, 282(5): G747-756.

[17] Maule S, Lombardo L, Rossi C, et al. Helicobacter pylori infection and gastric func-tion in primary autonomic neuropathy[J]. *Clin Auton Res*, 2002, 12(3): 193-196.

[18] Yang K, Qiu B Y, Yan J, et al. Blockade of p38 mitogen-activated protein kinase pathway ameliorates delayed gastric emptying in streptozotocin-induced diabetic rats[J]. *Int Immunopharmacol*, 2014, 23(2): 696-700.

[19] 姚东英, 刘菲. 糖尿病胃轻瘫发病机制的研究进展 [J]. 国际消化病杂志, 2011, 31(1): 16-17,47.

[20] Salminen S, Salminen E. Lactulose, lactic acid bacteria, intestinal microecology and mucosal protection[J]. *Scand J Gastroenterol Suppl*, 1997, 222: 45-48.

[21] 李霞. 糖尿病胃轻瘫的临床研究现状 [J]. 辽东学院学报（自然科学版）, 2015 (1): 61-65.

[22] Choung R S, Locke G R, Schleck C D, et al. Risk of gastroparesis in subjects with type 1 and 2 diabetes in the general population[J]. *Am J Gastroenterol*, 2012, 107(1):82-88.

[23] Koch K L, Calles-Escandón J. Diabetic gastroparesis[J]. *Gastroenterol Clin North Am*, 2015, 44(1): 39-57.

[24] Ervin C M, Reasner D S, Hanlon J T, et al. Exploring the Diabetic Gastropa resis Patient Experience: Patient Exit Interviews[J]. *Adv Ther*, 2017, 34 (12): 2680-2692.

[25] Tougas G, Eaker E Y, Abell T L, et al. Assessment of gastric emptying using a low fat meal: establishment of international control values[J]. *Am J Gastroenterol*, 2000, 95(6): 1456-1462.

[26] Wadhwa V, Mehta D, Jobanputra Y, et al. Healthcare utilization and costs associated with gastroparesis[J]. *World J Gastroenterol*, 2017, 23(24): 4428-4436.

[27] Hirsch W, Nee J, Ballou S, et al. Emergency Department Burden of Gastroparesis in the United States, 2006 to 2013[J]. *J Clin Gastroenterol*, 2019, 53(2): 109-113.

[28] Kassander P. Asymptomatic gastric retention in diabetics (gastroparesis diabeticorum)[J]. *Ann Intern Med*, 1958, 48(4): 797-812.

[29] 王晓青, 胡敏敏, 王伟, 等. 糖尿病性胃肠功能紊乱发病机制的研究进展 [J]. 世界华人消化杂志, 2016, 24(17): 2682-2687.

[30] Brock C, Søfteland E, Gunterberg V, et al. Diabetic autonomic neuropathy affects symp tom generation and brain-gut axis[J]. *Diabetes Care*, 2013, 6(11): 3698-3705.

[31] Meldgaard T, Keller J, Olesen A E, et al. Pathophysiology and management of diabeticgastroenteropathy[J]. *Therap Adv Gastroenterol*, 2019, 12: 1-17.

[32] Guy R J, Dawson J L, Garrett J R, et al. Diabetic gastroparesis from autonomic neuropathy: surgical considerations and changes in vagus nerve morphology[J]. *J Neurol Neurosurg Psychiatry*, 1984, 47(7): 686-691.

[33] Smith B. Neuropathology of the oesophagus in diabetes mellitus[J]. *J Neurol Neurosurg Psychiatry*, 1974, 37(10): 1151-1154.

[34] Domènech A, Pasquinelli G, De Giorgio R, et al. Morphofunctional changes underlying intestinal dysmotility in diabetic RIPI/hIFNβ transgenic mice[J]. *Int J Exp Pathol*, 2011, 92(6): 400-412.

[35] Lu H L, Huang X, Wu Y S, et al. Gastric nNOS reduction accompanied by natriuretic peptides signaling pathway upregulation in diabetic mice[J]. *World J Gastroenterol*, 2014, 20(16): 4626-4635.

[36] Yarandi S S, Srinivasan S. Diabetic gastrointestinal motility disorders and the role of enteric nervous system: current status and future directions[J]. *Neurogastroenterol Motil*, 2014, 26(5): 611-624.

[37] Meldgaard T, Olesen S S, Farmer A D, et al. Diabetic enteropathy: From molecule to mechanism-based treatment[J]. *J Diabetes Res*, 2018, 2018: 3827301.

[38] Aw W, Fukuda S. Understanding the role of the gut ecosystem in diabetes mellitus[J]. *J Diabetes Investig*, 2018, 9(1): 5-12.

[39] Grover M, Bernard C E, Pasricha P J, et al.NIDDK Gastroparesis Clinical Research Consortium (GpCRC). Clinical-histological associations in gastroparesis: results from the Gastroparesis Clinical Research Consortium[J]. *Neurogastroenterol Motil*, 2012, 24(6): 531-539.

[40] 张程程，林亚平，彭艳，等. 电针对糖尿病胃轻瘫大鼠胃窦 Cajal 间质细胞超微结构及干细胞因子 -Kit 信号途径的影响 [J]. 针刺研究, 2017, 42(6): 482-488.

[41] Zhang C M, Huang X, Lu H L, et al. Upregulation of the Ang Ⅱ/AT1 receptor may compensate for the loss of gastric antrum ICC via the PI3k/Akt signaling pathway in STZ-induced diabetic mice[J]. *Mol Cell Endocrinol*, 2016, 423:77-86.

[42] Ordög T, Takayama I, Cheung W K, et al. Remodeling of networks of interstitial cells of Cajal in a murine model of diabetic gastroparesis[J]. *Diabetes*, 2000, 49(10): 1731-1739.

[43] Moraveji S, Bashashati M, Elhanafi S, et al. Depleted interstitial cells of Cajal and fibrosis in the pylorus: Novel features of gastroparesis[J]. *Neurogastroenterol Motil*, 2016, 28(7): 1048-1054.

[44] Forster J, Damjanov I, Lin Z, et al. Absence of the interstitial cells of Cajal in patients with gastroparesis and correlation with clinical findings[J]. *J Gastrointest Surg*, 2005, 9(1): 102-108.

[45] Long Q L, Fang D C, Shi H T, et al. Gastroelectric dysrhythm and lack of gastric interstitial cells of cajal[J]. *World J Gastroenterol*, 2004, 10(8): 1227-1230.

[46] Yamamoto T, Watabe K, Nakahara M, et al. Disturbed gastrointestinal motility and decreased interstitial cells of Cajal in diabetic db/db mice[J]. *J Gastroenterol Hepatol*, 2008, 23(4): 6607.

[47] Ward S M, McLaren G J, Sanders K M. Interstitial cells of Cajal in the deep muscular plexus mediate enteric motor neurotransmission in the mouse small intestine[J]. *J Physiol*, 2006, 573(Pt 1): 147-159.

[48] Angeli T R, Cheng L K, Du P, et al. Loss of Interstitial Cells of Cajal and Patterns of Gastric Dysrhythmia in Patients With Chronic Unexplained Nausea and Vomiting[J]. *Gastroenterology*, 2015, 149(1): 56-66.

[49] Harberson J, Thomas R M, Harbison S P, et al. Gastric neuromuscular pathology in gastroparesis: analysis of full-thickness antral biopsies[J]. *Dig Dis Sci*, 2010, 55(2): 359-370.

[50] Abdo H, Derkinderen P, Gomes P, et al. Enteric glial cells protect neurons from oxidative stress in part via reduced glutathione[J]. *FASEB J*, 2010, 24(4): 1082-1094.

[51] Horváth V J, Vittal H, Ordög T. Reduced insulin and IGF- Ⅰ signaling, not hyper -glycemia, underlies the diabetes-associated depletion of interstitial cells of Cajal in the murine stomach[J]. *Diabetes*, 2005, 54(5): 1528-1533.

[52] Yang S, Wu B, Sun H, et al. Impaired insulin/IGF-1 is responsible for diabetic gastroparesis by damaging myenteric cholinergic neurones and interstitial cells of Cajal[J]. *Biosci Rep*, 2017, 37(5): BS-R20170776.

[53] Horváth V J, Vittal H, Lörincz A, et al. Reduced stem cell factor links smooth myopathy and loss of interstitial cells of cajal in murine diabetic gastroparesis[J]. *Gastroenterology*, 2006, 130(3): 759-770.

[54] Junquera C, Martínez-Ciriano C, Castiella T, et al. Immunohistochemical and ultrastructural characteristics of interstitial cells of Cajal in the rabbit duodenum. Presence of a single cilium[J]. *J Cell Mol Med*, 2007, 11(4): 776-787.

[55] 龙庆林，房殿春，史洪涛，等. 糖尿病大鼠胃窦 SCF-Kit 信号改变及其对 Cajal 间质细胞的影响 [J]. 第三军医大学学报, 2007, 29(2): 141-143.

[56] Torihashi S, Nishi K, Tokutomi Y, et al. Blockade of kit signaling induces transdifferentiation of interstitial cells of cajal to a smooth muscle phenotype[J]. *Gastroenterology*, 1999, 117(1): 140-148.

[57] 罗云，林琳，张红杰，等. 糖尿病慢传输运动结肠 Cajal 间质细胞和干细胞因子的变化 [J]. 世界华人消化杂志, 2007, 15(5): 458-463.

[58] 杨琰，余跃，高显奎，等. 干细胞因子对糖尿病小鼠小肠 Cajal 间质细胞的影响 [J]. 胃肠病学和肝病学杂志, 2011, 20(3): 230-232.

[59] Eisenman S T, Gibbons S J, Verhulst P J, et al. Tumor necrosis factor alpha derived from classically activated "M1" macrophages reduces interstitial cell of Cajal numbers[J]. *Neurogastroenterol Motil*, 2017, 29(4): 10.

[60] Tian L, Song S, Zhu B, et al. Electroacupuncture at ST-36 protects interstitial cells of Cajal via sustaining heme oxygenase-1 positive M2 macrophages in the stomach of diabetic mice[J]. *Oxid Med Cell Longev*, 2018, 2018: 3987134.

[61] Grover M, Bernard C E, Pasricha P J, et al. Diabetic andidiopathic gastroparesis is associated with loss of CD206-positive macrophages in the gastric antrum[J]. *Neuro gastroenterol Motil*, 2017, 29(6): 13018.

[62] Cipriani G, Gibbons S J, Miller K E, et al. Change in populations of macrophages promotes development of delayed gastric emptying in mice[J]. *Gastroenterology*, 2018, 154(8): 2122-2136.

[63] Wu Y S, Lu H L, Huang X, et al. Diabetes-induced loss of gastric ICC accompanied by up-regulation of natriuretic peptide signaling pathways in STZ-induced diabetic mice[J]. *Peptides*, 2013. 40: 10 411.

[64] 甘思玲, 高飞. Cajal 间质细胞在糖尿病胃轻瘫中的研究进展 [J]. 现代消化及介入诊疗, 2021, 26(1): 127-132.

[65] Grover M, Bernard C E, Pasricha P J, et al. Platelet-derived growth factor receptor α (PDGFRα)-expressing "fibroblast-like cells" in diabetic and idiopathic gastroparesis of humans[J]. *Neurogastroenterol Motil*, 2012, 24(9): 844-852.

[66] Jung H K, Kim D Y, Moon I H, et al. Colonic transit time in diabetic patients- comparison with healthy subjects and the effect of autonomic neuropathy[J]. *Yonsei Med J*, 2003, 44(2): 265-272.

[67] Ueno N, Inui A, Satoh Y. The effect of mosapride citrate on constipation in patients with diabetes[J]. *Diabetes Res Clin Pract*, 2010, 87(1): 27-32.

[68] Feldman M, Schiller L R. Disorders of gastrointestinal motility associated with diabetes mellitus[J]. *Ann Intern Med*, 1983, 98(3): 378-384.

[69] Song N N, Lu H L, Lu C, et al. Diabetes-induced colonic slow transit mediated by the up-regulation of PDGFRα$^+$ cells/SK3 in streptozotocin-induced diabetic mice[J]. *Neurogastroenterol Motil*, 2018, 30(8): e13326-e13326.

[70] Heredia D J, Dickson E J, Bayguinov P O, et al. Localized release of serotonin (5-hydroxytryptamine) by a fecal pellet regulates migrating motor complexes in murine colon[J]. *Gastroenterology*, 2009, 136(4): 1328-1338.

[71] Blair P J, Rhee P L, Sanders K M, et al. The significance of interstitial cells in neurogastroenterology[J]. *J Neurogastroenterol Motil*, 2014, 20(3): 294-317.

[72] Singh R D, Gibbons S J, Saravanaperumal S A, et al. Ano1, a Ca^{2+}-activated Cl$^-$ channel, coordinates contractility in mouse intestine by Ca^{2+} transient coordination between interstitial cells of Cajal[J]. *J Physiol*, 2014, 592(18): 4051-4068.

[73] Iino S, Horiguchi K, Nojyo Y, et al. Interstitial cells of Cajal contain signalling molecules for transduction of nitrergic stimulation in guinea pig caecum[J]. *Neurogastroenterol Motil*, 2009, 21(5): 542-550.

[74] Mañé N, Gil V, Martínez-Cutillas M, et al. Differential functional role of purinergic and nitrergic inhibitory cotransmitters in human colonic relaxation[J]. *Acta Physiol (Oxf)*, 2014, 212(4): 293-305.

[75] Furlan M M, Molinari S L, Miranda Neto M H. Morphoquantitative effects of acute diabetes on the myenteric neurons of the proximal colon of adult rats[J]. *Arq Neuropsiquiatr*, 2002, 60(3): 576-581.

[76] Guo C, Quobatari A, Shangguan Y, et al. Diabetic autonomic neuropathy: evidence for apoptosis in situ in the rat[J]. *Neurogastroenterol Motil*, 2004, 16(3): 335-345.

[77] Du F, Wang L, Qian W, et al. Loss of enteric neurons accompanied by decreased expression of GDNF and PI3K/Akt pathway in diabetic rats[J]. *Neurogastroenterol Motil*, 2009, 21(11): 1229-e1114.

[78] Liu M, Seino S, Kirchgessner A L. Identification and characterization of gluco -responsive neurons in the enteric nervous system[J]. *J Neurosci*, 1999, 19(23): 10305-10317.

[79] Heuckeroth R O, Lampe P A, Johnson E M, et al. Neurturin and GDNF promote proliferation and survival of enteric neuron and glial progenitors in vitro[J]. *Dev Biol*, 1998, 200(1): 116-129.

[80] Leininger G M, Backus C, Uhler M D, et al. Phosphatidylinositol 3-kinase and Akt effectors mediate insulin-like growth factor- I neuroprotection in dorsal root ganglia neurons[J]. *FASEB J*, 2004, 18(13): 1544-1546.

[81] Song N N, Huang X, Lu H L, et al. Protein Kinase CK2 Modulates the Calcium Sensitivity of Type 3 Small-conductance Calcium-activated Potassium Channels in Colonic Platelet-derived Growth Factor Receptor Alpha-positive Cells From Streptozotocin-induced Diabetic Mice[J]. *J Neurogastroenterol Motil*, 2023, 29(2): 250-261.

[82] Chandrasekharan B, Anitha M, Blatt R, et al. Colonic motor dysfunction in human diabetes is associated with enteric neuronal loss and increased oxidative stress[J]. *Neuro -gastroenterol Motil*, 2011, 23(2): 131-138, e26.

[83] Ward S M, Burns A J, Torihashi S, et al. Mutation of the protooncogene c-kit blocks development of interstitial cells and electrical rhythmicity in murine intestine[J]. *J Physiol*, 1994, 480 (Pt 1): 91-97.

[84] Battaglia E, Bassotti G, Bellone G, et al. Loss of interstitial cells of Cajal network in severe idiopathic gastroparesis[J]. *World J Gastroenterol*, 2006, 12(38): 6172-6177.

[85]　Huizinga J D, Thuneberg L, Klüppel M, et al. W/kit gene required for interstitial cells of Cajal and for intestinal pacemaker activity[J]. *Nature*, 1995, 373(6512): 347-349.

[86]　Rich A, Miller S M, Gibbons S J, et al. Local presentation of Steel factor increases expression of c-kit immunoreactive interstitial cells of Cajal in culture[J]. *Am J Physiol Gastrointest Liver Physiol*, 2003, 284(2): G313-320.

[87]　徐丽明, 林琳, 汤玉蓉, 等. 干细胞因子对糖尿病小鼠结肠 Cajal 间质细胞的干预效应, 世界华人消化杂志 2008; 16(12): 1294-1298.

[88]　徐丽明, 林琳, 汤玉蓉, 等. 干细胞因子对糖尿病结肠 Cajal 间质细胞的影响 [J]. 中华消化杂志, 2008, 28(6): 388-391.

[89]　Sanders K M, Ward S M, Koh S D. Interstitial cells: regulators of smooth muscle function[J]. *Physiol Rev*, 2014, 94(3): 859-907.

[90]　Blatz A L, Magleby K L. Single apamin-blocked Ca-activated K^+ channels of small conductance in cultured rat skeletal muscle[J]. *Nature*, 1986, 323(6090): 718-720.

[91]　Kurahashi M, Nakano Y, Hennig G W, et al. Platelet-derived growth factor receptor α-positive cells in the tunica muscularis of human colon[J]. *J Cell Mol Med*, 2012, 16(7): 1397-1404.

[92]　Pedarzani P, McCutcheon J E, Rogge G, et al. Specific enhancement of SK channel activity selectively potentiates the afterhyperpolarizing current I(AHP) and modulates the firing properties of hippocampal pyramidal neurons[J]. *J Biol Chem*, 2005, 280(50): 41404-41411.

[93]　Potier M, Joulin V, Roger S, et al. Identification of SK3 channel as a new mediator of breast cancer cell migration[J]. *Mol Cancer Ther*, 2006, 5(11): 2946-2953.

[94]　Burnham M P, Johnson I T, Weston A H. Impaired small-conductance Ca^{2+}-activated K^+ channel-dependent EDHF responses in Type Ⅱ diabetic ZDF rats[J]. *Br J Pharmacol*, 2006, 148(4): 434-441.

[95]　Piotrowska A P, Solari V, Puri P. Distribution of Ca^{2+}-activated K channels, SK2 and SK3, in the normal and Hirschsprung's disease bowel[J]. *J Pediatr Surg*, 2003, 38(6): 978-983.

[96]　Lu H, Zhang C, Song N, et al. Colonic PDGFRα Overexpression Accompanied Forkhead Transcription Factor FOXO3 Up-Regulation in STZ-Induced Diabetic Mice[J]. *Cell Physiol Biochem*, 2017, 43(1): 158-171.

[97]　Lee S, Dong H H. FoxO integration of insulin signaling with glucose and lipid metabolism[J]. *J Endocrinol*, 2017, 233(2): R67-R79.

[98]　Guéguinou M, Chantôme A, Fromont G, et al. KCa and Ca(2+) channels: the complex thought[J]. *Biochim Biophys Acta*, 2014, 1843(10): 2322-2333.

[99]　Yellen G. The voltage-gated potassium channels and their relatives[J]. *Nature*, 2002, 419(6902): 35-42.

[100]　Gallego D, Vanden Berghe P, Farré R, et al. P2Y1 receptors mediate inhibitory neuromuscular transmission and enteric neuronal activation in small intestine[J]. *Neurogastroenterol Motil*, 2008, 20(2): 159-168.

第四章

基于 ENS/SIP 合胞体轴结肠炎传输紊乱的机制研究

第一节

概述

一、炎症性肠病

炎症性肠病（inflammatory bowel disease，IBD）包括溃疡性结肠炎（ulcerative colitis，UC）和克罗恩病（Crohn's disease，CD），是一种慢性炎症性疾病，难以治愈。任何年龄段均可发病，以青春期和成年早期发病多见；病因不明确，目前认为长期的压力、抑郁和自身免疫功能失调等均可致病[1]。患者通常表现为腹痛、腹泻和直肠出血，也可能有各种其他症状，如体重减轻、发热、恶心、呕吐，甚至发生肠梗阻等[2]。IBD 结肠动力障碍的发病机制尚不完全清楚，因而，对炎症性肠病的治疗目前只限于对症处理，如控制炎症和个性化治疗，不能达到彻底治愈的目的。

IBD 于 19 世纪发现于西方国家。近年来，随着全球的工业化发展，人们的生活环境和饮食习惯发生了明显改变，导致 IBD 在亚洲和中东国家的患病率也在急剧上升。近年来中国炎症性肠病的病例数量也迅速增加。从 19 世纪出现时的数百例溃疡性结肠炎，到现在已经变成了全球性疾病，并且 IBD 的发病率目前仍在剧增（图 4-1），严重影响人们的生活和工作，并带来了一系列的科学难题和经济负担[3]。因此，研究 IBD 所致结肠传输动力障碍的发病机制是有待于解决的重要科学难题。

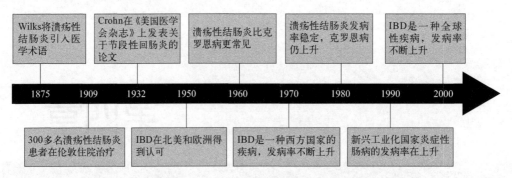

图 4-1　全球范围内流行克罗恩病和溃疡性结肠炎疾病的历史时间线

二、炎症性肠病的研究概况

IBD 是以肠道的炎性反应为主的疾病，其发病与多种因素有关，目前认为最主要的因素是免疫功能障碍，其中肠黏膜屏障功能对机体免疫系统稳定起着重要作用，肠黏膜屏障受损，会导致自身免疫耐受性破坏和免疫功能失衡，加剧 IBD 的进展[4]。此外，肠道黏膜屏障为肠道菌群的生存提供环境，肠道菌群可以促进肠黏膜屏障的发育和成熟。菌群代谢物会影响免疫细胞的产生，并调控炎症因子表达，最终导致 IBD。研究发现，氧化应激会诱导炎性细胞激活，启动免疫反应[5]。

1. 遗传和环境因素

迄今为止，在 IBD 的遗传框架研究方面已鉴定出 163 个易感位点，大多数位点都有患 IBD 的风险。Cleynen 等[6]应用蒙特利尔分类系统，对 34819 例患者进行免疫芯片分型测试基因型表型关联，结果显示代表 IBD 所有已知危险等位基因的遗传风险评分与疾病亚表型有很强的相关性。在工业化国家，通过观察发现环境空气污染与 IBD 的发病率存在正相关关系。居民长期生活在高浓度二氧化氮和二氧化硫的环境中可增加患早发型 IBD 的风险。另外，西方流行病学研究表示，吸烟能够导致患 CD 的风险增加。

2. 免疫功能障碍

在肠道免疫系统中，免疫细胞因子、免疫细胞、免疫炎症相关分子信号通路的异常都会导致 IBD 的发病，因此免疫功能紊乱是 IBD 发病的关键环节。免疫细胞因子是由免疫细胞分泌的一种小分子蛋白，是调节免疫应答的重要介质。多种免疫细胞因子在 IBD 的病理生理过程中起着关键作用，参与损伤组织的修复、调节炎症反应。白细胞介素（IL）是最早发现的细胞因子，肿瘤坏死因子（TNF）对免疫炎症的调节也起着重要作用[7]，两者均是体内主要的免疫炎症预测因子。若肠道免疫细胞炎症因子发生异常，会使免疫功能出现紊乱，导致肠黏膜损伤。

在固有免疫中，中性粒细胞、固有淋巴细胞等都涉及 IBD 的发病。中性粒细胞可分泌 IL-8 等炎症因子，导致 IBD 的出现。在肠道的获得性免疫中，CD4+ T 淋巴细胞分化的辅助性 T 细胞 17（Th17）、调节性 T 细胞（Treg）在 IBD 的发生发展中发挥着重要作用[8]，MAPK、JAK/STAT、NF-κB 等多个信号转导通路与免疫炎症密切相关[9]。

3. 肠道黏膜屏障损伤

肠道黏膜屏障是防止有害物质渗入的第一道防线，起着生物、化学、免疫和机械屏障的作用。肠黏膜机械屏障主要由肠上皮细胞和细胞之间的紧密连接（tight junction，TJ）组成。TJ 可以维持肠黏膜屏障稳定，防止细菌和毒素入侵，同时促进营养物质的运输。ZO-1、Claudin-1 和 Occludin 蛋白是 TJ 的重要蛋白组成成分，当这些关键蛋白减少时，TJ 的结构会受到破坏，肠道通透性增加，肠黏膜屏障损伤，引发炎性因子释放，导致炎症的出现[10]。

4. 肠道菌群失调

肠道菌群在维持肠道正常功能中扮演着重要角色，一方面有助于降解复杂的碳水化合物以便增强吸收，另一方面会引起炎症反应。近年来研究发现，IBD 的发病与肠道菌群失衡有关，特别是抗炎和促炎菌群的失衡与菌群多样性的丧失[11]。

5. 自噬功能异常

自噬是一种细胞分解代谢的过程，其通过溶酶体降解细胞器和大分子，以保持细胞稳态。研究表明，自噬在正常情况下可以保护肠黏膜屏障，而当自噬功能发生异常时则会导致肠屏障受到破坏[12]。

6. 氧化应激

氧的正常代谢是哺乳动物细胞存活所必需的，这会产生活性氧（ROS），但 ROS 生成增加或还原反应减少会导致氧化剂负荷过多，这种情况被称为氧化应激。生理条件下，细胞有抗氧化能力，可以耐受一定程度的 ROS，对肠道稳态至关重要。过度的氧化应激会导致胃肠道黏膜层的损伤，如脂质过氧化的最终产物丙二醛（MDA）可引起蛋白质损伤，损伤肠黏膜，进一步刺激免疫反应并引发 IBD[13]。氧化应激会减少细胞的抗氧化能力，因此治疗IBD 时提高抗氧化能力至关重要。

7. 细胞凋亡

细胞凋亡是因特定原因激活细胞程序性、主动性死亡，有助于维持内环境的稳定。凋亡相关蛋白中有抑制蛋白如 Bcl-2、促凋亡相关蛋白 Bax[14]。细胞凋亡主要通过内部凋亡、外部凋亡以及内质网应激三个途径进行，当细胞凋亡发生异常时，会引起内环境失衡，出现炎症反应。

8. 铁死亡

铁死亡是 2012 年由 Dixon 等[15]提出的一种铁依赖性脂质氧化介导的程序性细胞死亡新形式，其典型特征是脂质过氧化产物的积累和膜多不饱和脂肪酸（poly unsaturated fatty-acid，PUFA）的消耗。肠内过量的铁积累通过芬顿（Fenton）反应产生 ROS，引起氧化应激，而脂质过氧化的程序性出现使得肠上皮细胞（intestinal epithelial cell，IEC）发生铁死亡，破坏肠黏膜机械屏障，导致 IBD 的发生。

9. ENS/SIP 合胞体轴

近年来的研究表明，仅从黏膜免疫系统层面无法完全解释 IBD 发病过程，因此也开始重视对 IBD 病理生理学中新成员的研究，如肠神经系统、间质细胞等。许多研究都表明了肠神经系统（enteric nervous system，ENS）在调节肠上皮屏障功能和肠免疫稳态上起着重要作用[16]。ENS 的改变直接与 IBD 的发展和症状相关[17]。

第二节

炎症性肠病动力传输障碍和 ENS/SIP 合胞体轴

一、炎症性肠病的结肠动力障碍

1. 炎症性肠病的结肠传输紊乱

炎症性肠病（IBD）表现为严重的结肠结构和功能障碍，在所有功能改变中，结肠动力障碍是一个重要的临床症状[18]。IBD 患者结直肠传输时间比健康人明显延长，并且结肠的运动频率与传输时间明显负相关。IBD 患者结肠运动频率高，可能是由于炎症因子刺激结肠处于高敏状态引发结肠收缩所致，但却不能产生有效的传输动力。结肠移行性运动复合体（CMMC）为结肠转运的主要形式，受肠神经和 SIP 合胞体的双重调节。Chen L 等[19]研究表明，相比于正常小鼠的规律性传输，肠炎小鼠结肠 CMMC 的收缩频率和振幅出现明显紊乱（图 4-2），并且在小球模拟粪便实验中，结肠炎的传输速度明显缓慢。这些结果说明肠炎的紊乱性收缩大部分为无效收缩。

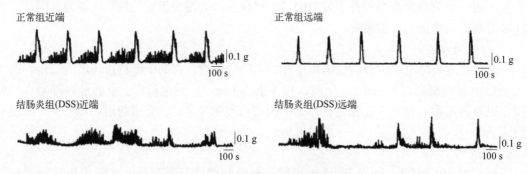

图 4-2　正常和结肠炎小鼠传输规律的比较

关于 IBD 的紊乱性、无效收缩的发病机制目前没有统一的观点，之前主要聚焦于研究黏膜层的一些炎性介质，如 TNF、IL、5-HT、前列腺素等对疼痛和内脏感觉的影响，对于结肠动力障碍性的研究比较少。

2. 结肠动力的产生

结肠动力主要来源是平滑肌组织，平滑肌细胞和两种特殊的间质细胞 ICC 和 PDGFRα$^+$细胞形成 SIP 合胞体，受肠神经的调节。ENS/SIP 合胞体轴对结肠传输有调节作用。ENS/SIP 合胞体轴中任何细胞或通道以及与其相关的神经递质发生改变时，都可能会影响平滑肌细胞的兴奋性，最终导致结肠传输紊乱。炎症性肠病的结肠传输紊乱和 ENS/SIP 合胞体轴有密切的关系。

二、炎症性肠病和肠神经

ENS 包含肌间神经丛和黏膜下神经丛，两种神经丛都包含不同功能的神经元和肠神经胶质细胞（enteric glial cell，EGC）。人体中肠神经元与 EGC 的比率是 1 : 7，且肠神经元被 EGC 包绕。在实验性肠炎和 IBD 动物模型中，神经元和肠胶质细胞（EGC）有结构和功能的变化[20]。

1. IBD 的肠神经元变化

有些专家认为肠神经退行性变或神经元功能损害是结肠传输动力障碍的基础，如 P2X7 受体所介导的嘌呤能信号的改变以及肠道中神经肽受体（neuro-peptide S receptor，NPSR1）介导的氮能信号的改变都可能引起肠动力障碍的发生。Gulbransen 等[21] 使用实验性结肠炎模型证实，炎症导致肠神经元死亡是通过肠神经元上的 P2X7 受体、Pannexin-l 通道、Asc 适配体蛋白和 caspase 通路诱导神经元细胞凋亡的，且氮能神经元首先凋亡；Sanovic 等[22] 在用三硝基苯磺酸（trinitrobenzene sulfonic acid，TNBS）诱导的结肠炎模型中，造模 24 小时后，炎症区域肠神经元大量丢失，在 4 ～ 6 天时仅有 49% 的肠神经元存活。赵廷坤等[23] 发现，三硝基苯磺酸诱导 IBD 模型大鼠结肠黏膜下神经元减少，可能与 tau 蛋白高度磷酸化及环氧合酶 2（COX-2）表达有关。Bassotti 等[17] 在 19 例难治性 IBD 的手术标本（CD 患者的回肠和 UC 患者的结肠）中，证实在 CD 患者病变回肠的黏膜下和肌间神经丛中，肠神经元凋亡增加了，而在 UC 中肠神经元凋亡相对较轻，并认为 IBD 中肠神经元的损伤可能是由于凋亡，而不是坏死。几乎所有关于 IBD 中肠神经元损伤的研究都证实，在 IBD 中肠神经元受到损伤，且在 CD 中神经元的损伤较 UC 的严重。

2. IBD 的 EGC 变化

作为 ENS 重要组成成分的 ECG，参与 IBD 的发生发展过程，在 IBD 中的作用也日益受到关注。目前对 EGC 的作用的研究认为，EGC 已不仅仅是对肠神经元起支持作用的细胞，而是认为 EGC 是参与调节肠道炎症的关键细胞。Cirillo 等[24] 通过研究也证实，EGC 对肠道炎症有重要的调节作用。在两个独立的转基因小鼠模型中，EGC 的损失伴随着不可逆的神经元变性和炎症的肠道损伤，而且 EGC 的功能失调极大地影响了肠神经元的神经化学编码和功能[25]。

Bassotti 等[17] 在 IBD 活体病理标本中发现，在 CD 患者回肠和 UC 患者结肠的黏膜下和肌间神经丛中 EGC 的凋亡都明显增加了，但 EGC 的凋亡细胞数与 IBD 中 EGC 的减少数不平行。Steinkamp 等[26] 研究发现，炎症因子 TNF-α 和 / 或 IFNY 能诱导培养的 EGC 凋亡。在一些文献中也报道了在 IBD 中 EGC 的数目增加，对 IBD 中 EGC 数目的变化还存在不同的研究结果。

总之，在 IBD 中肠神经元损伤，影响了肠神经对结肠的调控作用。

三、炎症性肠病和 ICC

ICC 以网状结构广泛分布于食道、胃肠到肛门括约肌。ICC 产生的起搏电流能驱动平滑肌细胞产生自发性的电活动和机械活动，并通过传导神经元和平滑肌之间的兴奋性，使结肠平滑肌产生由近及远的压力波，最终将粪便推向直肠。肠神经系统（ENS）由肌间神经丛和黏膜下神经丛组成，也分布于从食道到肛门内括约肌胃肠肌束中。当 ENS/SIP 合胞体中的

ICC-SMC 的协调作用发生紊乱时，可能就会引起结肠传输动力障碍性疾病，如炎症性肠病（IBD）、肠易激综合征、巨结肠等。

1. IBD 的 ICC 减少

ICC 作为结肠动力来源最重要的起博细胞，已经在多种胃肠传输障碍疾病中得到证实，如 Bernardini 等[27]通过免疫组化分析技术，发现肠炎患者中，肠系膜上的神经胶质细胞和 ICC 的表达量发生改变，说明肠炎所引起的结肠运动异常与 ICC 和 ENS 的功能改变密切相关。Chen L 等[19]发现结肠炎小鼠平滑肌组织中的 c-Kit 和 ANO1 的 mRNA 和蛋白表达明显减少，说明 ICC 明显较少。还有一些临床研究发现，在消化道炎症患者中，胃和结直肠组织都有 ICC 网络损伤的出现，认为可能是由组织中干细胞因子（SCF）的分泌功能下调，引起 ICC 的异常发育和功能改变所致[28]。这些证据都充分地说明了肠炎所导致的结肠传输障碍与 ICC 和肠神经系统的改变密切相关。

2. ICC 的减少和肠道炎症反应

当 ICC 发生缺陷或损伤时，同样会引起肠道的炎症反应，表现为平滑肌收缩紊乱和 ENS 中调控 ACh 与 NO 的酶受到抑制[29]。Chen L 等[19]使用 DSS 诱导的结肠炎小鼠模型来研究 NO-ICC-ANO1- 平滑肌轴在结肠运动障碍和功能紊乱中的作用，发现肠炎小鼠的结肠长度明显缩短，肠炎表现为明显的黏膜损伤和大量炎症细胞的浸润（见图 4-3）。肠炎中 ICC 的缺陷或损伤和黏膜炎症同时发生，相互促进。

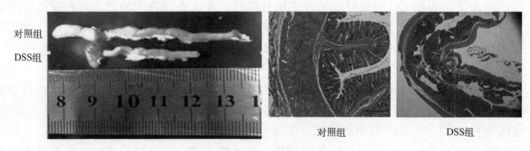

图 4-3　结肠炎小鼠的炎症表现

3. IBD 中 ICC 减少的机制

关于结肠炎传输紊乱机制，有专家还发现由神经元和 SMC 分泌的干细胞生长因子（SCF）对 ICC 起搏功能的维持起重要作用，ICC 细胞上有重要的标记蛋白 c-Kit，当 SCF 和 c-Kit 的结构和功能发生改变时，同样会引起肠炎中 ICC 发生功能紊乱和肠蠕动障碍（见图 4-4），电镜下，肠道动力紊乱时 ICC 网络出现明显损伤或缺失[29]。

4. 肠炎中 ENS-ICC-ANO1 信号传递异常

ICC 介导兴奋性神经递质 ACh 和抑制性神经递质 NO 对平滑肌细胞的兴奋和抑制作用，ICC 功能损伤可能导致神经元信号传递异常。抑制性神经递质 NO 和嘌呤能神经递质是介导神经肌肉活动的主要介质，抑制性神经递质 NO 所介导的信号通路在结肠运动中起着重要作用。Chen L 等[19]发现，用 NOS 的非特异性抑制剂 L-NAME 阻断一氧化氮能神经以后，虽然肠炎近远端的 CMMC 和平滑肌收缩反应均增强，但不及正常结肠近远端的增强作用更加明显（图 4-5），说明肠炎中 NO-ICC 的调控功能是下调的。

NO 的抑制作用又是通过 ICC 上的 ANO1 发挥作用的。ANO1 在整个胃肠道中由 ICC 高度和独家表达，ENS 释放的 NO 激活 ICC 细胞上的 ANO1 引起大量 Cl⁻ 向细胞外流出减少，

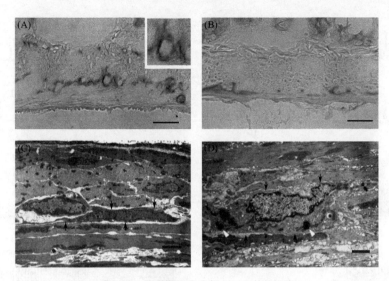

图 4-4　肠道蠕动障碍中 ICC 网络的损伤

电镜下免疫组织化学显示，在肠道动力障碍中，ICC 明显损伤或缺失。（A）和（B）Kit 的免疫组化。脂多糖（LPS）处理后，肌间层 Kit- 免疫反应细胞数量明显减少。在（A）中插入的图表示典型的 Kit 阳性 ICC。（C）和（D）电镜显示脂多糖诱导肠道间质细胞和肌间神经丛周围平滑肌细胞形成空泡、脂滴（白色箭头）和质膜皱褶

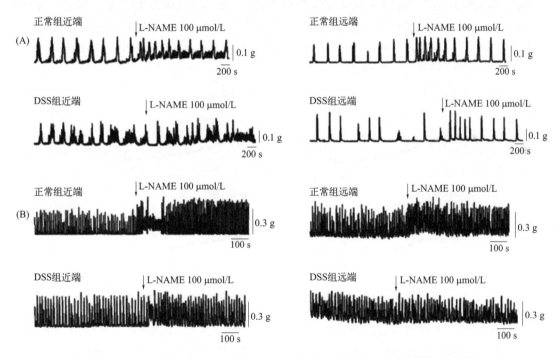

图 4-5　L-NAME 对正常和肠炎小鼠 CMMC（A）和结肠平滑肌紧张性收缩（B）的影响

细胞发生超极化，因此，ANO1 是 NO 作用于 ICC 抑制胃肠道运动的关键因素。Chen L 等[19]发现，用 NPPB 阻断 ANO1 以后，肠炎近远端的结肠传输和平滑肌收缩被抑制，但不及正常结肠的抑制作用明显，这说明肠炎中 NO-ICC-ANO1 信号通路的功能下调（图 4-6）。

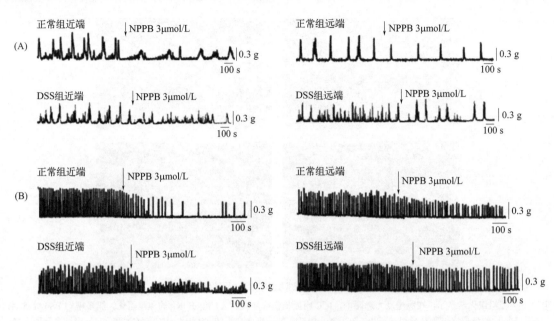

图 4-6　NPPB 对正常和肠炎小鼠 CMMC（A）和结肠平滑肌紧张性收缩（B）的影响

ICC 中 ANO1 对平滑肌收缩的兴奋和抑制作用与平滑肌的去极化和超极化有关。静息电位的水平反映了平滑肌细胞的兴奋性。研究发现，在正常小鼠中，ANO1 的拮抗剂 NPPB 在正常结肠 SMC 中引发了明显的超极化，而在 DSS 结肠炎小鼠中，NPPB 在结肠炎 SMC 中引起较小的超极化幅度，这表明 ANO1 的功能下调。（图 4-7）

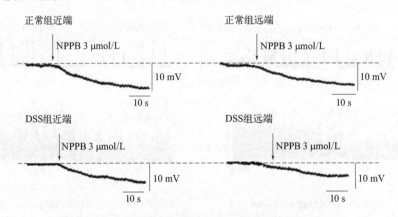

图 4-7　NPPB 对正常和肠炎小鼠结肠平滑肌膜电位的反应

ICC 是胃肠道平滑肌中氮能神经递质的关键靶标，它们介导结肠肌中 NO 诱导的 sIJP。sIJP 是 ICC 和 SMC 电偶合的小振幅、短暂的超极化，这是抑制性神经递质 NO 强直释放的结果。研究发现，肠炎近远端 sIJP 的超级化反应均不及正常对照明显，说明肠炎中神经递质 NO 介导 ICC 和平滑肌细胞产生超级化反应信号通路的功能较弱（图 4-8）。

平滑肌的突触后电位主要分为 3 个时相：第 1 相快速去极化；第 2 相抑制性接点电位（inhibitory junction potential，IJP），由快速抑制性接点电位（fast inhibitory junction potential，fIJP）和缓慢抑制性接点电位（slow inhibitory junction potential，sIJP）组成；第 3 相刺激后反应（post stimulus response，PSR）。第 2 相中 fIJP 和 sIJP 与结肠传输中的功能密切相关。

用阿托品阻断 EJP，同时用 MRS2500 阻断嘌呤能 P2Y1 受体所引起的 fIJP 的情况下，观察 sIJP（图 4-9），在正常对照组和 DSS 肠炎组结肠平滑肌中，肠炎小鼠近、远端段 sIJP 的振幅仍小于正常对照组小鼠结肠。这些结果进一步地说明，在 DSS 肠炎组结肠平滑肌上抑制性递质 NO 对 ICC 和 ANO1 的抑制作用是明显下调的，不受 EJP 和 fIJP 的影响。

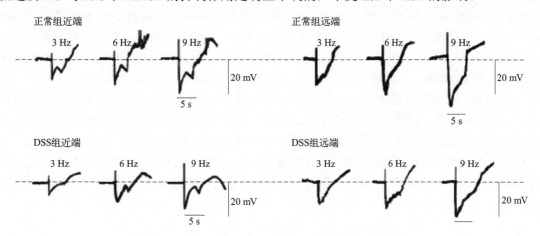

图 4-8　在正常和肠炎小鼠结肠平滑肌上电刺激诱导的 sIJP

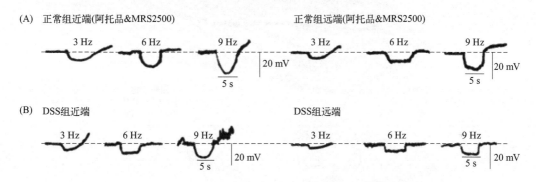

图 4-9　阻断 fIJP 和 EJP 后，sIJP 对正常和肠炎小鼠结肠平滑肌膜电位的反应

总之，肠炎和 ENS-NO-ICC-ANO1 信号通路有关。肠炎结肠中 ICC 和 ANO1 的表达水平均下调，功能也下调，影响 ENS-NO-ICC-ANO1-SMC 信号通路功能。引起平滑肌的收缩功能发生改变和结肠传输紊乱。

四、炎症性肠病和 PDGFRα⁺ 细胞

1. IBD 中 PDGFRα⁺ 细胞和炎症细胞的相关性

最近有专家发现炎症性细胞因子可通过激活 PDGFRβ，促进肠道平滑肌细胞的生长[30]。在 DSS 诱导的肠炎小鼠中，Islam 等发现 PDGFRα/β 不仅促使肠道炎症恢复期平滑肌层纤维化修复，在炎症活跃期还能诱导大量炎症细胞和单核细胞浸润[31]。肠神经和 SIP 合胞体（包括 PDGFRα⁺ 细胞、ICC 和 SMC）中各细胞功能的协调配合是确保结肠产生规律性传输的关键。ENS/SIP 合胞体中任何细胞或通道发生改变，都会影响平滑肌的收缩功能，最终导致肠道运动障碍。

2. PDGFRα⁺ 细胞 -SK3 信号通路在结肠传输中的主导地位

间质细胞和平滑肌细胞之间产生的肌源性收缩促使平滑肌收缩和舒张，是将粪便从近端向远端结肠推进的主要动力来源。肠神经通过释放兴奋性或抑制性神经递质，作用于 SIP 合胞体而调节胃肠道的运动。其中，嘌呤能和氮能神经递质是自发性神经肌肉活动的关键调节因子，ENS-NO-ICC 和 PDGFRα⁺ 细胞 -SK3 信号通路在调节结肠运动中起重要作用。Mañé 等[32] 报道，一氧化氮（NO）负责持续的平滑肌松弛，而嘌呤能神经元负责瞬时松弛，这可能在结肠推进中占主导地位。肠抑制性运动神经元释放的嘌呤能神经递质作用于 PDGFRα⁺ 细胞上的 P2Y1 受体，再激活该细胞上的 SK3 通道，从而抑制平滑肌的兴奋性。

PDGFRα⁺ 细胞在肠道中的分布和形态与 ICC 非常相似，主要沿着肌间神经丛的曲张体行走。近年来发现，SK3 通道在 PDGFRα⁺ 细胞上高表达，当 SK3 通道被嘌呤能神经递质激活后，会引起细胞内的 K⁺ 大量外流，再通过缝隙连接抑制平滑肌细胞上的 L 型钙通道，减少 Ca²⁺ 大量内流，最终导致平滑肌的舒张反应（图 4-10）。PDGFRα⁺ 细胞和 SK3 通道，作为平滑肌 SIP 合胞体中重要的组成部分，在结肠传输的抑制性调节中起着非常关键的作用，近年来受到专家的关注。

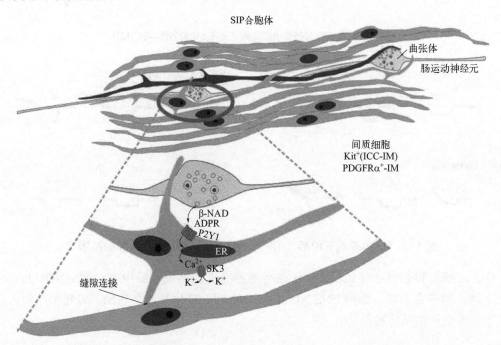

图 4-10　抑制性递质嘌呤能对 SIP 合胞体中 PDGFRα⁺ 细胞调节机制示意图

3. PDGFRα⁺ 细胞 -SK3 信号通路在炎症性肠病中的作用

（1）在炎症性肠病中 PDGFRα⁺ 细胞 -SK3 信号通路表达水平下调：PDGFRα⁺ 细胞对结肠动力紊乱影响的报道较少。Song N N 和 Lu H 等[33,34] 都发现，在链脲佐菌素（STZ）诱导的 1 型糖尿病小鼠慢传输型便秘的模型中，结肠平滑肌层 PDGFRα⁺ 的蛋白表达和细胞数量明显增多，同时该细胞上所特有的 SK3 通道与 P2Y1 受体的蛋白和功能表达均上调，细胞内电记录还发现嘌呤能神经递质所介导的这条信号通路在糖尿病慢传输型便秘中的功能明显上调[33,34]。陆辰[35] 最近研究发现，肠炎小鼠中 PDGFRα⁺ 和 SK3 通道的表达水平均下调。

（2）在炎症性肠病中 SK3 通道功能下调引起的收缩波变化：PDGFRα⁺ 细胞上表达的

SK3 通道在胃肠平滑肌舒张反应中起关键性的作用。陆辰[35]发现，正常近远端结肠的传输稳定且规律，而结肠炎小鼠结肠近端和远端的收缩频率和振幅发生明显紊乱，可能不仅 NO 介导的信号通路功能下调所引起，同时也与 PDGFRα+/SK3 通道功能的下调密切相关。

研究发现，肠炎中 SK3 通道所介导的平滑肌舒张功能是减弱的。在结肠的近远端加入了 SK3 通道的阻断剂蜂毒明肽（apamin），结果发现正常对照组表现出明显的药物增强作用，而 DSS 组小鼠 apamin 的近远端的药效增强作用相对较弱（图 4-11）。SK3 通道的激动剂 CyPPA 的效果与 apamin 的作用正好相反。CyPPA 对正常对照组小鼠结肠 CMMC 的抑制作用比肠炎组更加突出，说明肠炎小鼠结肠平滑肌中 SK3 通道对平滑肌的抑制功能相比于对照组明显降低。

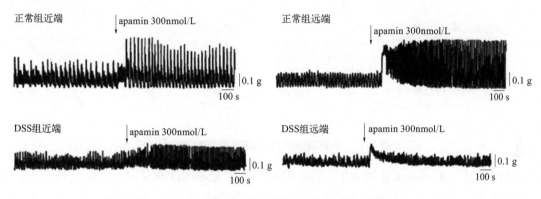

图 4-11　apamin 对正常和肠炎小鼠结肠平滑肌收缩的影响

（3）炎症性肠病中 PDGFRα+/SK3 通道介导的接点电位和膜电位的变化：电场刺激（EFS）会引起平滑肌发生突触后电位，该电位主要分为 3 个时相：第 1 相快速去极化的兴奋性接点电位（excitatory junction potential，EJP）；第 2 相抑制性接点电位（inhibitory junction potential，IJP）；第 3 相刺激后反应（post stimulus response，PSR）。第 2 相中 fIJP 和 sIJP 和结肠传输中的功能密切相关。

抑制性神经递质 NO 与 ICC 和平滑肌细胞的膜电位密切相关，影响 ICC 的自发性收缩和 sIJP 的发生；而抑制性递质嘌呤可通过激活 PDGFRα+ 细胞上的 P2Y1 受体而调节 SK3 通道和平滑肌细胞的膜电位，并引发 fIJP 的产生。其胞内机制是：嘌呤能神经递质与 PDGFRα+ 细胞上的 P2Y1 受体结合，通过 G 蛋白（G_q/G_{11}）激活磷脂酶 C-β（PLCβ），产生三磷酸肌醇（IP_3）并促使内质网（ER）上钙库的释放，而细胞内钙离子浓度的升高激活 PDGFRα+ 细胞上表达丰富的 SK3 通道，K+ 大量外流，引起 PDGFRα+ 细胞发生超极化，再通过缝隙连接向电偶联的 SMC 扩散，从而产生快速抑制性动作电位[36]。Gallegoet 等[37]发现 apamin 可以抑制 SK3 通道和抑制性递质嘌呤能所介导的抑制性接点电位。而作为引发接点电位的 PDGFRα+ 细胞表达的 P2Y1 受体可将抑制性运动神经元的抑制性信号转变成生物信号向下游传导，最终作用于平滑肌细胞，引起肠道平滑肌的舒张反应。

PDGFRα+ 细胞 -SK3 通道对平滑肌收缩的抑制作用是促使平滑肌细胞发生超极化所引起。陆辰[35]发现，肠炎近远端静息电位的值低于正常对照组，这结果表明，在肠炎小鼠中 SK3 通道的功能下调，导致肠炎平滑肌细胞的兴奋性增高。而且，apamin 诱导的肠炎结肠的去极化反应不及正常结肠敏感，进一步说明，正是肠炎小鼠中 SK3 通道的功能下调，打破了 SIP 合胞体构建的兴奋作用与抑制作用之间的平衡，最终导致肠炎传输紊乱。

除此之外，研究还发现[35]，嘌呤能递质和 PDGFRα⁺ 细胞所介导的 fIJP 在肠炎中也发生了改变。在正常小鼠和 DSS 肠炎组小鼠的平滑肌上进行电场刺激并记录 fIJP 的电压值。结果表明，肠炎结肠近远端 fIJP 的值均小于正常近远端，说明肠炎小鼠中 SK3 的功能下调（图4-12）。

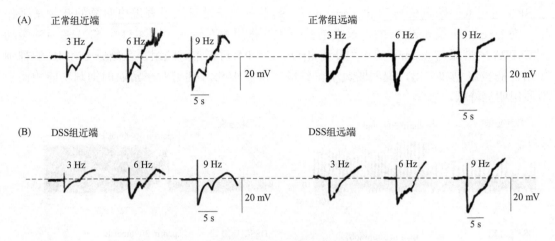

图 4-12　正常和肠炎小鼠结肠的电刺激诱导的 sIJP

用阿托品（atropine）阻断 EJP，同时用 L-NAME 阻断 NO 所引起的 sIJP 的情况下，观察 fIJP 发现，肠炎小鼠 fIJP 的振幅仍然较正常远端振幅值小。这些结果进一步说明，在 DSS 肠炎组的嘌呤能递质 -PDGFRα⁺ 细胞 /SK3 通道 -SMC 调节轴的抑制作用是明显下调的（图 4-13）。结肠炎小鼠结肠平滑肌上 PDGFRα⁺/SK3 功能下调使平滑肌细胞超极化反应减弱，引起平滑肌细胞的兴奋性和收缩功能发生明显紊乱。

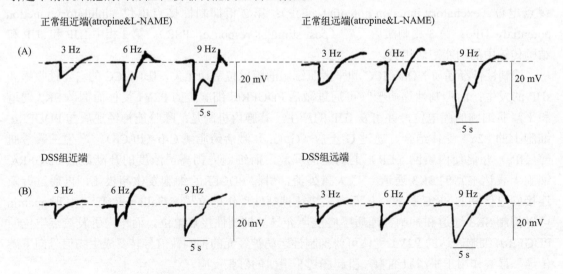

图 4-13　阻断 sIJP 和 EJP 后，正常和肠炎小鼠结肠的电刺激诱导的 sIJP

由上可知，肠炎和 ENS-PDGFRα⁺ 细胞 -SK3 通道信号通路有关。肠炎结肠中 PDGFRα⁺ 和 SK3 通道的表达水平均下调，功能也下调，对平滑肌的抑制作用减弱，导致结肠传输障碍的发生。

本章总结

IBD 的结肠传输功能紊乱和 ENS/SIP 合胞体轴的两条通路都有关系，肠神经损害，ICC 减少，NO-ICC-ANO1 的功能下调；PDGFRα⁺ 和 SK3 通道的表达水平均下调，嘌呤能递质 -PDGFRα⁺-SK3 通道信号通路的活动明显减弱，两条通路的功能减弱导致结肠传输障碍。

参考文献

[1] Gearry R B. IBD and environment: Are there differences between east and west[J]. *Dig Dis*, 2016, 34(1-2):84-89.

[2] Moran C J. Very early onset inflammatory bowel disease[J]. *Semin Pediatr Surg*, 2017, 26(6): 356-359.

[3] Bilal M, Singh S, Lee H, et al. Bridges to excellence quality indicators in inflammatory bowel disease (IBD): differences between IBD and non-IBD gastroenterologists[J]. *Ann Gastroenterol*, 2017,30(2): 192-196.

[4] Paray B A, Albeshr M F, Jan A T, et al. Leaky gut and autoimmunity: an intricate balance in individuals health and the diseased state[J]. *Int J Mol Sci*, 2020, 21(24): 9770.

[5] Nawab A, An L, Wu J, et al. Chicken toll-like receptors and their significance in immune response and disease resistance[J]. *Int Rev Immunol*, 2019, 38(6): 284-306.

[6] Cleynen I, Boucher G, Jostins L, et al. Inherited determinants of Crohn's disease and ulcerative colitis phenotypes: a genetic association study[J]. *Lancet*, 2016, 387 (10014): 156-167.

[7] Ślebioda T J, Kmieć Z. Tumour necrosis factor superfamily members in the pathogenesis of inflammatory bowel disease[J]. *Mediators Inflamm*, 2014, 2014: 325129.

[8] Lamb C A, Mansfield J C, Tew G W, et al . αEβ7 integrin identifies subsets of pro-inflammatory colonic CD⁴⁺ T lymphocytes in ulcerative colitis[J]. *J Crohns Colitis*, 2017, 11(5): 610-620.

[9] Wu J, Gan Y, Li M, et al. Patchouli alcohol attenuates 5-fluorouracil-induced intestinal mucositis via TLR2/MyD88/NF-κB pathway and regulation of microbiota[J]. *Biomed Pharmacother*, 2020, 124: 109883.

[10] An J, Liu Y, Wang Y, et al. The role of intestinal mucosal barrier in autoimmune disease: a potential target[J]. *Front Immunol*, 2022, 13: 871713.

[11] Gilbert J A, Blaser M J, Caporaso J G, et al. Current understanding of the human microbiome[J]. *Nat Med*, 2018, 10; 24(4): 392-400.

[12] 杨文盛，吴委，王静林，等 . 自噬调节策略在炎症性肠病临床前研究中的进展 [J]. 药学学报，2023, 58(01): 1-8.

[13] Ayala A, Muñoz M F, Argüelles S. Lipid peroxidation: production, metabolism, and signaling mechanisms of malondialdehyde and 4-hydroxy-2-nonenal[J]. *Oxid Med Cell Longev*, 2014, 2014: 360438.

[14] 赵谦，杨剑 . 右美托咪定调控细胞凋亡和焦亡在中枢神经保护作用中的机制研究进展 [J]. 中国医药，2022, 17(05): 789-792.

[15] Dixon S J, Lemberg K M, Lamprecht M R, et al. Ferroptosis: an iron-dependent form of nonapoptotic cell death[J]. *Cell*, 2012, 149(5): 1060-1072.

[16] 刘龚翔，甘华田 . 肠神经系统对肠上皮屏障的影响及其在炎症性肠病发生发展中的作用 [J]. 世界华人消化杂志，2017, 25(2): 107-113.

[17] Bassotti G, Villanacci V, Nascimbeni R, et al. Enteric neuroglial apoptosis in inflammatory bowel diseases[J]. *J Crohns Colitis*, 2009, 3(4): 264-270.

[18] Villanacci V, Bassotti G, Nascimbeni R, et al. Enteric nervous system abnormalities in inflammatory bowel diseases[J]. *Neurogastroenterol Motil*, 2008, 20: 1009–1016.

[19] Chen L, Lu H, Huang X, et al. Colonic transit disorder mediated by downregulation of interstitial cells of Cajal/Anoctamin-1 in dextran sodium sulfate-induced colitis mice[J]. *J Neurogastroenterol Motil*, 2019, 25(2): 316-331.

[20] Sharkey K A, Kroese A B. Consequences of intestinal inflammation on the enteric nervous system: neuronal activation induced by inflammatory mediators[J]. *Anat Rec*, 2001, 262(1): 79-90.

[21] Gulbransen B D, Bashashati M, Hirota S A, et al. Activation of neuronal P2X7 receptor-pannexin-1 mediates death of enteric neurons during colitis[J]. *Nat Med*, 2012, 18(4): 600-604.

[22] Sanovic S, Lamb D P, Blennerhassett M G. Damage to the enteric nervous system in experimental colitis[J]. *Am J Pathol*, 1999, 155(4): 1051-1057.

[23] 赵廷坤，王志东，刘风娇，等 . TNBS 诱导炎症性肠病大鼠结肠神经元 tau 蛋白磷酸化以及 COX-2 表达的变化 [J]. 中

国病理生理杂志 , 2015(6): 1125-1129.

[24] Cirillo C, Sarnelli G, Turco F, et al. Proinflammatory stimuli activates human-derived enteroglial cells and induces autocrine nitric oxide production[J]. *Neurogastroenterol Motil*, 2011, 23(9): e372-382.

[25] Hoff S, Zeller F, von Weyhern C W, et al. Quantitative assessment of glial cells in the human and guinea pig enteric nervous system with an anti-Sox8/9/10 antibody[J]. *J Comp Neurol*, 2008, 509(4): 356-371.

[26] Steinkamp M, Gundel H, Schulte N, et al. GDNF protects enteric glia from apoptosis: evidence for an autocrine loop[J]. *BMC Gastroenterol*, 2012, 12:6.

[27] Bernardini N, Segnani C, Ippolito C, et al. Immunohistochemical analysis of myenteric ganglia and interstitial cells of Cajal in ulcerative colitis[J]. *J Cell Mol Med*, 2012, 16(2): 318-327.

[28] Ren K, Yong C, Yuan H, et al. TNF-α inhibits SCF, ghrelin, and substance P expressions through the NF-κB pathway activation in interstitial cells of Cajal[J]. *Braz J Med Biol Res*, 2018, 51(6): e7065.

[29] Winston J H, Chen J, Shi X Z, et al. Inflammation induced by mast cell deficiency rather than the loss of interstitial cells of Cajal causes smooth muscle dys -function in W/W(v) mice[J]. *Front Physiol*, 2014, 5: 22.

[30] Lv W, Booz GW, Wang Y, et al. Inflammation and renal fibrosis: Recent developments on key signaling molecules as potential therapeutic targets[J]. *Eur J Pharmacol*, 2018, 820: 65-76.

[31] Islam M S, Kusakabe M, Horiguchi K, et al. PDGF and TGF-β promote tenascin-C expression in subepithelial myofibroblasts and contribute to intestinal mucosal protection in mice[J]. *Br J Pharmacol*, 2014, 171(2): 375-388.

[32] Mañé N, Gil V, Martínez-Cutillas M, et al. Differential functional role of purinergic and nitrergic inhibitory cotransmitters in human colonic relaxation[J]. *Acta Physiol (Oxf).*, 2014, 212(4): 293-305.

[33] Song N N, Lu H L, Lu C, et al. Diabetes-induced colonic slow transit mediated by the up-regulation of PDGFR α+ cells/SK3 in streptozotocin-induced diabetic mice[J]. *Neurogastroenterol Motil.*, 2018, 30(Pt3): e13326.

[34] Lu H L, Huang X, Wu YS , et al. Gastric nNOS reduction accompanied by natriuretic peptides signaling pathway upregulation in diabetic mice[J]. *World J Gastroenterol*, 2014, 20(16): 4626-4635.

[35] 陆辰 . PDGFRα+ 细胞 /SK3 和 ICC/ANO1 在结肠炎传输紊乱中的作用及其机制 [D]. 上海 : 上海交通大学 , 2022.

[36] Durnin L, Sanders K M, Mutafova-Yambolieva V N . Differential release of β-NAD(+) and ATP upon activation of enteric motor neurons in primate and murine colons[J]. *Neurogastroenterol Motil*, 2013, 25(3): e194-204.

[37] Gallego D, Hernández P, Clavé P, et al. P2Y1 receptors mediate inhibitory purinergic neuromuscular transmission in the human colon[J]. *Am J Physiol Gastrointest Liver Physiol*, 2006, 291(4): G584-594.

第五章

基于 ENS/SIP 合胞体轴先天性巨结肠的机制研究

第一节

概述

一、先天性巨结肠

先天性巨结肠（congenital megacolon）又称赫什朋病（Hirschsprung disease，HD 或 HSCR）或肠道无神经节细胞症（aganglionosis），是引起儿童肠梗阻的最常见的消化系统先天发育异常性疾病，发病率在不同种族间存在明显差异，欧洲、非洲、亚洲裔分别为 1.5/10000、2.1/10000、2.8/10000。术中病理可见病变肠组织中肌间神经丛和黏膜下神经丛中的神经节细胞缺失[1]，导致受累节段肠痉挛性收缩，粪便淤滞，以致其近端肠出现扩张和肠梗阻。临床表现主要为腹胀、顽固性便秘、胎粪排出延迟或不排胎粪，常常伴发肠梗阻、小肠结肠炎等。临床上主要治疗方法是切除病变肠段，但仍有 6% ～ 25% 的患儿术后存在结肠传输功能障碍所致的便秘等问题[2]，需要进行二次手术或长期医疗干预，给患者和家属带来极大的痛苦和负担。可见，HSCR 治疗的关键是解决结肠动力异常导致的传输功能障碍。

二、HSCR 肠神经系统发育相关机制的研究

1. HSCR 的胚胎发育和分型

HSCR 是胚胎期肠神经系统发育过程中肠神经嵴细胞（enteric neural crest cell，ENCC）

向消化道远端迁移和增殖障碍所引起。人的肠道是由内胚层和内脏间充质发育形成的，内胚层形成内层的黏膜，内脏间质分化为肌层。来自神经管迷走神经区的神经嵴细胞（neural crest cell）迁移、增殖并分化为神经元和胶质细胞，形成黏膜下神经丛和肌间神经丛，即肠神经系统（enteric nervous system）。肠神经系统的发育过程受到严格的调控，肠神经系统祖细胞在肠道内的正常迁移、增殖和分化障碍可造成神经节缺乏。在发育过程中，神经嵴细胞必须适应不断变化的肠道环境，肠道环境的变化可能会严重影响到其发育。

国际上根据肠段受累的范围、无神经节细胞的肠段长度，将 HSCR 分为 4 种：短段型（short-segment HSCR，S-HSCR）、长段型（long-segment HSCR，L-HSCR）、全结肠型（total colonie aganglionosis，TCA）及全肠型（totalccolonic and small-colon aganglionosis，TCSA）[3]。

2. 先天性巨结肠的易感基因及基因调控网络

少数 HSCR 患者具有家族性遗传，大多数 HSCR 都以散发形式存在，具有以下显著特征：遗传方式复杂、性别依赖的外显率低及临床表型差异大等[4]。临床上 70% HSCR 患者仅表现出巨结肠扩张这一单一病症，不表现出孟德尔遗传模式，具有较低的性别依赖外显率和可变表达。另外 30% 则以综合征形式存在，具有多器官受累特征，表现为孟德尔遗传模式。这表明先天性巨结肠是一种多基因遗传病，有多个低外显率的基因参与其中，而且先天性巨结肠相关基因发生突变越多，其表型越严重。基因变异导致的功能缺陷和基因 - 环境交互作用分别在疾病发展中扮演不同角色[5]。

目前已知至少有 20 个基因与先天性巨结肠的发病机制有关，包括 RET 基因重排、胶质细胞源性神经营养因子（glial cell line-derived neurotrophic factor，GDNF）、GDNF 家族受体 α1（GFRα1）、NRTN、EDNRB、EDN3、PHOX2B、SOX10 等。这些基因编码的蛋白质包括受体、配体和转录因子。其中，编码酪氨酸激酶受体的 RET 基因是先天性巨结肠主要的致病基因，其表达对肠神经节的发育至关重要。McCallion 等[6] 利用双基因座非互补小鼠模型证实了 RET、Ednmb 在肠组织中特异性时空表达模式及其相互作用，这对上位效应（epistasis）分子的功能异常程度可直接影响突变小鼠 ENS 中的神经节细胞缺失范围、雌雄小鼠发病率差异及表型缺陷严重度。

近年来科学家们通过下一代测序技术，对表型严重的 HSCR 患者所在核心家系及超过 400 例散发 HSCR 患者进行测序、分析，陆续发现了十几个新的 HSCR 候选基因：β- 分泌酶 2 编码基因 BACE2[7]，表皮生长因子受体 2/3 编码基因 ERBB2、ERBB3[8]，参与调控神经元发育的基因 DENND3、NCLN、NUP98、TBATA[9]，负责编码维甲酸代谢酶的基因 CYP26A1[10]，钙激活氯离子通道编码基因 ANO1[11] 等。

这些 HSCR 相关基因相互作用，例如：内皮素受体 B 和信号素蛋白参与肠神经嵴细胞迁移、增殖和分化，影响肠神经系统发育；神经调节蛋白 -1 能够与 RET 基因相互作用，影响神经胶质细胞的发育、迁移，参与髓鞘和轴突的形成等，引起先天性巨结肠的形成。现有研究表明，补充外源性 GDNF，能够增加远端结肠神经元和神经胶质细胞数量，并且结肠运动显著增加，而上皮通透性、肌肉厚度和中性粒细胞密度显著降低[12]。

HSCR 相关基因调控网络复杂。基因调控网络（gene regulatory network，GRN）功能异常是很多人类疾病的重要发生原因。Chatterjee 等[13] 发现了 RET 基因上游非编码区的 2 个新的功能独立的增强子（enhancer），证实不同等位基因可分别影响转录因子 GATA2 和 RARB 的结合，从而调控 RET 基因的表达水平，参与 ENS 发育调控的众多信号通路。研究证实，EDNRB 基因的转录水平同时受到 GATA2、SOX10 和 NKX2.5 这 3 个转录因子的调控，

GATA2 和 SOX10 不但兼具调控 *RET* 及 *EDNRB* 基因表达的功能，其自身的表达水平又同时受到后者的调节且存在剂量依赖性[14]，这些分子间的正、负反馈调节机制最终通过网络级联效应共同参与了 HSCR 的发生。

3. HSCR 的表观遗传机制

除了先天性巨结肠相关基因发生变化，在不改变 DNA 序列的情况下，引起基因表达变化的机制称为表观遗传学，它通过不同的机制调节基因表达，包括胞嘧啶碱基上的 DNA 甲基化和调控非编码 RNA 表达等方式。DNA 甲基化是在 DNA 链上添加甲基。该过程由甲基转移酶（DNA methyltransferase，DNMT）催化进行，并招募甲基结合蛋白，例如 MeCP2。表观遗传通过改变基因组的甲基化程度来调节基因表达、X 染色体失活、基因组转录和基因组稳定性。因此，DNMT 和 MeCP2 对于正常哺乳动物的发育至关重要。

HSCR 表观遗传机制是在 HSCR 易感基因本身并未发生改变的情况下表达发生改变所致巨结肠的发生。现已确定了 *DNMT3B* 基因在先天性巨结肠形成中的作用，*DNMT3B* 基因敲除会造成 DNA 整体甲基化水平降低，并与先天性巨结肠相关基因突变呈协同作用。除了相关基因的表达异常，编码某些 miRNA 基因的甲基化水平改变也在先天性巨结肠发展中起重要作用。另外，体外研究表明，非编码 RNA 包括小 RNA（miRNA）、长链非编码 RNA（lncRNA）和环状 RNA（circRNA），与先天性巨结肠的发生相关，但其具体作用机制仍待进一步阐明。

Tilghman 等[15]通过对 190 例欧美裔 HSCR 患者进行基因型分析和全外显子组测序，精细量化"遗传负荷"（genetic burden）情况，研究发现，非编码区变异在人群中的携带率最高，HSCR 患者和对照人群的携带率分别为 48.4% 和 17.1%，该类变异构成了 HSCR 最为广泛的疾病发生风险（OR 值 4.54）；*RET* 基因和 *SEMA3* 基因簇内的 4 个 SNP 分析结果提示，当某个个体携带的风险等位基因总数超过 5 时患病风险显著增加，不同个体发生 HSCR 的风险差异最高可达 24。

总之，广泛遗传异质性、基因间的复杂相互作用以及高度可变的外显率是 HSCR 遗传机制中显著的普遍特征。

第二节

先天性巨结肠动力传输障碍和 ENS/SIP 合胞体轴

一、先天性巨结肠的结肠动力障碍

直肠或结肠远端无神经节细胞的肠管持续痉挛，粪便淤滞，导致肠管扩张、肥厚。其临床表现主要为腹胀、顽固性便秘、胎粪排出延迟或不排胎粪，常伴发肠梗阻、小肠结肠炎等。HSCR 治疗的关键是解决结肠动力异常导致的传输功能障碍。临床上发现 HSCR 患儿症状轻重与无神经节细胞肠段的长短之间并非完全一致，提示在 HSCR 肠动力障碍的发生机制中还有其他因素起作用[16]。而肠道的传输动力和 ENS/SIP 合胞体轴密切有关。

二、HSCR 的肠神经病理学改变

脊椎动物的肠神经系统（enteric nervous system，ENS）包含外源性与内源性成分。外源性成分包括副交感神经和交感神经。其中，迷走神经的副交感成分主要为胆碱能纤维，兴奋时释放乙酰胆碱，控制上消化道运动和分泌功能，并通过骶神经调节远端结肠和直肠的功能。而交感肾上腺素能纤维在椎前神经节换元后作用于分泌性神经元、突触前胆碱能神经末梢、黏膜下血管和胃肠道括约肌[17]。

肠神经系统内源性成分包括肌间神经丛（auerbach myenteric plexus，AMP）及黏膜下神经丛（meissener submucosal plexus，MSP）。在生理条件下，胃肠运动主要受 ENS 尤其是肌间神经丛 AMP 的调控。ENS 和中枢神经系统（central nervous system，CNS）一样，含有感觉神经元、运动神经元、中间神经（联络神经元）和胶质细胞等，因此有人称其为"肠脑"（enteric brain）[18]。ENS 存在于胃肠道中，是一个复杂的神经网络，其包含多种神经丛，并通过神经递质相互作用。它能调节胃肠运动、外分泌和内分泌、微循环、免疫和炎症反应，并在维持肠道正常功能中发挥着极为重要的作用[19]。

ACh 是决定平滑肌细胞兴奋性的主要驱动力。胃肠道内胆碱能活性增加，胃肠道收缩增强；胆碱能活性降低，ACh 减少，胃肠道大部分区域收缩减少。ACh 是从饮食和神经元再生得到的并由乙酰辅酶 A 启动，经胆碱能神经元合成。运动神经元释放的乙酰胆碱通过突触前毒蕈碱 M2 受体的调节而在局部产生一系列神经动作电位[17]。

NO 是 ENS 主要的抑制性神经递质之一，介导胃肠平滑肌的松弛。NO 可通过神经型一氧化氮合酶（neural nitric oxide synthase，nNOS）、内皮细胞型一氧化氮合酶（endothelial nitric oxide synthase，eNOS）以及诱导型一氧化氮合酶（inducible nitric oxide synthase，iNOS）合成。生理状况下，肠神经元通过 nNOS 催化 L- 精氨酸合成 NO，作为肠神经递质作用于下游细胞发挥生理效应。目前已有研究证实 NO 作为神经递质，其主要的靶分子是可溶性鸟苷酸环化酶（soluble guanlate cyclase，sGC），NO 与 sGC 结合催化 GTP 生成 cGMP。cGMP 作为第二信使，抑制了平滑肌的电机械活动，使平滑肌松弛。Iino 等[20]通过免疫荧光及电镜观察到表达 sGC 的细胞具有 ICC 的超微结构特性，并与 NO 能神经位置接近。这提示 ICC 是 NO 作用的主要靶细胞，参与 NO 能神经元对胃肠道运动的支配。

HSCR 是直肠或结肠某段神经元的发育异常，突出的神经病理改变是肠狭窄段壁内神经丛各种 ENS 神经元均缺失，AMP 和 MSP 的神经突触网络也发生相应的改变[21]。

HSCR 病变肠段中各类外源性神经的支配也发生广泛的紊乱：HSCR 肠壁各层副交感（胆碱能）神经节前纤维异常增多、增粗，固有膜内出现乙酰胆碱酯酶（ACh-E）阳性神经酶活性增强，可能与临床肠狭窄段痉挛梗阻程度相关；HSCR 肠壁内去甲肾上腺素（noradrenaline，NA）能交感神经节后纤维（含儿茶酚胺）也同样增多增粗；HSCR 肠壁内含 NO 神经成分，其在无神经节细胞结肠段的改变与血管活性肠肽（VIP）相似。HSCR 肠壁内含 5- 羟色胺（serotonin 或 5-hydroxytryptamin，5-TH）能神经元成分，在无神经节细胞的肠肌丛及肌层内的神经纤维束明显减少[22]。

大量的基础研究和临床研究普遍认为，HSCR 结肠传输障碍的原因是狭窄段没有神经节细胞（aganglion），导致肠管持续紧张性收缩，从而发生肠梗阻。然而，Oue 等[23]的早期研究表明，HSCR 结肠 ACh 过多，刺激胆碱酯酶（acetylcholinestrase，ACh-E）表达增多，后来也发现黏膜肌层有 ACh-E 阳性的神经纤维，检测 ACh-E 表达也成为诊断 HSCR 指标之一，这意味着没有神经节细胞并不等于狭窄段没有神经支配。

臧婧羽等[24] 收集了 2017 年 4 月至 2018 年 10 月就诊于上海交通大学医学院附属新华医院小儿外科的 HSCR 患儿共 31 例，分别取近段、扩张段以及狭窄段作为研究部位（图 5-1）。由 HSCR 结肠人体标本可见明显狭窄的无神经节肠段以及代偿所致肥厚增生的扩张段。

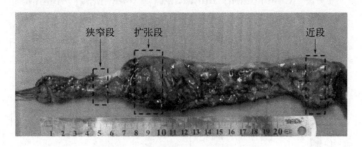

图 5-1　巨结肠根治术中切除的病变

臧婧羽等[24] 研究发现，用河豚毒素（TTX）阻断神经元的兴奋传导后，各肠段慢波依然存在，且近段和扩张段均出现肌张力的增加，提示肠神经在平滑肌自发性收缩的过程中主要起抑制作用。狭窄段对 TTX 的反应明显低于近段和扩张段，提示狭窄段的肠神经可能受损。而且，比较观察了 HSCR 结肠近段（相对正常段）、扩张段和狭窄段离体肌层平滑肌对电场刺激（EFS）的反应。

当结肠平滑肌接受 EFS（50 V，6 Hz、9 Hz、12 Hz，20 s）时，正常平滑肌表现为先有短暂的 L-NAME 敏感的舒张反应，接着出现阿托品敏感的收缩反应。当预先用 TTX 阻断 ENS 时，电场刺激引起的反应完全消失；扩张段平滑肌也有类似的双重反应，但其舒张反应弱于正常平滑肌而兴奋反应强于正常平滑肌；狭窄段只出现兴奋性收缩反应（图 5-2）。这些结果提示，正常结肠平滑肌 ENS 的兴奋性和抑制性神经元完整；扩张段因狭窄段梗阻引起的重建，表现为 ENS 受损，尤其抑制性神经元；狭窄段尽管没有神经节细胞，但 EFS 作用后仍然可以释放 ACh 等兴奋性神经递质，而抑制性神经元几乎缺失，说明狭窄段平滑肌胆碱能神经兴奋性异常增加，而抑制性的一氧化氮神经反应几乎完全消失[24]。

总之，病变段抑制性神经元损伤，而兴奋性神经递质增多，即 ENS 对 ICC 的抑制性作用减弱。

三、HSCR 与 ICC

ICC 不仅是消化道平滑肌自律性运动的起搏细胞，而且介导了神经信号的传递。因此，在消化道动力障碍性疾病发生过程中，ICC 的形态和功能改变起到了关键性作用，其发育异常可能是一些儿童胃肠道疾病如先天性巨结肠的重要因素。最近的研究表明，HSCR 结肠中狭窄段 ICC 和 PDGFRα+ 细胞表达均明显减少[25,26]。臧婧羽等[24] 通过利用 c-Kit 检测 ICC 表达水平，利用 ANO1 抗体检测 ANO1 表达情况发现，c-Kit 与 ANO1 的表达量在狭窄段是明显下降的。而且，在 HSCR 患儿近段（远离狭窄段）、扩张段和狭窄段结肠中，ICC 和 ANO1 蛋白量表达递减，在近段最多、其次扩张段，而狭窄段分布最少。通过荧光定量 PCR 比较了三段结肠平滑肌层 *Kit* 和 *ANO1* mRNA 的表达情况。结果表明，三段结肠平滑肌组织

Kit mRNA 和 *ANO1* mRNA 表达递减。

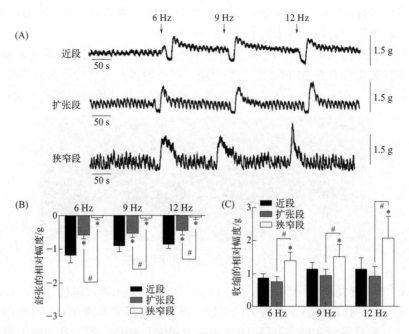

图 5-2　不同频率电场刺激引起 HSCR 结肠平滑肌舒张与收缩

（A）在 6 Hz、9 Hz 和 12 Hz 电场刺激下，HSCR 结肠近段和扩张段出现先明显舒张后明显收缩的反应。
狭窄段出现明显的收缩而舒张反应未引出。（B）不同频率 EFS 引起的平滑肌明显舒张的幅度统计图。
（C）不同频率 EFS 引起的平滑肌明显收缩的幅度统计图

　　HSCR 狭窄段 ICC-ANO1 不仅仅分布减少，其功能也下调。臧婧羽等 [24] 发现，HSCR 患儿离体结肠靠近近段（远离狭窄段）、扩张段、狭窄段平滑肌均有自发性收缩活动，而狭窄段并不是只有紧张性收缩（图 5-3），这说明狭窄段和扩张段结肠 SIP 合胞体的功能并不完全丧失。ANO1 是在 ICC 上特异表达的功能蛋白，是产生起搏电流的关键离子通道。通过肌条实验给予 NPPB 与 L-NAME 后分别阻断 ANO1 的通道作用和抑制 NO 合成，发现狭窄段的收缩几乎没有变化，这反映了狭窄段 ICC-ANO1 分布减少或功能下调，同时间接反映了狭窄段 nNOS 神经受损。

　　总之，在 HSCR 狭窄段，ICC-ANO1 表达明显降低，ICC 特异表达的 ANO1 通道受损，功能也下调。

四、HSCR 与 PDGFRα⁺ 细胞

　　PDGFRα⁺ 细胞在形态学上类似于 ICC，但呈 c-Kit 阴性，故这种细胞被称作"纤维原细胞样细胞"或"ICC 样细胞"。这种细胞表达血小板衍生生长因子受体（platelet-derived growth factor receptor），故称为血小板衍生生长因子受体 α 阳性细胞（PDGFRα⁺ 细胞）。研究报道，PDGFα⁺ 对间充质细胞的分化及胃肠道黏膜的发育至关重要，并且由于 PDGFRα⁺ 细胞分布在 ICC 及 ENS 周围，可能起到维持间质细胞正常生理功能的作用 [27]。

　　PDGFs 包含四种亚型（A、B、C 和 D），受体 PDGFR 包括两种亚型（PDGFRα 和 PDGFRβ）。Bonner 等 [28] 研究表明 PDGF-A 与 PDGFRα 对消化道的发育有影响。从离子通道的角度上，SK3 通道是消化道中嘌呤能神经递质的重要中介，在 PDGFRα⁺ 细胞上表

达最为丰富。Puri 等[29,30] 研究巨结肠标本的有神经节段、无神经节段及正常对照组的肠道 PDGFRα[+] 细胞以及 SK3 通道的表达，发现有神经节区至无神经节区肠壁内 PDGFRα[+] 细胞及 SK3 通道表达依次减少，术后肠道功能恢复不良患儿移行段 SK3 通道表达仍然较正常段少，从而推测 PDGFRα[+] 细胞及 SK3 通道与肠传输功能的关系非常密切。

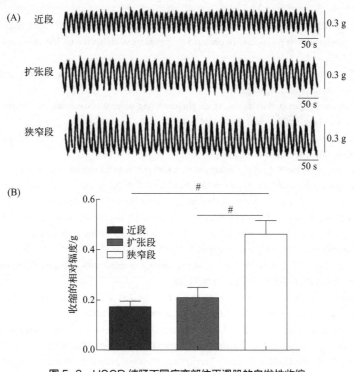

图 5-3　HSCR 结肠不同病变部位平滑肌的自发性收缩
（A）HSCR 结肠近段、扩张段以及狭窄段结肠平滑肌自发性收缩。
（B）巨结肠患儿不同病变段收缩幅度的统计图（$^{\#}P < 0.05$）

臧婧羽等[24] 利用免疫蛋白印迹实验观察 HSCR 结肠 PDGFRα[+] 细胞和 SK3 通道蛋白表达情况，利用免疫荧光定量 PCR 比较了三段结肠平滑肌层 *PDGF-Rα* 和 *SK3* mRNA 的表达情况。结果发现，在狭窄段和扩张段结肠 PDGFRα 和 SK3 通道的表达明显减少。而且，在 HSCR 患儿近段（远离狭窄段）、扩张段和狭窄段结肠中，ICC 和 ANO1 分布表达递减，在近段最多、其次扩张段，而狭窄段分布最少。此外，利用电生理学方法，通过 SK3 通道的激动剂和阻断剂观察各病变段 PDGFRα[+] 细胞 -SK3 通道的电生理学特性发现，狭窄段对两种工具药的作用同样不敏感，说明狭窄段 SK3 通道受到损伤。总之，狭窄段 PDGFRα[+] 细胞减少，且 SK3 通道表达降低，对平滑肌的抑制性作用减弱。

本章总结

先天性巨结肠的 ENS/SIP 合胞体轴发生了结构和功能的变化：病变段抑制性神经元损伤，而兴奋性神经递质增多，即 ENS 对 ICC 的抑制性作用减弱；ICC-ANO1 和 PDGFRα[+] 细胞 -SK3 通道分布发生变化，其分布在近段最多、其次扩张段，而狭窄段分布最少，而且功能下调，ENS-ICC- 平滑肌 /ENS-PDGFRα[+] 细胞 - 平滑肌的功能发生了明显的下调，导致结肠动力和传输功能障碍。

参考文献

[1] Whitehouse F R, Kernohan J W. Myenteric plexus in congenital megacolon: study of 11 cases[J]. *Arch Intern Med (Chic)*, 1948,82(1):75-111.

[2] Langer J C, Rollins M D, Levitt M, et al. American pediatric surgical association Hirschsprung disease interest group: Guidelines for the management of postoperative obstructive symptoms in children with Hirschsprung disease[J]. *Pediatr Surg Int*, 2017, 33(5): 523-526.

[3] Karim A, Tang C S, Tam P K. The emerging genetic landscape of Hirschsprung disease and its potential clinical applications[J]. *Front Pediatr*, 2021, 9: 638093.

[4] Amiel J, Sproat-Emison E, Garcia-Barcelo M, et al. Hirschsprung disease consortium: Hirschsprung disease, associated syndromes and genetics: a review[J]. *J Med Genet*, 2008 ,45(1): 1-14.

[5] Wood N J. Paediatric gastroenterology: role for nongenetic factors in the development of Hirschsprung disease[J]? *Nat Rev Gastroenterol Hepatol*, 2013, 10(12): 692.

[6] McCallion A S, Stames E, Conlon R A, et al. Phenotype variation in two-locus mouse models of Hirschsprung disease: tissue-specific interaction between Ret and Ednrb[J]. *Proc Natl Acad Sci U S A*, 2003, 100(4): 1826-1831.

[7] Tang C S, Li P, Lai F P, et al. Identification of genes associated with Hirschsprung disease, based on whole-genome sequence analysis, and potential effects on enteric nervous system development[J]. *Gastroenterology*, 2018, 155(6): 1908-1922.

[8] Le T L, Galmiche L, Levy J, et al. Dysregulation of the NRG1/ERBB pathway causes a developmental disorder with gastrointestinal dysmotility in humans[J]. *J Clin Invest*, 2021, 131(6): e145837.

[9] Gui H, Schriemer D, Cheng WW, et al. Whole exome sequencing coupled with unbiased functional analysis reveals new Hirschsprung disease genes[J]. *Genome Biol*, 2017, 18(1): 48.

[10] Tang C S, Zhuang X, Lam W Y, et al. Uncovering the genetic lesions underlying the most severe form of Hirschsprung disease by whole-genome sequencing[J]. *Eur J Hum Genet*, 2018, 26(6): 818-826.

[11] Al Sharie A H, Abu Mousa B M, Al Zu'bi YO, et al. A novel *ANO1* gene variant is associated with intestinal dys-motility syndrome masquerading as Hirschsprung disease: a case report[J]. *JPGN Rep*, 2023, 4(2): e317.

[12] Chan A W, Chong K Y, Martinovich C, et al. Transgenic monkeys produced by retroviral gene transfer into mature oocytes[J]. *Science*, 2001, 291(5502): 309-312.

[13] Chatterjee S, Kapoor A, Akiyama J A, et al. Enhancer variants synergistically drive dysfunction of a gene regulatory network in Hirschsprung disease[J]. *Cell*, 2016, 167(2): 355-368.

[14] Chatterjee S, Chakravarti A. A gene regulatory network explains RET-EDNRB epistasis in Hirschsprung disease[J]. *Hum Mol Genet*, 2019, 28(18): 3137-3147.

[15] Tilghman J M, Ling A Y, Turner T N, et al. Molecular genetic anatomy and risk profile of Hirschsprung's disease[J]. *N Engl J Med*, 2019, 380(15): 1421-1432.

[16] Soret R, Mennetrey M, Bergeron K F, et al. A collagen Ⅵ -dependent pathogenic mechanism for Hirschsprung's disease[J]. *J Clin Invest*, 2015, 125 (12): 4483-4496.

[17] Kilbinger H, Wagner P. Inhibition by oxotremorine of acetylcholine resting release from guinea pigileum longitudinal muscle strips[J]. *Naunyn Schmiedebergs Arch Pharmacol*, 1975, 287(1): 47-60.

[18] Brehmer A. Structure of enteric neurons[J]. *Adv Anat Embryol Cell Biol*, 2006; 186: 1-91.

[19] Paran T S, Rolle U, Puri P. Enteric nervous system and developmental abnormalities in childhood[J]. *Pediatr Surg Int*, 2006, 22(12): 945-959.

[20] Iino S, Nojyo Y. Muscarinic M(2) acetylcholine receptor distribution in the guinea-pig gastrointestinal tract[J]. *Neuroscience*, 2006, 138(2): 549-559.

[21] Zaitoun I, Erickson C S, Barlow A J,et al. Altered neuronal density and neurotransmitter expression in the ganglionated region of Ednrb null mice: implications for Hirschsprung's disease[J]. *Neurogastroenterol Motil*, 2013, 25(3): e233-244.

[22] Kurahashi M, Mutafova-Yambolieva V, Koh SD, et al. Platelet-derived growth factor receptor-α-positive cells and not smooth muscle cells mediate purinergic hyperpolarization in murine colonic muscles[J]. *Am J Physiol Cell Physiol*, 2014, 307(6): C561-570.

[23] Oue T, Yoneda A, Shima H, et al. Muscarinic acetylcholine receptor expression in aganglionic bowel[J]. *Pediatr Surg Int*, 2000, 16(4): 267-271.

[24] 臧婧羽 . ENS-SIP 合胞体在先天性巨结肠结肠动力障碍中的作用及其机制研究 [D]. 上海：上海交通大学 , 2019.

[25] Gfroerer S, Rolle U. Interstitial cells of Cajal in the normal human gut and in Hirschsprung disease[J]. *Pediatr Surg Int*, 2013, 29(9): 889-897.

[26] Rolle U, Piotrowska A P, Nemeth L, et al. Altered distribution of interstitial cells of Cajal in Hirschsprung disease[J]. *Arch Pathol Lab Med*, 2002, 126(8): 928-933.

[27] Wang X Y, Zarate N, Soderholm J D, et al. Ultrastructural injury to interstitial cells of Cajal and communication with mast cells in Crohn's disease[J]. *Neurogastroenterol Motil*, 2007, 19(5): 349-364.

[28] Bonner J C, Badgett A, Lindroos P M, et al. Transforming growth factor beta 1 downregulates the platelet-derived growth factor alpha-receptor subtype on human lung fibroblasts in vitro[J]. *Am J Respir Cell Mol Biol*, 1995, 13 (4): 496-505.

[29] O'Donnell A M, Coyle D, Puri P. Deficiency of platelet-derived growth factor receptor-α-positive cells in Hirschsprung's disease colon[J]. *World J Gastroenterol*, 2016, 22(12): 3335-3340.

[30] Coyle D, O'Donnell A M, et al. Altered distribution of small-conductance calcium-activated potassium channel SK3 in Hirschsprung's disease[J]. *J Pediatr Surg*, 2015, 50(10): 1659-1664.

第六章

基于 ENS/SIP 合胞体轴肠梗阻的机制研究

第一节

概述

肠梗阻为最常见的急腹症中之一，任何原因引起肠内容物通过障碍均可引起肠梗阻。肠梗阻病因十分复杂，可分为机械性肠梗阻、动力性肠梗阻、血运性肠梗阻、假性肠梗阻等。黏连、肿瘤、疝引起的肠梗阻属于机械性肠梗阻，占整个肠梗阻病因的90%以上，其他原因引起的肠梗阻所占的比例不到10%[1]。随着肿瘤发病率的增高，肿瘤引起的肠梗阻所占比例增加。小肠梗阻的病因临床多见于黏连而大肠梗阻则以肿瘤更多见。

肠梗阻的症状及体征可表现为不同程度的腹痛、呕吐、腹胀、肛门停止排便排气等，如果患者有腹膜炎、压痛和反跳痛等一系列的症状，则可能出现肠绞窄性疼痛的症状，部分患者的肠鸣音异常亢进，有时还会伴有气过水声；临床腹部彩超检查可见肠型和蠕动波。

肠梗阻不同程度地阻碍消化产物往下一段肠管传输，久而久之，梗阻部位以上出现消化道逐渐扩张、肠壁肥厚等变化，消化道壁发生结构和功能的重建。郭新等[2]和 Ha S E 等[3]建立了不全性肠梗阻小鼠模型，表明梗阻可引起多种病理变化，包括肠壁肥大、平滑肌厚度和 ICC 重塑。

根据梗阻部位，肠道梗阻可分为高位肠梗阻、低位肠梗阻。从解剖上来说，高位肠梗阻是指空肠梗阻，而低位肠梗阻通常是指回肠、结肠甚至直肠梗阻。临床统计观察发现，有60%至85%的肠道梗阻多是小肠梗阻，其中又有80%的小肠梗阻的诱因是为手术后黏连性引起的肠道梗阻，其次是腹内疝、良恶性肿物等。而结直肠的肠道梗阻中有 90% 是结肠的恶性腺瘤引起的，其次多为身体器官狭窄、肠道扭转、急性憩室炎等病症。

根据梗阻程度，肠道梗阻可分为完全性肠道梗阻和不完全性肠梗阻。如果有肠道内容物可部分通过梗阻点，就称为不完全性肠梗阻。因为不完全性肠梗阻起病较为缓慢而不易被发现，常常致使患者耽误治疗时机，不但会影响患者正常生活，有时还会对患者的生命构成威胁。

第二节

肠梗阻动力传输障碍和 ENS/SIP 合胞体轴

一、肠梗阻的结肠动力障碍

臧婧羽等[4] 在不全性结肠梗阻（partial colonic obstruction，PCO）动物模型中发现，粪便在近端结肠积聚，难以通过狭窄的梗阻肠段。小鼠腹部逐渐膨隆，且精神状态差，不思饮食，无粪便排出。剖腹手术取出结肠，肉眼可见梗阻环上方肠道扩张、肠壁肥厚僵硬，内含大量成型的粪便。同时，苏木精-伊红染色法（HE 染色法）显示平滑肌细胞增生，肌层肥大。

据研究报道，CMMC 的频率与粪便排出频率基本一致，CMMC 是推动颗粒向前运动的主要运动模式之一，也是检测胃肠动力的指标之一。臧婧羽等[4] 通过从平滑肌的自发性收缩和结肠移行性复合运动的实验，观察了梗阻性肠平滑肌组织在体外的机械和电活动。肌条收缩实验的结果表明，与正常对照组相比，肠梗阻平滑肌收缩慢波频率显著降低。另外，肠梗阻小鼠的 CMMC 振幅与频率也普遍比正常对照组降低。这些结果表明平滑肌收缩的节律出现明显异常。

二、肠梗阻与肠神经

在不完全性肠梗阻中，梗阻以上肥大的肠壁神经网络的重建，例如，肠壁的黏膜下神经节以及肌间神经节的神经细胞数量并没有发生明显的改变，但是神经细胞的体积明显增大，神经细胞的密度明显减少，并且释放不同递质的神经元所占的比例发生了明显的变化[5]。

臧婧羽等[4] 通过小鼠梗阻模型研究发现，TTX 阻断神经作用后，肠梗阻小鼠和对照组均出现 CMMC 消失。因此认为在 CMMC 的过程中，肠神经主要起兴奋作用，且肠梗阻小鼠结肠 ENS 未受到明显损伤。

三、肠梗阻与 ICC

在 SIP 合胞体中，ICC 不仅是消化道平滑肌自律性运动的起搏细胞，也介导了神经信号的传递。目前已有研究报道，在先天性巨结肠、糖尿病慢性传输性便秘等在消化道动力障碍性疾病发生过程中，ICC 的形态和功能均产生了病理性改变。Guo X 等[2]通过免疫荧光染色的研究发现，肠梗阻的 ICC 网络受损（图 6-1）。在梗阻区域内，平滑肌慢波的幅度明显减小甚至是消失，ICC 明显减少，神经反应明显减弱，然而，在这些区域并没有发生 ICC 细胞坏死或凋亡，当梗阻解除后，ICC、慢波以及神经反应都会恢复[5,6]。

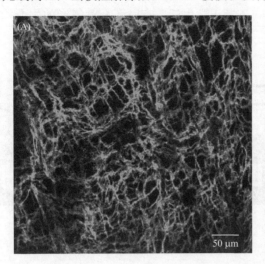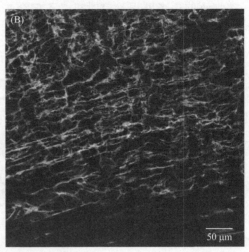

图 6-1　c-Kit 全肌层免疫荧光染色

（A）对照组 ICC 网络致密；（B）肠梗阻回肠全肌层染色显示 ICC 网络受损

ICC 的表型标志是酪氨酸激酶受体（c-Kit），当 ICC 失去 c-Kit 信号时，成熟的 ICC 的表型可转化成平滑肌细胞或者成纤维细胞表型，ICC 的起搏、传导功能丧失，梗阻情况下 ICC 数量减少与 ICC 表型转化有关[7,8]。

Suzuki 等[9]报道，在 HSCR 动物模型中，平滑肌的炎症反应导致 ICC 损伤的关键。因而，在此肠梗阻动物模型中肠管肥厚增生可能导致炎症的发生，从而引起 ICC 损伤，表达量显著下降。

臧婧羽等[4]通过免疫荧光结果表明，梗阻结肠近端和远端 ICC 的标志物 c-Kit 表达明显降低（图 6-2），免疫印迹实验结果表明，梗阻小鼠结肠近端和远端 c-Kit 和 ICC 上特有的 ANO1 表达明显下调。此外，结肠梗阻情况下 ICC-ANO1 的功能发生改变。小鼠梗阻模型的离体 CMMC 对 NOS 合酶抑制剂 L-NAME 的反应明显减弱。另外，在平滑肌收缩实验中，L-NAME 的抑制性作用对肠梗阻小鼠结肠平滑肌的作用也相对较弱。为了进一步观察梗阻对 ICC 的影响，通过观察 ANO1 阻断剂 NPPB 对 CMMC 和肌条收缩影响，结果显示，小鼠梗阻结肠平滑肌对 ANO1 阻断剂 NPPB 反应明显减弱。这些结果提示，小鼠梗阻结肠在 SIP 合胞体中接受神经递质调控的部分，即 ICC-IM 数量减少，但控制节律的 ICC-MY 损伤较轻。以上结果均说明肠梗阻小鼠 ICC-ANO1 有明显的功能性下调，与以前的研究相似[6,10]。

总之，PCO 小鼠结肠中，主要起调控平滑肌收缩的 c-Kit 和 ANO1 的表达较低，PCO 结肠平滑肌细胞的兴奋性受到抑制。

四、肠梗阻与 PDGFRα⁺ 细胞

臧婧羽等[4]通过免疫荧光实验，观察了梗阻模型小鼠 SIP 合胞体中 PDGFRα⁺ 细胞的变化。结果显示，PDGFRα⁺ 细胞表达在结肠近端和远端明显增多（图 6-3），免疫印迹实验结

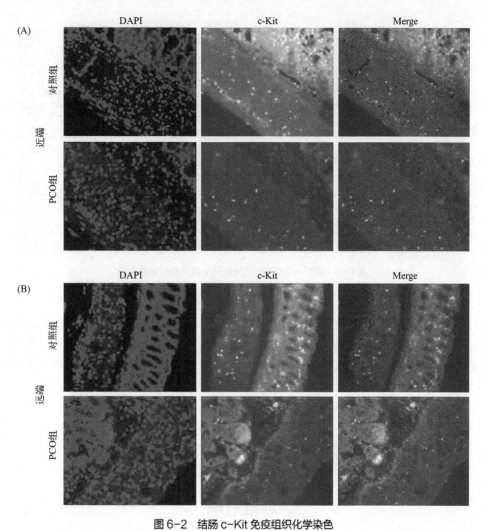

图6-2 结肠 c-Kit 免疫组织化学染色

对照小鼠与肠梗阻小鼠结肠免疫荧光染色：（A）近端结肠染色；（B）远端结肠染色

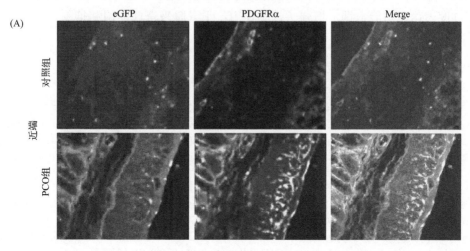

图6-3

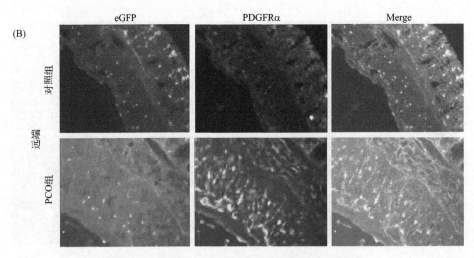

图 6-3　结肠 eGFP 与 PDGFRα 免疫组织化学染色

对照小鼠与肠梗阻小鼠结肠免疫荧光染色：（A）近端结肠染色；（B）远端结肠染色

果表明，PDGFRα⁺ 细胞及其特有的 SK3 通道表达明显上调。用 SK3 通道激动剂和阻断剂观察对照组和 PCO 组小鼠近端和远端结肠平滑肌的收缩作用和 CMMC 的改变。结果表明，加入 SK3 通道激动剂 CyPPA 后，结肠平滑肌收缩幅度明显降低，CMMC 受到明显抑制。其中 PCO 小鼠的 CMMC 和肌条收缩均对 SK3 通道激动剂 CyPPA 敏感。同样 SK3 通道阻断剂 apamin 明显增强结肠平滑肌收缩的幅度和 CMMC。PCO 小鼠结肠的反应远比正常小鼠敏感。这些实验结果提示，小鼠结肠梗阻模型的 SIP 合胞体中主要负责传递抑制性调节的 PDGFRα⁺ 细胞明显增殖。总之，抑制平滑肌收缩的 PDGFRα⁺ 细胞 -SK3 通道在结肠平滑肌层中过度表达，提示 PCO 结肠中抑制平滑肌细胞收缩的途径得到了增强。

本章总结

肠梗阻的 ENS/SIP 合胞体轴结构和功能都发生了改变：c-Kit 和 ANO1 的表达较低，ICC-ANO1 的功能下调，降低了结肠平滑肌的兴奋性；PDGFRα⁺ 细胞 -SK3 通道在结肠平滑肌层中过度表达，功能上调，增强了抑制作用，平滑肌兴奋性作用和抑制作用的平衡被打破，最终导致结肠运动障碍。

参考文献

[1] 程久红 . 216 例肠梗阻病因及诊治体会 [J]. 中国现代医学杂志 , 2009, 19 (10): 1569-1570, 1574.

[2] Guo X, Huang X, Wu Y S, et al. Down-regulation of hydrogen sulfide biosynthesis accompanies murine interstitial cells of Cajal dys-function in partial ileal obstruction[J]. *PLoS One*, 2012; 7(11): e48249.

[3] Ha S E, Wei L, Jorgensen B G, et al. A mouse model of intestinal partial obstruction[J]. *J Vis Exp*, 2018, (133): 57381.

[4] 臧婧羽 . ENS-SIP 合胞体在先天性巨结肠结肠动力障碍中的作用及其机制研究 [D]. 上海 : 上海交通大学 , 2019.

[5] Ekblad E, Sjuve R, Arner A, et al. Enteric neuronal plasticity and a reduced number of interstitial cells of Cajal in hypertrophic rat ileum[J]. *Gut*, 1998, 42(6): 836-844.

[6] Chang I Y, Glasgow N J, Takayama I, et al. Loss of interstitial cells of Cajal and development of electrical dysfunction in murine small bowel obstruction[J]. *J Physiol*, 2001, 536(Pt 2): 555-568.

[7] MacDonald J A. Smooth muscle phenotypic plasticity in mechanical obstruction of the small intestine[J].

Neurogastroenterol Motil, 2008, 20(7): 737-740.

[8] Beckett E A, Ro S, Bayguinov Y, et al. Kit signaling is essential for development and maintenance of interstitial cells of Cajal and electrical rhythmicity in the embryonic gastrointestinal tract[J]. *Dev Dyn*, 2007, 236(1): 60-72.

[9] Suzuki T, Won K J, Horiguchi K, et al. Muscularis inflammation and the loss of interstitial cells of Cajal in the endothelin ETB receptor null rat[J]. *Am J Physiol Gastrointest Liver Physiol*, 2004, 287(3): G638-646.

[10] Won K J, Suzuki T, Hori M,et al. Motility disorder in experimentally obstructed intestine: relationship between muscularis inflammation and disruption of the ICC network[J]. *Neurogastroenterol Motil*, 2006, 18(1): 53-61.

第七章

基于 ENS/SIP 合胞体轴肠易激综合征的机制研究

第一节

概述

一、肠易激综合征

肠易激综合征（irritable bowel syndrome，IBS）是临床上常见的一种功能性肠病（functional bowel disorders，FBD），即在没有器质性病变的基础上出现的肠道功能异常，其临床表现通常为两方面：内脏高敏感性（包括腹部不适或腹痛）和排便习惯改变（包括便秘，腹泻等）[1]。目前，临床上对 IBS 的诊断标准主要参考 2016 年修订的罗马（Rome）Ⅳ标准，根据这一标准，IBS 可被分为四个亚型：以便秘为主的 IBS（IBS-C），以腹泻为主的 IBS（IBS-D），便秘和腹泻交替的混合型 IBS（IBS-M）以及未分型 IBS（IBS-U）[2]。

近年来，IBS 的发病率有上升趋势，IBS 的患病率主要基于其诊断标准，通过互联网调查的一项涉及 33 个国家的流行病学调查结果显示，符合罗马Ⅲ和罗马Ⅳ标准的 IBS 汇总患病率分别为 10.1% 和 4.1%，而在家庭访谈中分别为 3.5% 和 1.5%[3]。其中以心理合并症患者和年轻成年女性多见[4]，因症状持续且常伴随心理障碍，对患者的生活造成了严重的影响，也给医疗资源带来了极大的负担。

二、肠易激综合征发病机制的研究概况

IBS 的发病机制复杂，其病理生理学涉及多种因素，包括精神因素、遗传因素、炎症后

反应和免疫激活、肠黏膜屏障破坏、肠道微生物群改变、内脏高敏感性、胆汁盐代谢、胃肠道动力异常及脑 - 肠轴功能紊乱等，但确切机制尚不完全明确[4]。

　　流行病学调查显示，IBS 存在家族聚集现象，遗传因素在 IBS 发展中起关键作用。近些年大量研究表明 IBS 存在易感基因，多个基因有多态性，如 5-HT 相关基因多态性（5-HT 受体基因多态性、5-HT 转运蛋白基因多态性）、瞬时受体电位基因多态性、蔗糖酶 - 异麦芽糖酶（SI）基因多态性、生长激素释放肽（Ghrelin）基因多态性等。基因多态性参与 IBS 的发生和发展[5]。

　　IBS 的作用机制与多种信号通路转导有关，主要有核转录因子 -κB（NF-κB）信号通路、瞬时受体电位香草酸亚型 1（TRPV1）信号通路、5- 羟色胺（5-HT）信号通路、丝裂原活化蛋白激酶（MAPK）信号通路等，这些信号通路能够引起肠道炎症、增强内脏敏感性而促进 IBS 的发展。此外，干细胞因子（SCF）/c-Kit 信号通路、钙调蛋白依赖性蛋白（CaM）信号通路等，也参与了肠易激综合征发病机制[6]。

第二节

肠易激综合征动力传输障碍和 ENS/SIP 合胞体轴

一、肠易激综合征的结肠传输功能异常

　　IBS 的排便习惯改变包括便秘和腹泻，都与结肠传输功能异常有着密切关系。因此，研究 IBS 结肠传输功能异常的机制，为临床防治 IBS 具有重要的理论意义和现实意义。在生理条件下，胃肠运动主要受 ENS 调控，尤其是肌间神经丛（myenteric plexus）。ENS 通过兴奋和抑制性神经递质又分别作用于 ICC 和 PDGFRα+ 细胞，即形成 ENS-ICC- 平滑肌和 ENS-PDGFRα+ 细胞 - 平滑肌两条通路，共同调控平滑肌的收缩功能。在各种原因引起的胃肠动力异常性疾病发生过程中，ENS/SIP 合胞体具有非常重要的作用。

二、肠易激综合征和肠神经

　　精神因素在 IBS 发病过程中的作用不可忽视，研究发现 54% ~ 94% 的 IBS 患者伴有不同程度的精神障碍，而应激是其中重要因素之一[7]。众所周知，应激刺激可以通过中枢神经系统引发自主神经和内分泌系统功能紊乱，引起胃肠道分泌、运动功能异常，黏膜通透性、内脏敏感性改变，屏障功能受损等，最终导致消化系统疾病的发生。

　　有研究发现，应激刺激可以诱导回肠肌间神经丛 NOS 神经元数量减少，引起回肠传输功能增强[8]；也可以增加远端结肠抑制性接点电位（IJP）振幅，引起远端结肠舒张，减少传输时间[9]。可见，应激刺激明显影响胃肠道功能，会导致结肠传输异常。

　　目前认为脑 - 肠轴（brain-gut axis）是应激影响胃肠道功能的主要通路之一，它在结构上由包含下丘脑 - 垂体 - 肾上腺轴（hypothalamic-pituitary-adrenal axis，HPA 轴）的中枢神

经系统、肠神经系统（enteric nervous system，ENS）以及胃肠道管壁组成。由下丘脑释放的促肾上腺皮质激素释放激素（corticotropin releasing factor，CRF）是参与这条通路的重要调节因子[10]。

通常我们认为 CRF 主要是通过 HPA 轴发挥它的生理功能，实际上，CRF 也可以通过直接作用于其在中枢和外周的受体（包括 CRF1 受体和 CRF2 受体）而发挥作用[11]，因此，CRF 的作用包括中枢和外周两部分。首先，应激反应刺激中枢 CRF 释放并作用于其在中枢的 CRF1 受体，从而促进结肠传输及排便[12,13]，而这一反应是通过增强副交感神经传出，进而激活 ENS 产生的。

其次，CRF 及其受体也广泛分布于肠神经系统[14]，而应激也可以刺激外周的 CRF 释放。外周给予 CRF 可以通过作用于外周 CRF1 受体来增强结肠运动，促进排便[15]。而应激可以通过刺激中枢或外周释放 CRF，并作用于相应受体引起结肠传输功能改变。此外，有研究还发现，外周给予的 CRF 可以通过作用于 CRF1 受体使肌间神经丛 Fos 表达增加[16]，另外，CRF 类似物 urocortin 可以诱发肌间神经丛神经元发生去极化反应[17]，同时使阿托品敏感的结肠收缩反应增强，而这种反应可被 CRF 受体阻断剂所阻断[18]。Liu 等[14] 报道，应激诱导 ENS 释放 CRF，导致大鼠结肠动力增加，这可以通过抑制 CRF 来阻止。以上结果表明，应激也可以通过外周 CRF 激活肠神经系统引发结肠传输功能改变。

三、肠易激综合征和 ICC

近 20 年的研究发现，ICC 在消化道平滑肌运动调控方面起着非常重要的作用，ICC 不仅是消化道平滑肌自律性运动的起搏细胞，也参与神经与平滑肌之间的信息传递。因此，在消化道动力障碍性疾病发生过程中，ICC 的形态和功能改变起到了关键性作用。有研究发现，在感染诱发 IBS 的小鼠中，当小肠细菌增生时可伴随 ICC 的减少[19]。

ICC 的发生和维持依赖于干细胞因子（SCF）/c-Kit 信号通路，其中 c-Kit 是 ICC 上表达的一种受体酪氨酸激酶，而 SCF 是其天然配体。SCF 突变体 [Sl/Sl(D)] 的胃肠道 ICC 明显减少，部分实验动物的 ICC 损伤与 SCF/c-Kit 表达减少有关，而 SCF/c-Kit 表达的增加可以部分恢复 ICC 的数量和功能[20]。

在应激诱发 IBS 的小鼠中，急性应激和慢性应激均可诱导大鼠结肠转运和排便加快，这种作用可被 CRF 受体拮抗剂特别是 CRF1 受体拮抗剂抑制，提示 CRF-CRF1 信号通路可能参与了这一作用[21]。

Huang X 等发现[22]，选择性 CRF 受体 1（CRF1）激动剂（stressin1）显著增加小鼠结肠平滑肌 CRF1 的表达，但对 CRF2 的表达无明显影响。c-Kit、ANO1 和干细胞因子（SCF）在 stressin1 处理的小鼠结肠平滑肌中的蛋白表达显著降低（如图 7-1）。一种选择性 ANO1 阻滞剂（ANI 9）对 stressin1 处理的小鼠 CMMC 的抑制作用不如对照组那么明显。此外，CRF2 受体激动剂 sauvagine 能减少小鼠结肠平滑肌 ICC 和 ANO1 的表达。然而，sauvagine 在增加 CRF1 表达的同时，还降低了 CRF2 的表达。在慢性异型应激（chronic heterotypic stress，CHeS）处理的小鼠结肠中，CRF1 和 c-Kit 的表达也得到了类似的结果。而且 CRF1 在 ICC 上表达（如图 7-2）。这些结果表明，CRF 可能通过外周 CRF1 减少 ICC 数量和功能而参与结肠运动异常，ICC 减少有可能是 CRF 减少了肠神经分泌 SCF 而发生的间接作用，也可能是 CRF1 对 ICC 改变的直接影响。

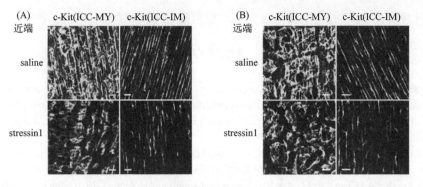

图 7-1　生理盐水组和 stressin1 组小鼠结肠平滑肌 ICC-MY 和 ICC-IM 的免疫荧光染色

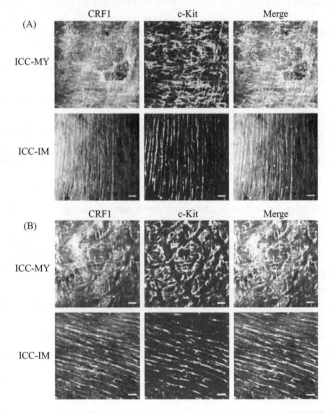

图 7-2　c-Kit 免疫阳性的 ICC-MY 和 ICC-IM 也对 CRF1 呈阳性染色

（A）近端；（B）远端

四、肠易激综合征和 PDGFRα$^+$ 细胞

关于 PDGFRα$^+$ 细胞在肠易激综合征的作用，目前尚无报道，有待继续研究。

本章总结

IBS 结肠功能异常包括便秘和腹泻，其机制比较复杂。在应激诱发 IBS 的小鼠模型中，CRF 是 IBS 结肠功能异常的重要因子，其外周受体 CRF1 可分布于肠神经和 ICC，CRF 可能通过激活肠神经系统、减少 ICC 数量和功能而参与结肠运动异常。ICC 减少有可能是 CRF

减少了肠神经分泌 SCF 而发生的间接作用，也可能是 CRF 对 ICC 的直接影响。

参考文献

[1] Fadgyas-Stanculete M, Buga AM, Popa-Wagner A, et al. The relationship between irritable bowel syndrome and psychiatric disorders: from molecular changes to clinical manifestations[J]. *J Mol Psychiatry*, 2014, 2(1): 4.

[2] Ikechi R, Fischer B D, DeSipio J, et al. Irritable bowel syndrome: Clinical manifestations, dietary influences, and management[J]. *Healthcare (Basel)*, 2017, 5(2): 21.

[3] Sperber A D, Bangdiwala S I, Drossman D A, et al. Worldwide prevalence and burden of functional gastrointestinal disorders, results of Rome Foundation Global Study[J]. Gastroenterology, 2021, 160(1): 99-114.

[4] Ford A C, Sperber A D, Corsetti M, et al. Irritable bowel syndrome[J]. *Lancet*, 2020, 396(10263): 1675-1688.

[5] 杨锦，田梦，欧阳晶，等 . 肠易激综合征的基因多态性研究进展 [J]. 现代消化及介入诊疗 , 2023, 28(5): 539-543, 548.

[6] 李雨芹，赵美丹，张迪，等 . 中医药治疗肠易激综合征相关信号通路的研究进展 [J]. 中国实验方剂学杂志 , 2023, 29(9): 243-251.

[7] Konturek P C, Brzozowski T, Konturek S J. Stress and the gut: pathophysiology, clinical consequences, diagnostic approach and treatment options[J]. *J Physiol Pharmacol*, 2011, 62(6): 591-599.

[8] Li S, Fei G, Fang X, et al. Changes in enteric neurons of small intestine in a rat model of irritable bowel syndrome with diarrhea[J]. *J Neurogastroenterol Motil*, 2016, 22(2): 310-320.

[9] Reed D E, Zhang Y, Beyak M J, et al. Stress increases descending inhibition in mouse and human colon[J]. *Neurogastroenterol Motil*, 2016, 28(4): 569-580.

[10] Tsang S W, Auyeung K K, Bian Z X, et al. Pathogenesis, experimental models and contemporary pharmacotherapy of irritable bowel syndrome: Story about the brain-gut axis[J]. *Curr Neuropharmacol*, 2016, 14(8): 842-856.

[11] Taché Y, Million M. Role of Corticotropin-releasing factor signaling in stress -related alterations of colonic motility and hyperalgesia[J]. *J Neurogastroenterol Motil*, 2015, 21(1): 8-24.

[12] Martínez V, Rivier J, Wang L, et al. Central injection of a new corticotropin-releasing factor (CRF) antagonist, astressin, blocks CRF- and stress- related alterations of gastric and colonic motor function[J]. *J Pharmacol Exp Ther*, 1997, 280(2): 754-760.

[13] Martínez V, Wang L, Rivier J,et al. Central CRF, urocortins and stress increase colonic transit via CRF1 receptors while activation of CRF2 receptors delays gastric transit in mice[J]. *J Physiol*, 2004, 556(Pt 1): 221-234.

[14] Liu S, Chang J, Long N, et al. Endogenous CRF in rat large intestine mediates motor and secretory responses to stress[J]. *Neurogastroenterol Motil*, 2016, 28(2): 281-291.

[15] Hussain Z, Kim H W, Huh C W, et al. The effect of peripheral CRF peptide and water avoidance stress on colonic and gastric transit in guinea pigs[J]. *Yonsei Med J*, 2017, 58(4): 872-877.

[16] Larauche M, Gourcerol G, Wang L, et al. Cortagine, a CRF1 agonist, induces stresslike alterations of colonic function and visceral hypersensitivity in rodents primarily through peripheral pathways[J]. *Am J Physiol Gastrointest Liver Physiol*, 2009, 297(1): G215-227.

[17] Yoshimoto S, Cerjak D, Babygirija R, et al. Hypothalamic circuit regulating colonic transit following chronic stress in rats[J]. *Stress*, 2012, 15(2): 227-236.

[18] Gourcerol G, Wang L, Adelson D W, et al. Cholinergic giant migrating contractions in conscious mouse colon assessed by using a novel noninvasive solid-state manometry method: modulation by stressors[J]. *Am J Physiol Gastrointest Liver Physiol*, 2009, 296(5): G992-G1002.

[19] Chen B, Zhu S, Du L, et al. Reduced interstitial cells of Cajal and increased intraepithelial lymphocytes are associated with development of small intestinal bacterial overgrowth in post-infectious IBS mouse model[J]. *Scand J Gastroenterol*, 2017, 52(10): 1065-1071.

[20] Lin L, Xu L M, Zhang W, et al. Roles of stem cell factor on the depletion of interstitial cells of Cajal in the colon of diabetic mice[J]. *Am J Physiol Gastrointest Liver Physiol*, 2010, 298(2): G241-247.

[21] Ataka K, Nagaishi K, Asakawa A,et al. Alteration of antral and proximal colonic motility induced by chronic psychological stress involves central urocortin 3 and vasopressin in rats[J]. *Am J Physiol Gastrointest Liver Physiol*, 2012, 303(4): G519-528.

[22] Huang X, Ao J P, Fu H Y, et al. Corticotropin-releasing factor receptor agonists decrease interstitial cells of Cajal in murine colon[J]. *Neurogastroenterol Motil*, 2023, 35(3): e14499.

第三篇

基于 ENS/SIP 合胞体轴胃肠道动力的研究方法

第八章

基于 ENS/SIP 合胞体轴胃肠道动力的检测

胃肠道动力障碍表现为胃肠蠕动加速或胃肠蠕动减缓，如糖尿病性胃轻瘫、糖尿病慢传输型便秘、甲亢伴腹泻等。目前使用的胃肠动力药物有两种，一种是促进胃肠蠕动，一种是抑制胃肠蠕动。研究胃肠道动力及其药物的作用效果，首先是检测胃肠动力的变化。

第一节

胃肠道动力的临床检测

一、胃肠道动力的传统临床检测方法

胃肠动力检测有助于疾病的诊断和治疗。临床上有一些传统的胃肠动力检测方法如不透X线标志物法（radiopaque marker，ROM）和核素显像，操作烦琐，需接受辐射等，且缺乏统一的操作和诊断标准。

1. **胃排空延迟的检测**

胃轻瘫（gastroparesis）是指在没有任何机械障碍的情况下出现的胃排空延迟，在糖尿病人群的发病率较非糖尿病人群明显升高 [1]。胃排空延迟定义为饭后 4 h 胃潴留 >10% [2]。目前诊断胃排空延迟主要有以下四种手段：胃排空闪烁显像、无线动力胶囊技术、呼吸测试、超声检查 [3]。胃排空闪烁显像（gastric emptying scintigraphy，GES）一直以来被认为是评估胃排空延迟的金标准，但其可靠性不能获得胃肠病学家一致认可，因为不同的膳食类型、患者定位、图像采集频率和持续时间以及定量方法可引起结果不一致 [4,5]。胃排空闪烁显像存在辐射性，而且检查期间患者无法自由活动，这些缺点限制了它的应用。

2. 结肠运动功能障碍的检测

在世界范围内，慢性便秘在全年龄段发病率约 16%[6]。病因可分为功能性或器质性，大多数患者为功能性疾病导致。功能性慢性便秘可根据结肠运输和盆底功能分为正常传输型便秘（normal transit constipation，NTC）、慢传输型便秘（slow transit constipation，STC）和排便障碍型便秘（defecatory disorder）[7]。目前常规诊断方法包括结肠传输试验、肛肠测压及直肠球囊排出试验等 [8]。

二、无线动力胶囊技术

近年来，作为一项新的胃肠动力检测技术，无线动力胶囊技术（wireless motility capsule，WMC）逐渐在国外得到应用。WMC 实时记录胃肠道内的 pH、温度、压力信息而间接检测出胃肠道各区域的转运时间，从而对患者的胃肠道运动功能进行评估。已有多项试验证实 WMC 检测方法与传统动力检测方法所得结果具有良好的一致性，美国 Smartpill® 胶囊于 2006 年最先获得美国食品药品管理局（food and drugadministration，FDA）批准，运用于胃肠道动力异常的患者检查。

1. 检测原理

WMC 是一种通过吞服胶囊后在消化道移动从而检测胃肠道动力的系统。WMC 可以通过传感器采集 pH、温度、压力信息，其中温度信息用于判断胶囊吞入体内（温度上升为人体温度）及排出体外（温度下降至室温）的时间；pH 变化可用于消化道不同部位的划分 [9]；压力信息可记录胶囊所在部位的收缩频率和幅度，但是无法记录蠕动波。通过温度及 pH 可以计算出胃排空时间（gastric emptying time，GET）、小肠转运时间（small bowel transit time，SBTT）、结肠转运时间（colonic transit time，CTT）及全消化道转运时间（whole gut transit time，WGTT），据此判断患者是否存在胃肠动力障碍。

2. 检测过程和注意事项

检查前停用影响胃内 pH 及胃肠动力的药物，其中质子泵抑制剂（proton pump inhibitor，PPI）停用至少 7 天，H_2 受体拮抗剂（H_2-receptor antagonist，H_2RA）和影响胃肠动力的药物停用至少 3 天，制酸剂停用至少 1 天。育龄期女性在检查当日晨需行尿妊娠试验排除妊娠。在进行 WMC 检查时，受检者先空腹进食 260 kcal 的标准餐，随后吞服胶囊，并将数据接收器束于受试者腰间，继续禁食 6 h 后方可正常饮食，整个检查持续 3 ～ 5 d。检查期间患者可进行日常活动，但需避免剧烈运动，如仰卧起坐、俯卧撑及超过 15 min 的有氧运动；保持日常饮食习惯，避免烟酒；同时记录睡眠、饮食、排便及胃肠道症状。当检查结束后，操作人员将数据接收器中的信息上传至电脑，利用相关软件处理分析并生成报告 [10]。

3. WMC 的应用

（1）WMC 在胃轻瘫患者中的应用：胃排空延迟是美国 FDA 批准的 WMC 的第一个适应证，也是目前 WMC 研究最多的领域。Kuo 等 [11] 将 WMC 与胃排空闪烁显像进行对比研究发现，WMC 测得的胃排空时间与闪烁显像测得 2 h 核素排空率及 4 h 核素排空率一致性较好（相关系数分别为 0.63 及 0.73），接受者操作特征曲线（receiver operating characteristic curve，ROC 曲线）提示 WMC 的诊断准确性为 0.83，而 GES-4 h、GES-2 h 分别为 0.82 和 0.79。因此，WMC 在胃轻瘫疾病中得到了广泛应用。

（2）WMC 在结肠运动功能障碍患者中的应用：Rao 等[12] 发现 WMC 与不透 X 线标志物法（ROM）的检测的一致性较好，且 WMC 可以提供较 ROM 更多的消化道运动信息。Surjanhata 等[13] 发现，慢传输型便秘（STC）患者存在神经功能障碍，也为后续的治疗提供了时间靶点。因此，在慢传输型便秘等胃肠道运动障碍疾病中得到了广泛应用。

（3）WMC 在胃肠道广泛运动障碍中的应用：胃肠动力障碍常常累及胃肠道多个区域，而目前常规检查方法多局限于单个区域的动力检查，而 WMC 可以全面评估胃肠道动力情况，可从广泛胃肠动力障碍中区分出小肠动力障碍，评估小肠转运的情况。这种优势会显著影响患者后续治疗策略的选择[14-16]，是目前可疑胃肠道多区域运动障碍患者的首选检查方式。

（4）WMC 在评价药物及治疗方案对胃肠道影响中的应用：WMC 能够很方便地得到患者的全胃肠道运动信息，因此特别适用于评价药物及治疗方案对于胃肠道的影响[17-20]。

4. 不良反应

（1）WMC 检查主要的并发症为胶囊滞留及滞留继发的肠梗阻：胶囊吞入 2 周后经腹部平片证实未排出，则考虑为胶囊滞留。胃内滞留的胶囊通过内镜取出，若滞留部位为结肠，发生梗阻的概率很小，可等待胶囊自行排出。若滞留部位为胃或小肠，需每间隔 3 d 行腹部平片检查直至胶囊排出或进入结肠。一旦出现恶心、呕吐、腹痛、腹胀等肠梗阻症状，需内镜或手术取出胶囊，目前尚无需手术干预的案例发生。

（2）其余不良反应：胶囊吞入困难、设备故障；恶心、腹痛、腹泻等消化道症状。

5. 禁忌证

① 影响胶囊正常通过消化道的疾病均属禁忌证，包括吞咽困难、既往胃石病史、近 3 月内的胃肠道手术史、可疑消化道狭窄或瘘管、胃肠梗阻、克罗恩病或憩室炎等。

② 胶囊产生的无线电信号会与人体植入或携带的电机械装置相互干扰，所以心脏起搏器、输液泵植入等情况也被列为禁忌证。

总之，WMC 无线动力胶囊技术具有尺寸小、易于吞咽、无辐射以及非侵入性检查的特点。它不仅能检测整个胃肠动力，而且能评价药物和治疗方案对胃肠道影响，有比较好的应用前景。

第二节

胃肠道动力的实验室检测方法

一、体外结肠传输时间测定

1. 实验原理

离体结肠含有内在神经系统、平滑肌细胞、ICC 和 PDGFRα⁺ 细胞。因为含有起搏细胞 ICC，在没有神经、体液因素等的作用下，离体结肠也能自动节律性收缩和舒张。

结肠传输（colonic transit）是人体的重要功能，决定消化终产物在结肠内停留时间和排便功能保持规律的重要条件之一。结肠传输速度过慢会导致便秘，而过快则导致腹泻。通过将小球推入结肠，模拟结肠中的粪便，测定结肠传输时间和结肠长度，计算小球传输速度。对比正常组和给药组的小球传输速度，明确药物对结肠传输的作用。

2. 实验仪器、药品和溶液配制

（1）实验仪器

电热恒温水浴箱、CCD 摄像机等。

（2）主要实验药品及试剂

异氟烷、NaCl、NaHCO₃、KCl、MgSO₄、KH₂PO₄、葡萄糖（glucose）、CaCl₂ 等。

（3）主要溶液的配制

Krebs 溶液：NaCl 137.4 mmol/L，NaHCO₃ 15.5 mmol/L，KCl 5.9 mmol/L，MgSO₄ 1.2 mmol/L，KH₂PO₄ 1.2 mmol/L，glucose 11.5 mmol/L，CaCl₂ 2.5 mmol/L。

3. 实验方法

（1）先将小鼠用异氟烷麻醉，再用颈椎脱臼的方法处死小鼠，打开腹腔，速取出整段结肠，并放入预先冲氧（95% O_2，5% CO_2）的 4 ℃ Krebs 溶液中。

（2）灌流槽提前用含有 95%O_2 和 5% CO_2 的 Krebs 溶液灌流并且加热至 37 ℃，并且用温度计随时监控灌流槽内液体的温度。

（3）在解剖显微镜下清理结肠过多的肠系膜和脂肪组织，不用清理得太干净，肠管边需要保留部分肠系膜。用注射器将肠管中的内容物轻轻吹出，注意操作轻柔，避免损伤结肠黏膜。

（4）将清理好的肠管放入装满持续通氧（95%O_2，5%CO_2）的 37 ℃ Krebs 液灌流槽中，稳定 5 min 后，将制作好的模拟结肠类便的小球从结肠近端轻轻推入，注意操作轻柔，避免损伤结肠黏膜。观察并用 CCD 摄像机记录小球从近端被传送到远端，测量结肠长度以计算小球传输速度 [21]。

4. 给药

将离体结肠分为正常组和给药组两组。按照以上操作，测定和对比两组的传输速度，判断药物的作用。

二、结肠移行性复合运动实验

1. 实验原理

结肠移行性复合运动（colonic migrating motor complex，CMMC）的速度约等于粪便在结肠中的传输速度，CMMC 是结肠中粪便推进的主要动力形式 [22]。受肠神经系统和 SIP 合胞体的协调作用才能完成。CMMC 是由兴奋性胆碱能神经元通过 ICC 启动的。

生理条件下，结肠传输受外来的交感、副交感神经和内在肠神经系统的双重调控，而后者在消化道神经调控中起主要作用。离体结肠含有内在神经系统、平滑肌细胞、ICC 和 PDGFRα⁺ 细胞，在 Krebs 溶液中能自动节律性收缩和舒张。通过在离体结肠上观察 CMMC 的幅度和频率，以及药物对离体结肠 CMMC 的影响，了解药物对结肠传输的作用，并通过工具药探索其机制。

2. 实验仪器、药品和溶液配制

（1）实验仪器

解剖显微镜 SZX12 型、JZJ01H 型张力换能器、电热恒温水浴箱、RM6240 系列多通道生理信号采集处理系统、电子天平 AL204/01 型、磁力加热搅拌器 2003 型、纯水机 QS-Grandery-20 等。

（2）主要实验药品及试剂

异氟烷、NaCl、NaHCO$_3$、KCl、MgSO$_4$、KH$_2$PO$_4$、葡萄糖（glucose）、CaCl$_2$。

（3）主要溶液的配制

Krebs 溶液：NaCl 137.4 mmol/L，NaHCO$_3$ 15.5 mmol/L，KCl 5.9 mmol/L，MgSO$_4$ 1.2 mmol/L，KH$_2$PO$_4$ 1.2 mmol/L，glucose 11.5 mmol/L，CaCl$_2$ 2.5 mmol/L。

3. 实验方法

（1）小鼠首先采用吸入异氟烷进行全身麻醉，然后使用颈椎脱臼处死。

（2）沿腹中线切开，暴露腹腔，分别从十二指肠和紧邻肛门的直肠处剪开，迅速取出，放入 Krebs 溶液中，并通入 5% CO$_2$ 和 95% O$_2$ 的混合气。

（3）用镊子和眼科剪将结肠从大小肠中分离出来，并用小细针（pin）将结肠连同肠系膜固定在黑色的硅胶板上，并轻微拉直结肠。

（4）在解剖显微镜下，将附着在结肠上的肠系膜去除，但留下结肠两端用来固定。

（5）用 1 mL 注射器吸入 Krebs 溶液，从结肠的一端开口注入，将结肠中的粪便球打散，冲出，操作时动作要轻柔，避免较大的水冲力，反复进行该步骤，直至结肠中粪便球全部排出。

（6）结肠中粪便球排尽后，再次用 1 mL Krebs 溶液轻轻冲洗空的结肠，然后将连接一个类似粪便颗粒大小的球穿入一根极细的玻璃管，再将玻璃管连同小球贯入结肠中，小球靠近结肠的近端。毛细管插入管腔，与人工粪球连接。

（7）将结肠连同玻璃管放入一个充满约 20 mL 的 Krebs 溶液中，并用恒温箱将 Krebs 溶液控制在 36.5 ℃ ±0.5 ℃，同时不停地输入混合气。

（8）待结肠标本在温的 Krebs 溶液中静置约 30 min 后，肉眼可观察到结肠的收缩活动。

（9）用生物胶将两根 USP 5/0 丝线的一端连接在张力换能器上，另一端分别粘贴在结肠的近端和远端，并给予 0.1 g 的张力，保持结肠的收缩活性。

（10）将张力换能器再与生物放大器连接，这样换能器所记录的结肠收缩活动的张力，通过生物放大器，显示在电脑上，即可对比结肠近远端的收缩活性与特点。

4. 给药

在同一离体结肠，记录一段正常的结肠移行性复合运动，然后加入药物，观察 CMMC 的频率、幅度的变化，对比给药前后的 CMMC（如图 8-1）[23]。

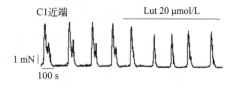
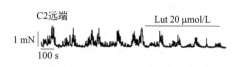

三、平滑肌肌条张力收缩实验

1. 实验原理

在离体胃肠道平滑肌的环行肌与纵行肌之间有肌间神经丛，也称为欧氏神经丛，主要调节平滑肌的运

图 8-1 CMMC 实验结果

动。在离体胃肠道平滑肌的环行肌与纵行肌之间的 ICC，是激发胃和小肠肌层内慢波活动的起搏细胞。在没有神经、体液因素等的作用下，离体胃肠道平滑肌能产生自发性节律收缩。

2. 实验仪器、药品和溶液配制

（1）实验仪器

同"结肠移行性复合运动实验"。

（2）主要实验药品及试剂

同"结肠移行性复合运动实验"。

（3）主要溶液的配制

同"结肠移行性复合运动实验"。

3. 实验方法

不同动物不同部位的平滑肌的实验方法不同，具体如下所述。

（1）小鼠结肠平滑肌的实验方法 [24]

① 先将小鼠用异氟烷麻醉，再用颈椎脱臼的方法处死小鼠，打开腹腔，迅速取出整段结肠，并放入预先冲氧（$95\%O_2$ $5\%CO_2$）的 4℃ Krebs 平衡溶液中。

② 在解剖显微镜下，用手术剪小心地将结肠肠系膜和脂肪组织清理干净并沿着肠系膜剪开整个肠管，去除肠道内容物并且用 Krebs 溶液反复漂洗干净，随后，将结肠肠道黏膜向上并展开，用小针将其撑开并固定在内置硅胶板且装满 Krebs 溶液的大培养皿中。

③ 在解剖显微镜下，用手术镊小心地撕去结肠的黏膜和结膜下层，注意整个过程动作轻柔，避免将肌层撕破，从而得到完整的平滑肌层。

④ 将平滑肌肌层沿着环行肌的方向剪成 2 mm×8 mm 大小的肌条，用 USP5/0 丝线系住并打大小合适的空心结。

⑤ 将制作好的肌条一端固定在浴槽底部的金属挂钩上，另外一端与张力换能器相连，通过微调螺旋调节肌条的原始张力。肌条挂上后，使其处于松弛状态 20～30 min，以使肌条恢复收缩能力。随后，通过微调螺旋，给予肌条 0.3 g 张力。肌条处于盛满持续通氧（$95\%O_2$，$5\%CO_2$）的 37℃ Krebs 溶液的浴槽中，张力换能器与多通道生理信号放大器相连，经过电脑记录肌条的收缩活动。

⑥ 在肌条稳定后，可以观察到结肠平滑肌的自发性收缩。当肌条收缩稳定并且具有节律性时，可以根据实验需要进行药物处理。给药的时候要紧贴浴槽的侧壁缓缓加入，尽量避免碰到肌条以及引起液面波动。

（2）大鼠小肠肠平滑肌的实验方法 [25]

① 大鼠禁食 12 h 及以上，自由饮水。

② 试验前，恒温箱温度恒定在 37 ℃，清洗浴槽 2～3 次，加入台氏液，37 ℃预热。

③ 将大鼠立即脱臼处死，迅速打开腹腔，找到小肠部位，分离，剪下。将肠内容物用用台氏液灌洗肠管 2～3 次，分别将小肠剪成 1 cm 长，共 8 段，立刻浸入盛有 4 ℃ Krebs 液的培养皿中，剪去系膜后制成 1 cm 长的小肠标本。

④ 调节换能器高度，离体肠管两端固定好。将肠管标本一端连接标本板挂钩，另一端连接张力换能器挂钩，放入含有台氏液的恒温浴槽中，并持续通入 $95\%O_2$ 和 $5\%CO_2$ 的混合气体，调节气量调节旋钮，使通气量稳定（气泡成一条直线）。

⑤ 打开生物信号采集处理系统，调至张力模块操作界面。调好参数，选择 1 g 砝码后将基线调零，定标。小肠标本初始负荷为 0.2 g，待肌条适应 20 min 后，每 2 min 上调 0.2 g，

直至 1 g，待肌条产生规律恒定的波形后，平衡 60 min，先记录一段正常曲线，再开始试验。

（3）豚鼠胃平滑肌的实验方法[26]

① 豚鼠静脉注射致死剂量的戊巴比妥钠后，将豚鼠平放于实验台上。剑突下横行剪开皮肤及腹壁，暴露全胃。剪出胃窦部肌组织并沿胃小弯侧剪开胃窦部，漂洗干净后放置于氧饱和 Krebs 液中。

② 将其展开并用细针固定在硅胶板上，去掉黏膜层即可见环行肌层，沿垂直于胃长轴的方向（顺着行形肌的走向）剪取得到环行肌条若干，大小约为 2.0 mm×10.0 mm。

③ 在一个垂直的灌流管（5 mL）中记录肌条的收缩。将取得的肌条一端固定在灌流管底部的小钩上，而另一端则连于 RM6240C 型张力换能器上，进而通过生物信号处理系统记录及观察肌条的收缩活动。

④ 置有肌条的灌流管加入持续供氧的台氏液，通过恒温装置（ZC-18Q）使液体温度保持（37.0±0.5）℃。实验开始前调整好肌条的张力，孵育大约 60 min，即出现收缩幅度稳定、张力平稳的收缩后可以进行实验，在孵育过程中要及时调整肌条的静息张力。

⑤ 每两次实验间隔中，都要将灌流管中液体彻底更换，然后等肌条再次出现稳定的自发性收缩后开始记录。肌条收缩的幅度和频率都用生物信号处理系统进行记录及分析，根据用药的不同调整好软件的参数，使得到的数据可以清晰准确地反应药物的效果。

⑥ 记录过程中，应注意避免肌条贴壁、肌条牵张拉力过大或者过小，氧气的供给大小合适，避免气泡直接穿过肌条造成肌条表面张力的改变或者引起液面的波动给记录带来外在的干扰。

4. 给药

首先，确定药物对平滑肌的作用。在同一离体平滑肌，记录一段正常的自发性收缩，然后加入药物，观察自发性收缩的频率、幅度的变化，对比给药前后的收缩波的幅度或者面积，确定药物对平滑肌的作用。

然后，利用肌条张力实验，加入各种阻断剂或者激活剂，如钠通道阻断剂（阻断肠神经）、L 型钙通道激活剂、钾通道阻断剂、ANO1 和 SK3 的阻断剂或激动剂（上述药物简称"工具药"），初步探索药物作用的机制。具体的做法是：先记录正常平滑肌的自发性收缩，加入药物，观察收缩波的变化；然后洗脱，再记录正常平滑肌的自发性收缩，加入以上各种工具药，观察收缩波，稳定之后再加入药物，观察收缩波的变化，对比洗脱前后两次药物引起的收缩波变化（图 8-2），根据工具药对药物作用的影响，推理其作用机制[23]。

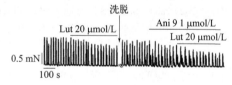

图 8-2 自发性收缩给药洗脱

本章总结

目前临床采用无线动力胶囊技术检测胃肠道动力，实验室采取体外结肠传输时间测定实验、结肠移行性复合运动实验、平滑肌肌条张力收缩实验来检测胃肠道动力，这些技术可以用来检测胃肠动力，此外，还可以探索药物的作用，以及药物作用的机制。

参考文献

[1] Camilleri M, Bharucha A E, Farrugia G. Epidemiology, mechanisms, and management of diabetic gastroparesis[J]. *Clin*

Gastroenterol Hepatol, 2011, 9(1): 5-12.

[2] Tougas G, Eaker E Y, Abell T L, et al. Assessment of gastric emptying using a low fat meal: establishment of international control values[J]. *Am J Gastroenterol*, 2000 , 95(6): 1456-1462.

[3] Vijayvargiya P, Jameie-Oskooei S, Camilleri M, et al. Association between delayed gastric emptying and upper gastrointestinal symptoms: a systematic review and meta-analysis[J]. *Gut*, 2019, 68(5): 804-813.

[4] Santhanam P, Marashdeh W, Solnes L. Functional imaging of evaluation of diabetic gastroparesis[J]. *Curr Diabetes Rev*, 2018, 14(3): 222-226.

[5] Farrell M B. Gastric emptying scintigraphy [J]. *J Nuel MedTechnol*, 2019, 47(2): 111-119.

[6] Mugie S M, Benninga M A, Di Lorenzo C. Epidemiology of constipation in children and adults: a systematic review[J]. *Best Pract Res Clin Gastroenterol*, 2011, 25(1): 3-18.

[7] Bharucha A E, Pemberton J H, Locke G R. American gastroenterological association technical review on constipation[J]. *Gastroenterology*, 2013, 144(1): 218-238.

[8] 中华医学会消化病学分会胃肠动力学组 , 中国慢性便秘诊治指南 (2013, 武汉)[J]. 中华消化杂志 , 2013, 33(10): 605-612.

[9] Evans D F, Pye G, Bramley R, et al. Measurement of gastrointestinal pH profiles in normal ambulant human subjects[J]. *Gut*, 1988, 29 (8): 1035-1041.

[10] Saad R J. The wireless motility capsule: a one-stop shop for the evaluation of GI motility disorders[J]. *Curr Gastroenterol Rep*, 2016, 18(3): 14.

[11] Kuo B, McCallum R W, Koch K L, et al. Comparison of gastric emptying of a nondigestible capsule to a radio-labelled meal in healthy and Gastro -paretic subjects[J]. *Aliment Pharmacol Ther*, 2008, 27(2): 186-196.

[12] Rao S S, Coss-Adame E, Valestin J, et al. Evaluation of constipation in older adults: radioopaque markers (ROMs) versus wireless motility capsule (WMC)[J]. *Arch Gerontol Geriatr*, 2012, 55(2): 289-294.

[13] Surjanhata B, Barshop K, Staller K, et al. Colonic motor response to wakening is blunted in slow transit constipation as detected by wireless motility capsule[J]. *Clin Transl Gastroenterol*, 2018, 9(4): 144.

[14] Triantafyllou K, Kalantzis C, Papadopoulos A A, et al. Video-capsule endoscopy gastric and small bowel transit time and completeness of the examination in patients with diabetes mellitus[J]. *Dig Liver Dis*, 2007, 39(6): 575-580.

[15] Sarosiek I, Selover K H, Katz L A, et al. The assessment of regional gut transit times in healthy controls and patients with gastroparesis using wireless motility technology[J]. *Aliment Pharmacol Ther*, 2010, 31(2): 313-322.

[16] Arora Z, Parungao J M, Lopez R, et al. Linical utility of wireless motility capsule in patients with suspected multiregional gastrointestinal dysmotility[J]. *Dig Dis Sci*, 2015, 60(5): 1350-1357.

[17] Sarosiek I, Bashashati M, Alvarez A, et al. Lubiprostone accelerates intestinal transit and alleviates small intestinal bacterial overgrowth in patients with chronic constipation[J]. *Am J Med Sci*, 2016, 52(3): 231-238.

[18] Rozov-Ung I, Mreyoud A, Moore J, et al. Detection of drug effects on gastric emptying and contractility using a wireless motility capsule[J]. *BMC Gastroenterol*, 2014, 14: 2.

[19] Every-Palmer S, Inns S J, Grant E, et al. Effects of clozapine on the gut: crosssectional study of delayed gastric emptying and small and large intestinal dysmotility[J]. *CNS Drugs*, 2019, 33(1): 81-91.

[20] Farmer A D, Ruffle J K, Hobson A R. Linaclotide increases cecal pH, accelerates colonic transit, and increases colonic motility in irritable bowel syndrome with constipation[J]. *Neurogastroenterol Motil*, 2019, 31(2): e13492.

[21] 陆辰 . PDGFRα⁺ 细胞 /SK3 和 ICC/ANO1 在结肠炎传输紊乱中的作用及其机制 [D]. 上海 : 上海交通大学 , 2022.

[22] Heredia D J, Dickson E J, Bayguinov P O, et al. Localized release of serotonin (5-hydroxytryptamine) by a fecal pellet regulates migrating motor complexes in murine colon[J]. *Gastroenterology*, 2009, 136(4): 1328-1338.

[23] Yang M, Zhou Y, Wan LL, et al. Luteolin suppresses colonic smooth muscle motility via inhibiting L-type calcium channel currents in mice[J]. *Gen Physiol Biophys*, 2020, 39(1): 49-58.

[24] 宋妮娜 . PDGFRα⁺ 细胞 /SK3 通道在糖尿病慢传输型便秘中的作用及其机制研究 [D]. 上海 : 上海交通大学 , 2020.

[25] 郑依玲 , 梅全喜 , 欧阳勇 , 等 . 痛泻要方破壁饮片及其传统饮片对大鼠离体小肠平滑肌收缩的抑制作用 [J]. 中国药业 , 2021, 30(11): 36-39.

[26] 赵鹏 . 外源性硫化氢对豚鼠胃窦平滑肌收缩的调控作用及其机制 [D]. 上海 : 上海交通大学 , 2010.

第九章

胃肠道动力研究的细胞制备

胃肠道动力研究常用的细胞有新鲜分离的平滑肌细胞、传代培养的胃肠道平滑肌细胞和人胚胎肾细胞（H293）。根据实验不同，选择不同的细胞。

第一节

新鲜分离胃肠道平滑肌细胞的制备

一、实验原理

新鲜分离胃肠道平滑肌细胞所用的消化液包含Ⅱ型胶原酶（collagenase Ⅱ）、胰蛋白酶抑制剂（trypsin inhibitor）、二硫苏醇糖（dithiothreitol，DTT）以及牛血清白蛋白。消化液的主要成分是胶原酶，主要水解结缔组织中胶原蛋白成分，仅对细胞间质有消化作用而对上皮细胞影响不大。胶原酶分为Ⅰ、Ⅱ、Ⅲ、Ⅳ、Ⅴ型，要根据组织类型选择胶原酶类型，新鲜分离胃肠道平滑肌细胞一般选用Ⅱ型胶原酶。胰蛋白酶抑制剂能降低Ⅱ型胶原酶效力，对细胞有保护作用。硫苏糖醇是一种小分子有机还原剂，具有抗氧化作用，它能保护酶分子上的还原性基团，维持还原性环境，稳定酶的活性。牛血清白蛋白能增加Ⅱ型胶原酶的热稳定性和水溶性。新鲜分离的平滑肌细胞一般用于膜片钳记录各种电流。

二、实验仪器

纯水机、电子天平、磁力加热搅拌器、DELTA320 pH 计、磁力振荡器、倒置相差显微镜Ⅸ -70 型等。

三、主要实验药品及试剂

Ⅱ型胶原酶、胰蛋白酶抑制剂、牛血清白蛋白（BSA）、二硫苏醇糖（DTT）、抗生素、两性霉素、胰酶等。

四、主要溶液的配置

1. PSS 液：NaCl 134.8 mmol/L，KCl 4.5 mmol/L，HEPES 10 mmol/L，CaCl₂ 10 mmol/L，MgCl₂·6H₂O 1 mmol/L，glucose 10 mmol/L，以 Tris 调 pH 值至 7.40。

2. Ca^{2+}-free PSS：NaCl 134.8 mmol/L，KCl 4.5 mmol/L，HEPES 10 mmol/L，MgCl₂·6H₂O 1 mmol/L，glucose 10 mmol/L，以 Tris 调 pH 值至 7.40。

3. 消化酶溶液：Ⅱ型胶原酶 1 ～ 1.5 mg/mL，胰蛋白酶抑制剂 0.5 mg/mL，牛血清白蛋白 3 mg/mL，二硫苏醇糖 0.5 mg/mL，现用现配。

4. Krebs 液：NaCl 116 mmol/L，MgCl₂ 1 mmol/L，CaCl₂ 1.5 mmol/L，NaHCO₃ 24 mmol/L，glucose 5 mmol/L，实验中使用 5% CO_2/95%O_2 的医用氧气，将 pH 值调至 7.3 ～ 7.4。

5. K-B 液：EGTA 0.5 mmol/L，HEPES 10 mmol/L，MgCl₂ 3 mmol/L，KCl 50 mmol/L，glucose 10 mmol/L，KH₂PO₄ 20 mmol/L，Taurine（2-aminoethanesulfonic acid）20 mmol/L，L-Glutamate 50 mmol/L，以 KOH 将 pH 值调至 7.4。

五、实验方法

不同动物和不同部位的新鲜细胞制备有所不同，具体如下所述。

1. 新鲜分离小鼠肠道平滑肌细胞的制备[1]

（1）取材：采用颈椎脱臼的方法处死小鼠。正常小鼠取材位置为回盲部向上约 5 cm 到 15 cm 处，梗阻小鼠取材部位为梗阻环向上约 7 cm 处。迅速取出肠管并放置在预先充氧（95% O_2，5% CO_2）的 4 ℃ Krebs 溶液中。小心剪去肠管周边的肠系膜和脂肪组织，沿着肠系膜剪开肠管，并去除肠道内容物并用 Krebs 溶液反复漂洗，漂洗干净后，将其肠道黏膜朝上展开，用小针将其撑开固定在内置硅胶板并装满 Krebs 液的大培养皿中。在解剖显微镜下，用手术镊子小心撕去黏膜层和黏膜下层，注意不要将平滑肌撕破，得到整个平滑肌肌层。平滑肌置于冰冷的 Ca^{2+}-free PSS 液中，剪成 1 mm×5 mm 左右的肌条，并剪成羽毛状。

参照上述实验中的方法得到回肠平滑肌肌层和结肠平滑肌肌层。

（2）酶解：正常小鼠平滑肌组织用Ⅱ型胶原酶和木瓜蛋白酶消化。消化液成分为：Ⅱ型胶原酶 1.5 ～ 2 mg，木瓜蛋白酶 400 ～ 600 μg，牛血清白蛋白（BSA）3 mg，胰蛋白酶抑制剂 1.5 mg，溶于 1mL Ca^{2+}-free PSS 液中，消化液预热 1 ～ 2 min 后将肌条放入消化液中，37 ℃ 放置消化 15 ～ 25 min，期间不断晃动。

肠梗阻小鼠肥大平滑肌组织用Ⅰ型胶原酶和木瓜蛋白酶消化。具体酶量为：Ⅰ型胶原酶 1 ～ 2 mg，牛血清白蛋白（BSA）3 mg，胰蛋白酶抑制剂 1.5 mg，木瓜蛋白酶 400 ～ 600 μg，溶于 1 mL Ca^{2+}-free PSS 液中，37 ℃放置消化 10 min，期间不断晃动。

结肠平滑肌的酶剂量是 1 mL Ca^{2+}-free PSS 溶液中含有 4 mg 胶原酶Ⅱ，8 mg 牛血清白蛋白，8 mg 胰蛋白酶抑制剂，木瓜蛋白酶 400～600 μg，1 mg 二硫苏醇糖（dithiothreitol，DTT）。

2. 新鲜分离豚鼠胃平滑肌细胞的制备[2,3]

（1）取材：将豚鼠平放于实验台上。剑突下横行剪开皮肤及腹壁，暴露全胃。剪出胃窦部肌组织并沿胃小弯侧剪开胃窦部，漂洗干净后放入氧饱和的无钙 PSS 缓冲液中，将其展开并用细针固定在硅胶板上。小心剪除黏膜层后即可暴露出环行肌层，沿环行肌走行方向用弯刃弹簧剪剪取 1 mm×4 mm 大小的环行肌条 9～10 条。将肌条再稍微剪开后放入 Kraft-Bruhe 液中（K-B 液）并置于 4 ℃冰箱中稳定 15 min 左右。

（2）酶解：在此期间配制消化液。消化液的配制方法如下：1 mL Ca^{2+}-free PSS 溶液中含有 4 mg 胶原酶Ⅱ、8 mg 牛血清白蛋白、8 mg 胰蛋白酶抑制剂、1 mg 二硫苏醇糖（DTT），现用现配。然后等量分装至三支试管。将稳定后的肌条分别放入三管消化液中并充分的摇匀，然后在 37 ℃的恒温水浴中分别酶解 15～25 min 左右。用玻璃滴管吹 7 次，稍沉降后吸取上清液，滴在皿上，观察平滑肌细胞数量，根据细胞数量决定接下来消化时间。若平滑肌细胞数量很多，则可以停止消化，如细胞数量不是非常多，则可以继续增加消化时间。消化过程中，要振荡装有肌条的试管若干次，以使得肌条可以完全充分的被消化液接触。酶解完毕后，将肌条用无钙 PSS 漂洗数次，放入 4 ℃的 K-B 液中保存备用。

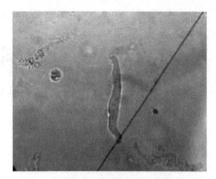

图 9-1 新鲜分离的单个小肠平滑肌细胞

每次实验前，取出装有肌条的试管，用管口圆滑、内径 2 mm 的滴管轻轻吹打肌条，溶液逐渐变浑浊成细胞悬浮液。取 1 滴放入灌流槽中，存活细胞在显微镜下的外观具有表面光滑、胞质无颗粒、立体感强、边界清楚、外缘有光环等特点（图 9-1）。

第二节

胃肠平滑肌细胞的原代培养和传代培养

一、实验原理

细胞培养也叫细胞克隆技术，是指从动物活体体内取出组织，模拟体内生理环境，进行孵育培养，使之生存并生长。原代细胞培养是由活体组织中分离而得，其保留着原有组织绝大部分的遗传特性，因此通常运用于胃肠运动学、运动调节机制及药理学研究。

原代胃窦平滑肌细胞保持了原来正常细胞的主要特性，常用方法有酶消化法与组织贴壁法。酶消化法是单细胞快速分离培养的首选方法，其优点是细胞纯度高、培养周期短，但在实验实际操作中步骤烦琐复杂，消化液配制及作用时间尚无统一标准，且消化酶对细胞有一定毒性，对首次原代培养者极为困难。

组织贴壁法相对于酶消化法操作简单，敖锋等[4]和虞晓明[5]等认为，组织块不经消化直接贴壁培养后的细胞活性较好。但是细胞纯度欠佳，培养时间较长，初学者操作较难掌握，但因该法经济，组织块可重复利用，现也被选择作为常用的原代培养方法。

詹伟等[6]对酶消化法和组织贴壁法进行组合和优化，可提高细胞存活率。细胞在培养皿长成致密单层后，已基本上饱和，为使细胞能继续生长，同时也将细胞数量扩大，就必须进行传代培养（再培养）。传代培养也是一种将细胞种保存下去的方法，同时也是利用培养细胞进行各种实验的必经过程。

二、实验仪器

超净台、恒温培养箱、倒置显微镜、液氮储存罐、电热鼓风干燥箱、冰柜、电子天平、恒温水浴槽、离心机、压力蒸汽消毒器等。

三、主要实验药品及试剂

DMEM 高糖培养基、Trypsin 0.25%（1×）溶液、青链霉素混合液（双抗）、胎牛血清（FBS）、4% 多聚甲醛等。

四、主要溶液的配制

PBS 缓冲液：NaCl 137.4 mmol/L，NaHCO$_3$ 15.5 mmol/L，KCl 5.9 mmol/L，MgSO$_4$ 1.2 mmol/L，KH$_2$PO$_4$ 1.2 mmol/L，glucose 11.5 mmol/L，CaCl$_2$ 2.5 mmol/L。

Krebs 溶液：NaCl 134.8 mmol/L，KCl 4.5 mmol/L，HEPES 10 mmol/L，CaCl$_2$ 10 mmol/L，MgCl$_2$·6H$_2$O 1 mmol/L，glucose 10 mmol/L，以 Tris 调 pH 值至 7.40。

五、实验方法

1. 原代培养

（1）组织贴壁法：将组织剪成小块后，直接接种到一定的培养基质上，培养 4～14 天后，细胞就会从这些组织块四周游出，10～14 天细胞融合。组织贴壁法是分离胃肠道平滑肌细胞最简单的方法，具有经济、操作简单、可反复利用组织块等优点，能够获得高纯度的单细胞，且分离的细胞由于未经过酶处理其活性较好、增殖能力也较强。缺点是培养周期长且难传代，易被成纤维细胞污染。适用于较少组织的细胞培养和易被消化酶影响电活动的细胞培养[7]。具体操作如下[8]。

① 取材、剪碎：处死动物，剪开动物腹腔，剪下所需的胃肠部分，放置于预先充满氧气的 4 ℃ Krebs 溶液中。沿着系膜打开整个肠管，用手术剪小心去除肠管周边的肠系膜和脂肪组织，将肠管黏膜面朝上并尽量展开平铺，或者沿着胃小弯剪开胃，再用小针将其固定在内置有硅胶板并且装有充满氧气的 Krebs 溶液的培养皿中，尽量清除干净胃肠道内的内容物，并用预冷好的 Krebs 溶液反复清洗确保肠管的清洁。将培养皿放置于解剖显微镜下，在

镜下小心地撕去黏膜层以及黏膜下层，剥出平滑肌肌条，并用手术剪剪成梳齿状，然后放入盛有 Krebs 溶液的塑料小烧杯中，将烧杯移到事先紫外灭菌好的超净工作台上。

② 清洗肌条：用事先高压灭菌后的镊子夹出剪好的肌条，放入已灭菌好的 PBS 溶液（50 mL PBS+1 mL 抗生素 +50 μL 两性霉素）中，然后用 5 mL 枪头反复搅拌均匀 3 min，重复此步骤 5 次。

③ 细胞培养：将清洗干净的肌条均匀分在一个六孔板中，每孔各加入 1 mL 培养基（9 mL DMEM +1 mL 抗生素 +20 μL 两性霉素），再用事前高压灭菌好的眼科剪将肌条充分剪碎，之后放入 37 ℃培养箱中培养 24 h。待组织块贴壁后，在超净工作台中将之前的培养基换成新鲜的完全培养基（DMEM + 10%FBS + 5% 抗生素），待组织块附近长出细胞后，每间隔 2 天换一次新鲜的完全培养液，以确保细胞快速且正常生长。

（2）酶消化法：酶消化法是将组织用酶进行消化，使细胞分散，并去除妨碍细胞生长的细胞间质等。酶消化法培养周期短，短期内细胞收获量大（在消化 1 ～ 6 h 后即可获得较纯的细胞，5 天左右细胞融合），但酶浓度和作用时间不易掌握，且消化酶本身对细胞有毒性作用，可致培养失败。由于酶消化法能在短期内获得大量原代细胞，大大节约了时间，故学者们多采用酶消化法分离原代细胞。胶原酶仅对细胞间质有消化作用而对细胞的影响不大，可使细胞有效分离，是分离平滑肌细胞最常用的酶，常用的主要有 I 、Ⅱ型胶原酶[7]。具体操作如下[1]。

① 取材剪碎：将上述方法中制备的胃窦平滑肌肌层置于冰冷的 Ca^{2+}-free PSS 液中，剪成 2 mm × 5 mm 左右的肌条，并剪成羽毛状。

② 消化：将组织放入消化液中。消化液成分为：I_A 型胶原酶 2 ～ 3 mg，牛血清白蛋白（BSA）4 mg，木瓜蛋白酶 1.6 mg/20 U，DTT 1 mg，溶于 1 mL Ca^{2+}-free PSS 液中，现用现配。消化液预热 1 ～ 2 min 后，将肌条组织放入消化液中，37 ℃放置消化 30 min 左右，期间不断晃动，促使消化酶和组织充分接触。

③ 吹打、过滤、分装：酶解完毕后消化液用 1500 r/min 离心 10 min 去除消化液。再加入 5 mL PBS 洗涤细胞，1500 r/min，10 min 离心收集细胞，重复一次。加入 8 mL 含双抗和 10% FBS 的 DMEM，用 5 mL 移液器吹打细胞形成细胞悬浮液后转移入 10 cm 培养皿，37 ℃、5% CO_2 条件下培养。在此条件下，适合的细胞接种密度约为 2 只小鼠分离的胃窦平滑肌细胞接种入一个 10 cm 培养皿中。密度降低细胞死亡率增高。

④ 培养：培养 6 h 后，细胞换液，12 h 后再次换液，以后每天换液一次。8 天左右细胞即可用于后续实验。注意及时换液，可以去除死亡细胞释放的各种酶类，利于细胞增长。

（3）酶消化法和组织贴壁法进行组合优化：詹伟等[6]对具体操作步骤进行了相对明确的界定：明确提出消化液比例、消化时间，即 0.25% 胰酶、36 ℃温箱消化 30 ～ 45 min；在组织块与单细胞共同进行原代培养，不仅可供细胞生长的营养需求，还可提高细胞存活率。具体操作方法如下所述。

① 将胃窦组织沿胃小弯方向剪开，清洗至 PBS 缓冲液中无食物残渣，于解剖显微镜下，仔细轻柔剥离至剩余平滑肌部分，放入预冷的含双抗的 PBS 缓冲液中清洗干净，于双抗中浸泡 3 ～ 5 min。

② 转移组织入一次性培养皿中，眼科剪剪碎组织约 1 mm×1 mm×1 mm 左右大小，加入 3 mL 0.25% 胰酶消化液，于 36 ℃温箱中消化 30 ～ 45 min，每隔 10 min 取出吹打一次，当液体逐渐变为黏稠后，加入等量 PBS 缓冲液终止消化。

③ 将液体滤过 500 目筛孔，收集液体 2000 r/min 7 min 离心 2 次，去上清液，加入 3 mL 含 20% FBS 的 DMEM 重悬，将滤出的组织块单独收集，加入 3 mL PBS 缓冲液 2000r/min 7 min 离心 2 次，去上清液，将组织与单细胞悬液同时均匀加入六孔板，放置于 5%CO$_2$ 细胞培养箱中培养。

④ 2 天后取出，收集液体重悬于 20% FBS 的 DMEM 中，继续培养。待细胞生长至 60% 左右时，用无菌注射器针头挑出组织块，用 PBS 缓冲液清洗培养板，每孔加入 2 mL 20%FBS 的 DMEM 继续培养。

龚彦溶等[9] 通过倒置显微镜下观察培养的大鼠胃平滑肌细胞，平滑肌细胞在培养 24 h 后完全贴壁，多呈梭形，三角形和长条形 [图 9-2（A）、（B）]。在培养 48 h 后，细胞出现聚集快速生长的情况，当镜下长满 90% ～ 95% 时，聚集的平滑肌细胞呈现方向性生长，形态基本为长梭形 [图 9-2（C）、（D）]。

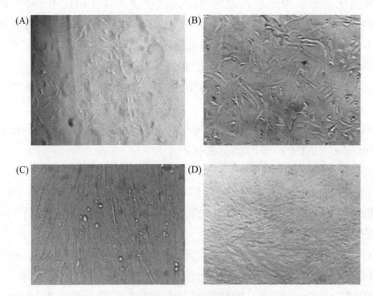

图 9-2　大鼠胃平滑肌细胞形态观察（×200）

2. 细胞的传代培养

待原代细胞生长至 80% 左右，有大片融合时，可进行细胞传代培养。悬浮型细胞直接分瓶就可以，而贴壁细胞需经消化后才能分瓶，具体操作如下[8]：

（1）准备：细胞培养或传代之前，将要用的培养基和所需试剂放入 37 ℃二氧化碳培养箱中预热 30 min，同时打开超净工作台，紫外灯照射 30 min。实验开始前，使用酒精将双手消毒，然后取出培养箱中培养的细胞，在显微镜下观察细胞生长的情况，确定所需要稀释的倍数。关闭紫外灯，打开抽风机和照明灯，然后点燃酒精灯。

（2）细胞的清洗和消化：针对 10 cm 培养皿，首先吸去旧培养液，用 PBS 缓冲液轻洗一遍，去除多余的培养液，加入 4 mL 胰酶，放入二氧化碳培养箱中消化 4 min，使贴壁的细胞易于悬浮。待镜下可见细胞间隙变大，细胞折光率增大，体积缩小变圆时，终止消化。

（3）过滤：取出消化好的细胞，加入 4 mL 完全培养基，使用 5 mL 移液枪将培养皿底部贴壁的细胞吹打悬浮起来，并尽量在没有吹出气泡的情况下，将细胞悬液吹打均匀，然后将含有细胞的悬浮液吸取到新的 15 mL EP 管中。将装有细胞悬液的 EP 管放入事先 4 ℃预冷好的离心机中，设置 1000 r/min，离心 5 min。待离心结束，取出离心好的细胞，弃去上清，留下沉淀即为所需细胞。

（4）重悬、接种：在超净工作台中，利用移液枪在含有细胞沉淀的 15 mL EP 管中加入 7 mL 新鲜培养基，轻吹将细胞沉淀重新悬浮起来，并反复吹打均匀，注意尽量不要吹打出气泡。将重新悬浮起来细胞悬液平均分配在两个 10 cm 培养皿中。加入新鲜培养基将两个培养皿中的液体补齐至 7 mL 后，盖上皿盖后，上下左右轻晃，使细胞均匀分布。将传代好的培养皿放置于二氧化碳培养箱中培养。

（5）观察：细胞传代后，每天应对培养细胞进行观察，注意有无污染、培养液的颜色变化情况、细胞贴壁和生长情况等，此后每隔 3 天换液一次。若细胞贴壁存活则称为传代一次。

第三节

人胚胎肾细胞

一、人胚胎肾细胞细胞培养、冻存和复苏

1. 实验原理

人胚胎肾细胞 HEK293 是一种真核细胞，常用于基因转染等分子生物学领域的研究[10]。将外源性离子通道基因转入 HEK293 等工具细胞并进行表达，通过膜片钳等电生理技术可以直接观察离子通道基因突变、缺失对离子通道功能的影响以及药物对相应型离子通道的作用。该方法已成为先天性离子通道病和药物研究的重要手段[11,12]。

2. 实验仪器

二氧化碳培养箱、冰箱、低温高速离心机等。

3. 主要实验药品及试剂

胰蛋白酶、EDTA、DMEM 培养基、胎牛血清等。

4. 主要溶液配制

培养液：含有 10% FBS 的 DMEM 培养液，1∶100 加入双抗。

5. 实验方法

（1）细胞培养：将 HEK293 细胞放入含 10% FBS 的 DMEM 培养基中，置于 37℃、5% CO_2 的培养箱中培养。当细胞密度增长到 70%～90% 时，使用含 0.25% 胰蛋白酶 +0.02% EDTA 的消化液进行消化，以 1 传 3 的比例进行传代，定时观察细胞生长状况，根据需要传代或换液[1]。

（2）细胞冻存

① 预先配制冻存液：10% DMSO + 90% FBS，4 ℃冰箱保存预冷。

②待细胞密度增长为 80% 左右时（对数生长期），用胰酶对细胞进行消化：倒去培养瓶中的培养基或用枪小心吸去培养板中的培养基，用胰酶消化细胞（尽可能温和）；用 10% FBS 的 DMEM 培养液悬浮细胞，轻轻吹打分散。1000 g 离心 10 min，倒去上清液。将预冷的冻存液加入细胞沉淀中，用 5 mL 移液器轻轻吹打混匀。以 50 cm^2 面积的细胞加入 1 mL 冻存液的比例加入一支冻存管中，标记好冻存日期和细胞名称[1]。

③将冻存细胞放入塞满棉花的泡沫盒子中，盖好盖子。置于 −80℃ 冰箱缓慢降温，24 h 后投入液氮保存。

（3）细胞复苏

①从液氮容器中取出冻存管，快速浸入 500 mL 39℃温水中，并不断摇动令其尽快融化。

②完全融化后，尽快将冻存管从 39 ℃水浴中取出，酒精擦拭消毒后打开盖子，用吸管吸出细胞悬液，加到离心管并滴加 5 mL 10%FBS 的 DMEM 培养基，混匀。1000 r/min，离心 5 min。弃去上清液，加入含 10% FBS 的培养液重悬细胞，接种入 25 cm^2 培养瓶，接种密度为冻存密度的一倍[1]。

③37 ℃培养箱静置培养，次日更换一次培养基，继续培养。

二、质粒的扩增和提取

1. 实验原理

质粒扩增是大量获取质粒的一种化学生物学方法，质粒扩增需要的源头质粒量非常小，1 μg 的质粒都已经能够满足扩增的需要。质粒的用途往往是用于转染细胞，让细胞表达质粒中携带的基因，从而研究该基因对应蛋白质的性能。

2. 实验仪器

二氧化碳培养箱、酶标仪、低温高速离心机、振荡仪等。

3. 主要实验药品及试剂

DMEM 培养基、裂解液、质粒纯化柱等。

4. 主要溶液的配置

（1）LB 培养基：25g/L，100 mL。

（2）冻存培养基：70% LB+30% 甘油（体积比）。

5. 实验方法

（1）质粒的扩增[3]

①提前配制 LB 培养基（25g/L）100 mL 和冻存培养基（70% LB+30% 甘油，体积比），高温高压灭菌。冻存管、EP 管、离心管等物品求无菌。

②接种菌株置于 50 mL LB 培养基中，200 r/min，37 ℃摇菌过夜。

③取 900 μL 菌液和 900 μL 菌株保存液等体积混合，测定菌株浓度。

④菌液混浊后（OD_{600} 为 2 ～ 3），停止摇菌。

⑤将菌液 4000 g 离心 10 min，倒掉上清，再向沉淀中加入 4 mL 液体，使沉淀重悬。重悬的菌液可以直接用于抽提质粒或保存于 −20℃。

（2）质粒的抽提[3]

①取过夜菌液 1.5 mL，5000 g 离心 1 min 后，收集沉淀。重复此步骤，每管收集 3 mL 过夜菌沉淀。

② 每管加入 250 μL 悬浮液，用枪重悬细菌沉淀，要确保沉淀完全被枪吹散，无细菌团块。

③ 每管加入 250 μL 裂解液，轻轻颠倒离心管 4 ～ 6 次，室温放置 2 ～ 3 min，使菌液完全裂解至溶液透明。注意裂解总时间不要超过 5 min。

④ 每管加入 350 μL 结合液，随即颠倒离心管 4 ～ 6 次，出现白色絮状物。随后 13000 g 离心 10 min。

⑤ 将离心所得上清倒入质粒纯化柱，离心 60 s 后，弃掉收集管内液体。

⑥ 再高速离心 1 min，去除残留液体，并室温放置 3 min，使乙醇完全挥发。

⑦ 将质粒纯化柱放置于洁净的 1.5 mL 离心管上，加入 50 μL 洗脱液，室温放置 1 min。

⑧ 高速离心 1 min，所得液体即为高纯度质粒。

⑨ 用酶标仪测定质粒的浓度和质量。

三、细胞转染

1. 实验原理

目前常用的细胞转染有质粒转染和 siRNA 转染。质粒转染是指将质粒转染细胞，让细胞表达质粒中携带的基因，从而研究该基因所对应的蛋白质的性能。siRNA 转染是指针对某基因 mRNA 的小分子干扰 RNA（small interfering RNA，siRNA) 能抑制或封闭该致病基因的表达，从而达到治疗疾病的目的。siRNA 导入细胞有以下几种方法：化学转染技术、电穿孔法、磷酸钙共沉淀技术、显微注射和载体导入技术。其中，化学转染技术是目前最为常用的方法。

2. 实验仪器

二氧化碳培养箱、离心管等。

3. 主要实验药品及试剂

Opti-MEM Medium 培养基、转染试剂、DMEM 培养液、质粒 DNA、siRNA 粉末等。

4. 实验方法 [1,3]

（1）质粒转染

① 提前一天将 HEK293 细胞种至多聚赖氨酸包被的玻片上，使第二天细胞密度能够达到 70% ～ 90%。

② 转染前，将细胞培养液换成新鲜的含有血清不含抗生素的培养液。

③ 取两支洁净的无菌离心管，分布加入 125μL Opti-MEM Medium 培养液，其中一管加 2.5 μg 质粒 DNA，并且用枪轻轻吹打混匀，另一管加入 5 μL 转染试剂，用枪轻轻吹打混匀。室温静置 5 min 后，将含有质粒 DNA 的培养液用枪轻轻加入含有转染试剂的培养液中，轻轻颠倒离心管混匀，室温静置 20 ～ 25 min。形成转染试剂 - 质粒 DNA 复合物。

④ 将转染试剂 - 质粒 DNA 复合物滴入培养基中混匀覆盖细胞，每孔加入 30 μL 转染试剂 - 质粒 DNA 复合物，在 CO_2 培养箱中培养 5 ～ 6 h，之后更换为含有 10% FBS 的 DMEM 培养液。

⑤ 转染 24 h 后即可见细胞有绿色荧光 [13]，见图 9-3，转染效率一般为 60% ～ 70%，可以用于实验。

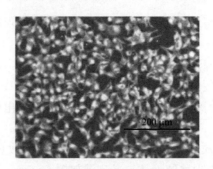

图 9-3　HEK293 细胞

（2）siRNA 转染：化学转染成功的关键在于转染试剂的选择，目前常用的转染试剂有 RFect 系列转染试剂、Lipo2000、RNAiMAX 等。这些转染试剂的转染细胞主要是贴壁培养细胞。选择转染试剂要考虑转染效率、对待转染细胞的毒性等问题。

① 将培养 7～8 天左右的小鼠胃窦平滑肌细胞接种到 24 孔板中，第二天的细胞融合度为 60%～70%。合成的 siRNA 粉末配成 20 μmol/L 的储存液，保存在 −20℃。

② 转染前两个小时将 24 孔板每孔培养基更换为 500 μL 新鲜的含 10% FBS 的 DMEM 培养基。

③ 取 2.5 μL siRNA 储存液和 3.5 μL 转染试剂分别加入 25 μL Opti-MEM 培养基中混匀，然后二者 1∶1 混合混匀，室温静置 5 min。

④ 逐滴均匀加入待转染细胞表面（1 孔）。这时 siRNA 终浓度为 100 nmol/L。

⑤ 转染 24 h 后培养基更换为正常培养基。转染 48 h 后可以用于后续试验。

⑥ 注意所有培养基不得含有抗生素。

本章总结

胃肠道动力研究常用的细胞有新鲜分离的平滑肌细胞、传代培养的胃肠道平滑肌细胞和人胚胎肾细胞（HEK293）。新鲜分离的平滑肌细胞采用酶消化法，胃肠道不同的部位，所用的酶和消化时间有所不同，新鲜分离的平滑肌细胞用于膜片钳记录离子通道的电流变化。传代培养的胃肠道平滑肌细胞的制备有两种方法：组织贴片法和酶消化法，两种方法可以组合优化。传代培养的胃肠道平滑肌细胞用于细胞免疫、细胞增殖和凋亡的研究。人胚胎肾细胞（HEK293）用于通道质粒转染，是通道研究的重要工具细胞。

参考文献

[1] 刘东海 . 电压依赖性钾通道在小鼠胃肠平滑肌运动调控中作用及其机制研 [D]. 上海：上海交通大学，2015.

[2] 赵鹏 . 外源性硫化氢对豚鼠胃窦平滑肌收缩的调控作用及其机制 [D]. 上海：上海交通大学，2010.

[3] 宋妮娜 . PDGFRα⁺ 细胞 /SK3 通道在糖尿病慢传输型便秘中的作用及其机制究 [D]. 上海：上海交通大学，2020.

[4] 敖锋，张自力，宋健 . 大鼠血管壁中膜平滑肌细胞的原代培养及鉴定 [J]. 中西医结合心脑血管病杂志，2015, 13(17): 1937-1939

[5] 虞晓明，郭瑞，唐江锋，等 . 小鼠肺细小动脉平滑肌细胞原代培养和鉴定以及低氧对其增殖与凋亡的影响 [J]. 中国病理生理杂志，2014, 30(09): 1724-1728.

[6] 詹伟，彭玉，刘启艳 . 大鼠胃窦平滑肌细胞原代培养优化与鉴定研究 [J]. 贵阳中医学院学报，2019, 41(02): 18-21.

[7] 高静，徐晓霞，陈平 . 胃肠道平滑肌细胞培养及鉴定 [J]. 哈尔滨医药，2017, 37(02): 185-187.

[8] 黄诗琪 . 白藜芦醇对结肠平滑肌运动和细胞增殖的影响及机制 [D]. 上海：上海交通大学，2020.

[9]　龚彦溶 . 陈皮枳壳配伍柴胡对应激法致小鼠功能性消化不良的影响 [D]. 广州 : 广州中医药大学 , 2020.

[10]　刘坤 , 高翔 , 蔡华华 , 等 . 人 Kv1.3 通道基因转染人胚胎肾细胞的研究 [J]. 中国康复 , 2007, 22(06): 389-390.

[11]　李宇 , 崔长琮 , 赵永辉 , 等 . 先天性长 QT 综合征相关人类 HERG 基因真核表达载体的构建及其功能表达 [J]. 西安交通大学学报 (医学版), 2006, 27(04): 344-348.

[12]　赵欣 , 白霞 , 杨向军 , 等 . hHCN2 基因的表达和电生理记录 [J]. 苏州大学学报 (医学版), 2006, 26(02): 227-229.

[13]　吕晓梅 , 周知音 , 朱丽 , 等 . 过表达 TrxR1 重组 HEK293 细胞株的构建和鉴定 [J]. 南方医科大学学报 , 2022, 42(04): 554-560.

第十章

胃肠道动力的免疫化学研究

第一节

免疫蛋白印迹实验

一、实验原理

免疫蛋白印迹实验（Western blot）的发明者是美国斯坦福大学的 George Stark。其原理是由裂解细胞或组织提取蛋白质样品，经 SDS-PAGE 电泳处理后，将不同分子量大小的蛋白质分离。再将电泳分离后的总蛋白质从凝胶转移到固相支持物 NC 膜或 PVDF 膜上，然后用特异性抗体检测某特定抗原，对蛋白质进行检测、分析以及定量。在胃肠道动力研究中，免疫蛋白印迹实验用于研究蛋白质的表达。

二、实验仪器

解剖显微镜 SZX12 型、DELTA 320 pH 计、制冰机 AF100 型、全自动高速样品研磨仪、震荡仪、低温高速离心机、酶标仪 680、电泳仪 POWER PAC 200、电转仪 TRANS-BLOT SD、电泳分析扫描仪、Bio-Rad ChemiDoc MP 全能型凝胶成像分析系统等。

三、主要实验药品及试剂

RIPA 裂解液、Tween-20、四甲基乙二胺（TEMED）、过硫酸铵（AP）、Tris 碱、ECL 化学发光试剂盒、PVDF 膜、BCA 试剂盒等。

四、主要溶液的配制

（1）蛋白提取液：向组织裂解液 RIPA 中按照 1∶100 的比例加入蛋白酶抑制剂和磷酸酶抑制剂。

（2）10×TBS：取 Tris 碱 12.1 g、NaCl 9 g 溶于 1000 mL 双蒸水中，用 HCl 调 pH 值至 7.4。使用时稀释 10 倍。

（3）10×电泳液：取 Tris 碱 30 g、SDS 10 g、甘氨酸 144 g 溶于 1000 mL 双蒸水中，用 HCl 调 pH 值至 7.4。使用时稀释 10 倍。

（4）TBST：10×TBS 1000 mL 中加入 1 mL Tween-20。

（5）电转液：取甘氨酸 43.2 g、Tris 碱 9 g 溶于 2200 mL 双蒸水中，搅匀后加入 600 mL 甲醇，搅匀后定容至 3000 mL。

（6）5% 封闭液：5 g 脱脂奶粉溶于 100 mL TBST 中。

（7）PBS 溶液：取 NaCl 8.5 g、KCl 0.2 g、KH_2PO_4 0.24 g、Na_2HPO_4 1.44 g 溶于 800 mL 双蒸水中，用 HCl 调 pH 值至 7.40，搅匀后定容到 1 L。

五、实验方法 [1,2]

1. 从平滑肌组织中提取蛋白质样品

① 结肠平滑肌组织的获取，同 "平滑肌肌条张力收缩实验"（第八章第二节）。

② 将平滑肌组织用滤纸充分吸干水分，并进行称量记录，然后迅速地将组织转入冻存管中，置于 −80 ℃的冰箱中。

③ 配制蛋白质提取液，即向组织裂解液 RIPA 中按照 1∶100 的比例加入蛋白酶抑制剂和磷酸酶抑制剂，所配的总溶液量根据需求确定。

④ 将冻存的组织转移到 1 mL 离心管中，按照每 10 mg 组织加入 250 μL RIPA 组织裂解液的比例将一定量的裂解液加入离心管中，注意所有的操作在冰上进行。

⑤ 将加完裂解液的样品，放入全自动高速样品研磨仪槽中，固定后进行组织研磨，参数设置为 70 Hz，单次匀浆 60 s，间隔 10 s，共匀浆 3 次。

⑥ 将获取的离心管中的蛋白质样品，在高速离心机中（4 ℃、12000 r/min）离心 15 min，然后吸取上清液转移到新的离心管中，在 100 ℃水浴锅中煮沸 5 min。

2. 蛋白质浓度测定

使用 BCA 试剂盒对蛋白质浓度进行测定。具体方法如下：

① 将 0.5 mg/mL 蛋白质标准品，按照 0 μL、1 μL、2 μL、4 μL、8 μL、12 μL、16 μL、20 μL 加入 96 孔板中，接着使用 RIPA 裂解液作为标准品稀释液补足到每个孔均是 20 μL 体积量，相当于标准品浓度分别为 0 mg/mL、0.025 mg/mL、0.05 mg/mL、0.1 mg/mL、0.2 mg/mL、0.3 mg/mL、0.4 mg/mL、0.5 mg/mL。

② 根据样品数配制 BCA 工作液，按照 50∶1 配制 BCA 的试剂 A 和 B 的工作液，混匀。

③ 在每孔中加入 200 μL BCA 工作液，注意混匀，在 37 ℃放置 30 min，接着用离心机将每个孔中的气泡去掉。

④ 用酶标仪测定 562 nm 波长的吸光度 A_{562}，再根据所得的每个蛋白质样品吸光度绘制标准曲线，并计算出样品的蛋白质浓度，从而进行样品浓度的稀释，最终获得相近浓度的蛋白质样品。

3．蛋白质样品的制备

① 将调整好的蛋白质样品，根据样品的体积除以 4，即为加入 4×SDS 上样缓冲液的量，并混匀。

② 将样品在 100 ℃水浴锅中再次煮沸 5 min，随后在 −20 ℃冰箱中冻存。

4．SDS-PAGE 凝胶电泳

① 根据所需蛋白质的分子量，配制 10% 或 8% 下层胶（分离胶）以及 4% 上层胶（浓缩胶）。

② 将煮沸的蛋白质样品在 4 ℃、12000 r/min 离心 10 min。

③ 吸取样品的上层液，在每个电泳道中，加入 20 μL 的蛋白质样品，并在两侧泳道中各加入 10 μL 和 5μL 的蛋白 marker。

④ 进行蛋白质电泳，先把参数设置 100 mV，待蛋白质样品全部进入下层胶后，即可将电压调至 160 mV。

⑤ 待所需的蛋白质条带与周围的蛋白质分子间距较大时，即可结束电泳。

5．转膜

① 将 PVDF 膜剪裁到约 6 cm ×8 cm，放在甲醇中浸泡 10 s，转移到转膜液中。

② 将电泳槽中的分离胶切取，然后从负极到正极依次放置泡沫纤维垫、滤纸、聚丙烯酰胺凝胶、PVDF 膜、滤纸、泡沫纤维，注意赶走夹层内的气泡。

③ 安装完毕后，转膜盒中放入冰盒进行降温，再倒入提前预冷的转膜液，电转仪参数设置为：电压 90 mV，转膜时间 2 h。

6．免疫反应及显色

① 把目的蛋白质条带裁出，并使用含有 5% 脱脂奶粉的 TBST 溶液进行室温封闭 2 h。注意放在摇床上轻摇。

② 用 5% 脱脂奶粉的 TBST 溶液配制适当浓度的一抗，然后将目的条带充分接触一抗，并置于 4 ℃冰箱中孵育过夜。

③ 第二天将目的条带取出复温半小时，TBST 洗膜 5 次，每次 10 min，充分摇洗，目的是去除非特异性抗体。

④ 再用 5% 脱脂奶粉的 TBST 配制辣根过氧化物酶（HRP）标记的二抗，在室温进行封闭 2 h。

⑤ TBST 溶液洗膜 6 次，每次 5 min，目的是去除膜上非特异性结合的二抗。

⑥ 使用 Bio-Rad ChemiDoc MP 全能型凝胶成像分析系统进行目的条带和内参的显色曝光。

第二节

组织免疫荧光实验和免疫化学实验

一、概述

免疫荧光技术是在免疫学、生物化学和显微镜技术的基础上建立起来的一项技术。根据抗原抗体反应的原理，先将已知的抗原或抗体标记上荧光基团，再用这种荧光抗体（或抗原）作为探针检查细胞或组织内的相应抗原（或抗体）。利用光显微镜可以看见荧光所在的细胞或组织，从而确定抗原或抗体的性质和定位，以及利用定量技术（比如流式细胞仪）测定含量。免疫荧光实验是免疫组化实验的一种。免疫组化使用的显示剂有荧光素、酶、金属离子或者同位素，免疫荧光的显示剂是荧光素，在荧光显微镜下观察。在胃肠道动力研究中，免疫荧光实验用于抗原的定性和定位。免疫荧光组织（细胞）化学染色方法又分直接法、间接法、补体法和双标记法。

直接法是将荧光素标记在相应的抗体上，直接与相应抗原反应。其优点是方法简便、特异性高，非特异性荧光染色少。缺点是敏感性偏低，且每检查一种抗原就需要制备一种荧光抗体。

间接法又称双抗体法。该方法只需制备一种荧光抗体就可以检出多种抗原，敏感性较高，其敏感性比直接法高 5 ~ 10 倍，但步骤繁杂，已被广泛应用于自身抗体和感染患者血清的试验。目前实验室使用的多是免疫荧光组织化学染色的间接法。

补体法是利用荧光素标记抗补体抗体，以鉴定未知抗原或抗体。本法仅需一种标记抗补体抗体，由于补体与抗原 - 抗体复合物结合无种属特异性，从而不受已知抗体或待测血清的动物种类限制，故可检测各种抗原 - 抗体系统。缺点是容易产生非特异性干扰，需要较多的对照，而补体由于不稳定，不易长期保存，目前应用很少。

双标记法是用两种荧光素标记不同抗体，对同一基质样本进行检测，若有相应的两种抗原存在，则显示不同颜色的荧光。目前，常用的双标法是在间接法的过程中，荧光二抗加上DAPI 染色。免疫荧光双标法是目前应用较多的检验方法。

免疫荧光的切片分为冰冻切片和石蜡切片。石蜡包埋组织切片的优点是：组织形态保持良好，细胞和组织的形态特征清晰可见；切片稳定，石蜡包埋的组织切片具有较好的切片稳定性，切片薄度均匀，不易变形。石蜡切片可以进行各种免疫组织化学染色，有助于研究细胞和组织中特定分子的表达和分布。其缺点是：处理时间长，可能需要几天的时间；无法保留活性分子，石蜡包埋会导致组织中的生物活性分子丧失；成本较高。

冰冻组织切片的优点是：冰冻组织切片可以保留组织中的生物活性分子；处理时间短，一般几个小时即可完成；适用于多种分析。其缺点是：冰冻组织切片的组织形态可能受到冷冻过程的影响，细胞和组织的形态结构可能不如石蜡切片清晰；切片不稳定，切片薄度可能不均匀，易变形。目前，冰冻切片使用较多。

二、免疫荧光组织化学染色－直接法

1. 实验原理
将荧光素标记在相应的抗体上，然后直接与相应抗原发生反应，可根据荧光的分布和形态，确定其抗原性。

2. 实验仪器
恒温冷冻切片机、荧光显微镜、冷冻切片机冻头等。

3. 主要实验药品及试剂
甘油、抗体、OCT 包埋剂等。

4. 主要溶液的配制

（1）缓冲甘油：0.1 mol/L PBS 与甘油 1：1 混匀即可。

（2）荧光标记的抗体溶液：以 0.01 mol/L、pH 7.4 的 PBS 溶液进行稀释。

（3）PBS 缓冲液：取 NaCl 8.5 g、KCl 0.2 g、KH_2PO_4 0.24 g、Na_2HPO_4 1.44 g 溶于 800 mL 双蒸水中，用 HCl 调 pH 至 7.40，搅匀后定容到 1 L。

5. 实验方法[3,4]

（1）切片：给冷冻头上加少许 OCT 包埋剂，待冷冻发白后修出一个平面来，将新鲜分离的组织置于修平的冷冻头上，在 −23 ℃冷冻切片机内切片，厚度 2 ～ 3 μm。用毛笔把切片拉平，贴片。

（2）固定：吹风机将切片吹干，让组织固定在玻片上。

（3）冲洗：PBS 缓冲液冲洗 3 次，每次 3 min，使标本保持一定湿度。在切片的背面用记号笔绕着组织划出一个小圈，这样是有利于以后镜检时能很快找到肾组织的位置。

（4）孵育荧光抗体：轻轻甩干 PBS 缓冲液，滴加适当稀释的荧光标记的抗体溶液（不超过 1：20），使其完全覆盖标本。对照片用兔荧光血清染色。将切片置于湿盒内，放置于 37 ℃温箱中避光孵育 30 min。

（5）封片和拍照：用 PBS 缓冲液浸洗 3 次，每次 5 min，甩去 PBS 后，不使标本干燥，加一滴缓冲甘油，以盖玻片覆盖。直接在荧光显微镜下观察并拍照。最好在当天观察，随着时间的延长，荧光强度会逐渐下降。

三、免疫荧光组织化学染色 – 补体法

1. 实验原理

用特异性抗体和补体的混合液与标本上的抗原发生反应，补体结合在抗原 - 抗体复合物上，再用抗补体的荧光抗体与补体结合，从而形成抗原抗体补体复合物 - 抗补体荧光抗体复合物，在荧光显微镜下呈现阳性荧光的部位就是免疫复合物存在处。目前这种方法的应用很少。

2. 实验仪器

恒温冷冻切片机、荧光显微镜、冷冻切片机冻头等。

3. 主要实验药品及试剂

免疫血清、补体、新鲜豚鼠血清、抗补体荧光抗体等。

4. 主要溶液的配制

Kolmers 盐水配法：在 pH 7.4、0.1mol/L 磷酸缓冲盐水中，溶解 $MgSO_4$ 的含量为 0.01% 浓度。

5. 实验方法[5]

（1）切片：同"直接法"。

（2）固定：同"直接法"。

（3）冲洗：同"直接法"。

（4）孵育抗体 - 抗原 - 补体复合物：吸取经适当稀释的免疫血清（含有抗体）及新鲜血清补体等量混合液滴于切片组织（含有抗原）上，37 ℃湿盒内孵育 30 min ～ 1 h。用 PBS 缓冲液洗 3 次，每次 5 min。

（5）孵育抗补体荧光抗体：滴加经过适当稀释的抗补体荧光抗体，37 ℃孵育 30 min～1 h。用 PBS 缓冲液洗 3 次，每次 5 min。

（6）封片和拍照：蒸馏水洗 1 min，缓冲甘油封固。以盖玻片覆盖。直接在荧光显微镜下观察并拍照。

本实验应该设置对照组，分别为：阳性和阴性细胞对照，阴性补体对照，阴性血清对照组。

四、免疫荧光组织化学染色 - 间接法

1. 实验原理

一抗和特异的抗原结合，荧光二抗和一抗结合之后，再和显示剂结合而显色。可根据荧光位置和颜色的深浅，对抗原定量定位分析。

2. 实验仪器

超低温冰箱、冰冻切片机、摇床、荧光显微镜、微波炉等。

3. 主要实验药品及试剂

一抗、二抗、DAPI、FM4-64、乙醇、二甲苯、多聚甲醛、过氧化氢、EDTA 抗原修复液等。

4. 主要溶液的配制

（1）PBS 缓冲液：取 NaCl 8.5 g、KCl 0.2 g、KH_2PO_4 0.24 g、Na_2HPO_4 1.44 g 溶于 800 mL 双蒸水中，用 HCl 调 pH 值至 7.40，搅匀后定容到 1 L。

（2）Krebs 溶液：NaCl 137.4 mmol/L，$NaHCO_3$ 15.5 mmol/L，KCl 5.9 mmol/L，$MgSO_4$ 1.2 mmol/L，KH_2PO_4 1.2 mmol/L，glucose 11.5 mmol/L，$CaCl_2$ 2.5 mmol/L。实验中使用 5% CO_2/95%O_2 的医用氧气，将 pH 值调至 7.3～7.4。

5. 实验方法

（1）切片制备

① 冰冻切片制备 [1,6]

a. 取材：处死动物，取出肠管或者胃，迅速放入预先充氧（95% O_2：5% CO_2）的 4 ℃ Krebs 溶液中，去除结肠的肠系膜，沿着肠管纵轴剖开，冲洗掉内容物。

b. 固定和脱水：处理干净的肠管浸在新鲜配制的 4% 多聚甲醛溶液中 2 h，或冰箱 4 ℃ 过夜。再将组织浸入 15% 蔗糖溶液直至组织块沉淀，更换成 30% 蔗糖溶液至组织块沉淀。

c. 包埋：在冰冻切片机的冷台包埋，避免液氮速冻造成组织碎裂，避免 -80 ℃慢冻形成冰晶。组织覆盖在 OTC 包埋剂上，然后再在组织上涂上 OTC 包埋剂，注意不要有气泡，贴近液氮表面 10 s 左右后可见包埋剂变为白色，然后投入液氮固定保存。

d. 切片：取出凝固的组织块，用 OCT 包埋剂将其固定到样品台上，并修整多余部分，切片厚度为 8～10 μm，用毛笔拉平切片，贴附到预冷的载玻片上，室温干燥 30 min，转入 -80 ℃冰箱保存。

② 石蜡切片制备 [6]

a. 取材：同"冰冻切片制备"。

b. 固定：同"冰冻切片制备"。

c. 脱水透明：30% 乙醇，30～60 min；50% 乙醇，30～60 min；70% 乙醇，30～60 min

（可暂停，冰箱 4℃过夜）；80% 乙醇，30 ～ 60 min；90% 乙醇，30 ～ 60 min；100% 乙醇，30 min，两次；二甲苯，透明 10 min，两次（如果二甲苯浑浊，说明脱水不够，可再从 90% 乙醇开始脱水）。

d. 梯度浸蜡：将上一步处理完的组织块，按照二甲苯：石蜡比例为 2∶1、1∶1 的顺序各置换一次，这样重复操作 3 次，保证石蜡充分浸入组织块中。

e. 包埋：在包埋盒中加入适量熔化的石蜡，将组织块浸入其中并摆正位置，待组织块凝固。

f. 切片和烤片：切成 3 ～ 5 μm 蜡片，将切下的薄片在 42 ℃温水中展平，用黏附性载玻片捞出，放 45 ℃恒温箱中烘干过夜，可以有效避免脱片[6]。

（2）组织免疫荧光实验

① 冰冻切片免疫荧光实验[6]

a. 切片前处理：冰冻切片从 −80 ℃取出，室温晾干，1×PBS 缓冲液中浸泡 10 min，脱去包埋剂。

b. 通透处理：将切片浸入 0.25% TritonX-100（1×PBS 配制）室温处理 10 min，1×PBS 洗 3 次，每次 5 min。

c. 封闭：在室温下，用组化笔在组织周围画圈（防止抗体流走），在圈内滴加用 3%BSA 或者 10% 正常兔血清均匀覆盖组织，室温封闭 30 min（一抗是山羊来源用 10% 正常兔血清封闭，一抗其他来源的用 3%BSA 封闭）。

d. 孵育一抗：轻轻甩掉封闭液，滴加 1×PBS 缓冲液稀释的一抗，切片平放于湿盒内 4 ℃孵育过夜（湿盒内加少量水防止抗体蒸发）。

e. 孵育二抗：轻轻甩掉一抗，1×PBS 缓冲液在摇床上晃动洗涤 3 次，每次 5 min。轻轻甩掉水分，在圈内滴加 1×PBS 缓冲液稀释的二抗，覆盖组织，37 ℃避光孵育 50 min ～ 1 h。试验中二抗注意避光，防止荧光见光衰减。

f. 染色：轻轻甩掉，1×PBS 缓冲液在摇床上晃动洗涤 3 次，每次 5 min。使用核染料 DAPI 和细胞膜染料 FM4-64，分别室温避光孵育 5 min 和 25 min。然后 1×PBS 缓冲液在摇床上晃动洗涤 3 次，每次 5 min。

g. 封片：将封片液滴加到组织上，小心盖上盖玻片。然后保存于 −20 ℃，一周内拍照。

h. 切片于荧光显微镜下观察并采集图像，呈现彩色图片（图 10-1）[7]。

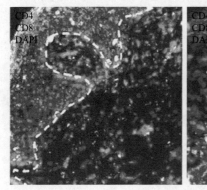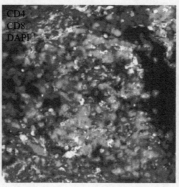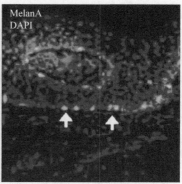

图 10-1　免疫荧光染色（冰冻切片）

DAPI 紫外激发波长 330 ～ 380 nm，发射波长 420 nm，发蓝光；DyLight 488 激发波长

465～495 nm，发射波长 518 nm，发绿光；CY3 激发波长 510～560 nm，发射波长 590 nm，发红光。

② 石蜡切片免疫荧光实验[6]

a. 脱蜡至水：58 ℃烘箱 4 h，二甲苯 20 min，无水乙醇 2 min，90% 或者 95% 乙醇 2 min，80% 乙醇 2 min，75% 乙醇 2 min，二级水 2 min，4% 多聚甲醛（可回收）20 min，二级水 2 min。

b. 抗原修复：将切片浸没在盛满 EDTA 抗原修复液的修复盒里，置于微波炉内进行抗原修复。微波炉可先用高挡加热使液体沸腾，当加热至沸腾时调到中挡，开始计时，修复时间为 10～15 min。到时间后取出，放入冷水中冷却降温，当修复液降至室温后取出玻片，用 PBS 缓冲液（pH 7.4）冲洗 3～5 遍，每次 3 min。

c. 通透处理：同 "冰冻切片"。

d. 封闭：同 "冰冻切片"。

e. 孵育一抗：同 "冰冻切片"。

f. 孵育二抗：同 "冰冻切片"。

g. 染色：同 "冰冻切片"。

h. 淬灭组织自发荧光：将切片放入抗体孵育盒中，用 PBS 缓冲液避光摇床洗 5 min，3～5 次。在圈内滴加自发荧光淬灭剂 B 液，避光室温孵育 5 min，水洗 10 min。

i. 封片。切片稍甩干后，用抗荧光淬灭封片剂封片。

j. 荧光显微镜拍片，呈现彩色图片（图 10-2）[6]。

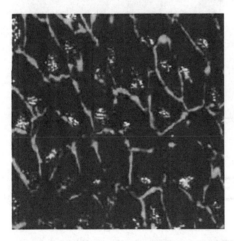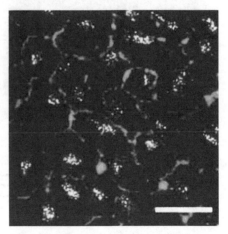

图 10-2　免疫荧光染色（石蜡切片）

（3）组织免疫化学实验[1,6]

① 切片前处理：同 "组织免疫荧光实验"。

② 去除内源性过氧化物酶：用甲醇配制 3% 过氧化氢，室温浸泡 10 min，1×PBS 缓冲液洗 3 次，每次 5 min。

③ 抗原修复（选做）：同 "组织免疫荧光实验"。

④ 通透处理和封闭：同 "组织免疫荧光实验"。

⑤ 孵育一抗和孵育二抗：同 "组织免疫荧光实验"。

⑥ DAB 显色：甩掉二抗，1×PBS 缓冲液洗 3 次，每次 5 min。按说明书比例配制 DAB

染液，滴加到样品上，镜检观察染色情况，适时终止反应。1×PBS 缓冲液洗涤 3 min，流水冲洗数分钟，蒸馏水浸泡 3 min。

⑦ 复染：切片进入苏木精染液中浸泡 1～3 min，流水洗去浮色，用盐酸酒精分色 4 s；流水清洗，碳酸氢钠返蓝液处理 20 s，蒸馏水浸泡 3 min，镜检察看着色情况。

⑧ 梯度乙醇脱水：30%、50%、70%、80%、95%、100%、100% 乙醇梯度脱水。

⑨ 透明：切片于二甲苯中浸泡 10 min。

⑩ 封片：切片从二甲苯中捞出，滴加中性树胶，加盖盖玻片，室温晾干数日。在光镜下观察图片，呈现黄色图像（图 10-3）[6]。

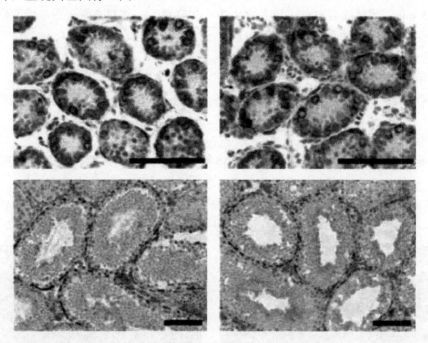

图 10-3　免疫荧光染色（石蜡切片）

第三节

细胞免疫荧光实验

一、实验原理

细胞免疫荧光技术是一种基于抗体与标记物相互作用的技术。它通过特异性的抗体与细胞表面或细胞内分子结合，再通过标记物在荧光显微镜下进行观察。

在胃肠道动力研究中，细胞免疫荧光实验用于细胞分子结构研究。

二、实验仪器

摇床、细胞板、荧光显微镜等。

三、主要实验药品及试剂

多聚甲醛、TritonX-100、山羊血清、一抗、二抗、DAPI 核染料等。

四、主要溶液的配制

PBS 缓冲液：同"组织免疫荧光实验"。

五、实验方法 [8,9]

1. 准备细胞

实验前一天将一定量的细胞放置 6 孔板或者 12 孔板中，6 孔板铺 20 万个细胞，12 孔板铺 5 万～ 8 万个细胞，铺细胞宁少勿多。放入 37 ℃培养箱中培养，细胞贴壁之后给相应的处理，如瞬转的过表达，或加药，作用一段时间后，取出细胞培养板，去上清液，用 PBS 缓冲液轻柔地洗 3 遍，洗去多余的培养液。

2. 固定

按照每孔 300 ～ 600 μL 的量覆盖每个孔，用 4% 多聚甲醛固定细胞 15 min，放在摇床上慢速摇晃。吸出多聚甲醛，加入 PBS 缓冲液冲洗，放置于摇床上中速摇晃，每次 10 s，重复 3 次。

3. 通透

按照每孔 300 ～ 600 μL 的量，加入含有 0.5% TritonX-100 的 PBS 缓冲液室温孵育细胞 20 min，并放置于摇床上慢摇。TritonX-100 能溶解脂质，以增加抗体对细胞膜的通透性。

4. 封闭

洗去含有 0.5% TritonX-100 的 PBS 缓冲液，再用 PBS 缓冲液浸洗玻片 3 次，每次 3 min，摇床中速摇晃。按照每孔 200 μL 的量，在 24 孔板里滴加山羊血清，或者 2% BSA 溶液，室温封闭 30 min。

5. 一抗结合

吸除封闭液，按照每孔 500 μL 的量加入事先按比例稀释好的一抗溶液（1∶3000），在摇床上 4 ℃孵育过夜。吸去一抗溶液并回收利用，PBS 缓冲液浸洗 3 ～ 5 次。

6. 二抗结合

照每孔 500 μL 的量加入事先按照适当比例配制好的二抗溶液（1∶3000），使用锡箔纸覆盖避光，在室温静置孵育 1 h。用移液枪将二抗溶液吸去，在避光情况下，使用 PBS 缓冲液浸没细胞玻片，在摇床中速摇晃洗去多余的二抗溶液，此步骤重复 3 次，每次 3 min。

7. 染色

吸去 PBS 缓冲液，然后滴加适量 DAPI 核染料（1∶100），避光孵育 5 min。在避光情况下，使用 PBS 缓冲液浸没细胞玻片，在摇床中速摇晃洗去多余的 DAPI 染液，每次 3 min，3 次，最后每个孔余留 500 μL，防止细胞干燥。

8. 检测

在荧光显微镜下观察染色情况，如图 10-4[8]。

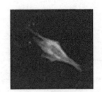 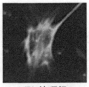

(A) 正常组   (B) 处理组

图 10-4   细胞荧光染色

第四节

苏木精 - 伊红染色法

一、实验原理

苏木精 - 伊红染色法（hematoxylin-eosin staining），简称 HE 染色法，石蜡切片技术里常用的染色法之一。它是组织学、胚胎学、病理学教学与科研中最基本、使用最广泛的技术方法。在胃肠道动力研究中，HE 染色法用于检测胃肠道组织的病理变化。

苏木精染液为碱性，主要使细胞核内的染色质与胞质内的核酸着紫蓝色。脱氧核糖核酸（DNA）两条链上的磷酸基带负电荷，呈酸性，很容易与带正电荷的苏木精碱性染料以离子键结合而被染色。苏木精在碱性溶液中呈蓝色，所以细胞核被染成蓝色。

伊红为酸性染料，主要使细胞质和细胞外基质中的成分着红色。伊红是一种化学合成的酸性染料，在水中离解成带负电荷的阴离子，与蛋白质的氨基正电荷的阳离子结合，使胞质染色，细胞质、红细胞、肌肉、结缔组织、嗜伊红颗粒等被染成不同程度的红色或粉红色，可与蓝色的细胞核形成鲜明对比。伊红是细胞质的良好染料。

冰冻切片 HE 染色会发现或多或少的冰晶。冰晶特别严重时，刺破细胞，破坏组织形态。而过大过多的冰晶不仅会破坏组织细胞结构，影响切片的观察，甚至影响科研结果的可信度。所以，目前，常用石蜡切片做 HE 染色。

二、实验仪器

切片机、恒温箱、溶蜡箱、玻璃缸、载玻片、盖玻片、包埋盒等。

三、主要实验药品及试剂

4% 多聚甲醛、酒精、二甲苯、固体石蜡、苏木精、酸水、氨水、酒精伊红染色剂型、加拿大树胶等。

四、主要溶液的配制

PBS 缓冲液：同"组织免疫荧光实验"。

五、实验方法

1. 石蜡切片制备

同"组织免疫荧光实验"。

2. HE 染色[6,10]

（1）脱蜡：将石蜡切片置于二甲苯中浸泡，更换两次纯二甲苯，每次 15 min。

（2）梯度乙醇复水：按照 100%、100%、95%、80%、70%、50%、30% 乙醇依次浸泡，每个梯度 3 ～ 5 min，最后于蒸馏水浸泡 3 min。

（3）苏木精染色：切片进入苏木精染液中浸泡 1 ～ 3 min，流水洗去浮色，用盐酸酒精分色 4 s，流水清洗 20 min，碳酸氢钠返蓝液处理 20 s，蒸馏水浸泡 3 min，镜检察看着色情况。

（4）梯度乙醇脱水：按照 30%、50%、70%、80%、95% 梯度乙醇脱水处理，各 5 min。

（5）伊红染色：切片置于伊红染液中 20 ～ 30 s，95% 乙醇漂洗 3 s。再转移到 95% 酒精中 10 min。

（6）脱水：100% 乙醇脱水两次，每次 5 min。

（7）透明：切片于二甲苯中浸泡 10 min。

（8）封片：切片从二甲苯捞出，将少量中性树胶滴到切片上，将盖玻片缓缓覆盖在载玻片的样品上，避免气泡，室温晾干数日。不可等二甲苯彻底干时才封片。用光镜察看图片（如图 10-5）[10]。

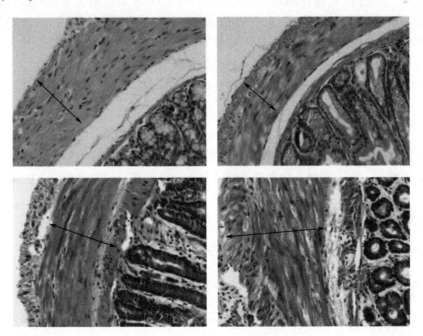

图 10-5　HE 染色（石蜡切片）

第五节

实时荧光定量核酸扩增检测系统

一、实验原理

实时荧光定量 PCR（quantitative real-time PCR）简称 qPCR，在 DNA 扩增体系中加入荧光基团，通过聚合酶链式反应（PCR）循环实现荧光信号的积累，从而实现检测每次 PCR 循环后产物总量，是核酸检测和定量分析的"金标准"。

实时荧光定量 PCR 所使用的荧光标记方法可分为两种：荧光染料（SYBR Green Ⅰ 染料为主）和荧光探针（TaqMan 探针）。SYBR Green Ⅰ 染料结合于所有双链 DNA 双螺旋小沟区域，具有绿色激发波长。这种染料在反应体系中处于游离状态时，发出的荧光极其微弱，但当其与 DNA 双链结合的时候，荧光信号就会被放大，从而被仪器所检测。在 PCR 实验中，染料的结合量与 DNA 的浓度呈现正比关系，可以通过检测荧光信号的强度来反映 PCR 体系中 DNA 的浓度。其优点是：可用于检测任何双链 DNA 序列的扩增，无须单独设计探针，操作简单，成本较低。

TaqMan 荧光探针由 3 部分构成：5′ 端的荧光报告基团、3′ 端的荧光淬灭基团和靶基因特异性结合的序列。当探针在反应体系中处于游离状态时，荧光报告基团的信号会被荧光淬灭基团所吸收。但当 PCR 进行到退火、延伸阶段时，DNA 聚合酶会将荧光报告基团和荧光淬灭基团分离，从而发出荧光，因此探针法也可以通过检测荧光信号强度来反映 PCR 体系中 DNA 的浓度。其优点是：荧光探针只与目的序列结合，具有良好的特异性，无须实验优化；不同波长的荧光报告基团可以标记不同的探针，兼容多重反应。

在胃肠道动力研究中，该实验用于检测 mRNA 的表达，分析基因表达水平。

二、实验仪器

PCR 仪、涡旋仪、PCR 管、移液枪、精密光学防震台、激光共聚焦扫描显微镜、全自动高速样品研磨仪、台式高速冷冻型微量离心机、分光光度计、离心管和 TIP 头等。

三、主要实验药品及试剂

RNA 提取试剂盒、cDNA 合成试剂盒、TRIzol、引物、裂解液 RZ、氯仿、无水乙醇等。

四、实验方法 [10-12]

1. RNA 的提取

（1）平滑肌样品 RNA 的提取

①样品处理：将分离的平滑肌样品放入液氮中保存。将从液氮中取出的组织每 50～100 mg 加入 1 mL 裂解液 RZ，用全自动高速样品研磨仪进行匀浆处理。注意：样品的体积不应超过裂解液 RZ 体积的十分之一。离心管和 TIP 头应进行湿热灭菌 40 min，干燥，无 RNA 酶。

②将匀浆样品在室温放置 5 min，使得核酸蛋白质复合物完全分离。

③加入 200 μL 氯仿，盖好管盖，剧烈振荡 15 s，室温放置 3 min。

④4 ℃、12000 r/min、离心 10 min，样品会分为三层：黄色有机相，中间层和无色的水相，RNA 主要在水相中，水相的体积约为所用裂解液 RZ 试剂的 50%。把水相转移到新管中，进行下一步操作。

⑤缓慢加入 0.5 倍体积无水乙醇，混匀（此时可能会出现沉淀）。将得到的溶液和沉淀一起转入吸附柱 CR3 中，4 ℃、12000 r/min、离心 30 s，弃掉收集管中的废液。

⑥向吸附柱 CR3 中加入 500 μL 去蛋白液 RD，4 ℃、12000 r/min、离心 30 s，弃废液。

⑦向吸附柱 CR3 中加入 500 μL 漂洗液 RW，室温静置 2 min，4℃、12000 r/min、离心 30 s，弃废液。按此步骤漂洗两遍。

⑧将吸附柱放入 2 mL 收集管中，4 ℃、12000 r/min、离心 2 min，去除残留液体。离心后将吸附柱置于超净工作台上通风片刻，以充分晾干。

⑨将吸附柱 CR3 转入一个新的 1.5 mL 离心管中，加入 50 μL RNase-Free ddH$_2$O，室温放置 2 min，4 ℃、12000 r/min、离心 2 min。

⑩得到的 RNA 溶液可保存在 −70 ℃一个月。及时将得到的 RNA 逆转录为 cDNA，即可保存时间更久。操作过程中佩戴口罩，注意避免 RNA 酶的污染。

（2）细胞 RNA 的提取

①弃去 6 孔板细胞原培养液，分别加入 1 mL PBS 缓冲液清洗一次。

②每孔加入 1 mL RNAiso Plus，适度吹打后室温静置 5 min，转移至 1.5 mL 去酶 EP 管中，设置 4 ℃离心 12000 r/min，5 min。

③小心吸上清液转移至 1.5 mL 新的去酶 EP 管中。加入 200 μL 氯仿，振荡 15 s 左右，室温静置 5 min。设置 4 ℃离心 12000 r/min，15 min。

④EP 管内分为三层（自上而下依次为：水相含 RNA、中间相、酚 - 氯仿相）。小心吸取上层水相 300～400 μL 并转移至另一新的 1.5 mL 去酶 EP 管中。每管加入等体积异丙醇，上下颠倒混匀，室温静置 10 min。设置 4 ℃离心 12000 r/min，10 min。

⑤小心地吸取上清液。加入与 RNAiso Plus 等体积的 1000 μL 75% 乙醇，上下颠倒混匀。可见明显白色 RNA 沉淀物。4℃离心 7500 r/min，5 min。

⑥再用 75% 乙醇洗 1～2 次，小心吸去上清液。放置空气中略微干燥 3～5 min。加入 20 μL DEPC 水进行吹打，等待溶解，溶解后的 RNA 部分逆转成 cDNA。

2. RNA 浓度和质量的测定

（1）将每个样品先用 DEPC 水稀释 10 倍。

（2）打开分光光度计电源后，按下 RNA 按键，并设置好稀释倍数。

（3）滴加 2 μL DEPC 水清洗加样槽，用滤纸吸去 DEPC 水。

（4）先吸取 2 μL 的 DEPC 水，加入比色皿，放入分光光度计，按下 Blank 键，以测定空白吸光度，进行调零。

（5）滴加 2 μL 样品于加样槽，并点击测量，数据会显示在报告栏中，并记录 $OD_{260/280}$、

$OD_{260/230}$ 和浓度数据。最后关闭仪器。

3. 反转录合成 cDNA 模板

利用 cDNA 合成试剂盒进行反转录，具体步骤如下：

（1）实验试剂[11]：Takara DRR047A PrimeScript® RT reagent Kit with gDNA Eraser。

（2）基因组 DNA 除去反应：去基因组实验试剂配制见表 10-1，42 ℃水浴，2 min。

表10-1   去基因组实验试剂配制

试剂	使用量
5 × gDNA Eraser Buffer	2.0 μL
gDNA Eraser	1.0 μL
Total RNA	1 μg
RNase Free ddH$_2$O	添加至 10 μL

（3）反转录反应：反应液在冰上配制，具体见表 10-2。

表10-2   反转录试剂配制

试剂	使用量
5 × PrimeScript® Buffer 2	4.0 μL
PrimeScript® RT Enzyme Mix I	1.0 μL
RT Primer Mix	1.0 μL
上一步反应液	10.0 μL
RNase Free ddH$_2$O	添加至 20 μL

37 ℃水浴 15 min；85 ℃水浴 5 s；4 ℃保存。

4. 荧光定量 PCR

（1）实验试剂[11]：FastStart Universal SYBR Green Master（ROX）

（2）准备 100× 浓度的 PCR 引物溶液（10 μmol/L），根据目的 RNA 选择引物。

（3）将 96 孔板置于冰上，在 20 μL 的单个 PCR 反应体系中，依次加入下面试剂，见表 10-3。

表10-3   qPCR反应液配制

试剂	使用量
FastStart Universal SYBR Green Master（ROX）	10.0 μL
正向引物（10 μmol/L）	1.0 μL
反向引物（10 μmol/L）	1.0 μL
RNase Free ddH$_2$O	7.0 μL
总体积	19 μL

（4）向 96 孔板中每孔加入 1 μL cDNA，用移液枪小心混匀，设置 3 个复孔。

（5）用封板膜小心将 96 孔板封好后，放在 ABI 7500 PCR 仪上进行反应。

（6）PCR 反应条件：见表 10-4。

表10-4　实时荧光定量PCR反应条件

时间和温度				熔解曲线
起始步骤	40 个循环一次			
	熔化（Melt）	退火（Anneal）	延伸（Extend）	
持续	循环次数			
3 min, 95 ℃	7 s, 95 ℃	10 s, 55 ℃	15 s, 72 ℃	

第六节

小鼠基因型鉴定

一、实验原理

利用基因工程小鼠基因组与野生型小鼠基因组的序列差异，以小鼠基因组 DNA 为模板进行 PCR，并以凝胶电泳对比不同基因型特异产物的大小（一般差异在 100 bp 以上），根据电泳条带差异来直接区分小鼠的不同基因型。

二、实验仪器

EP 管、涡旋仪、微波炉、电泳槽、凝胶成像仪等。

三、主要实验药品及试剂

引物、DNA 聚合酶 2×Taq Plus Master Mix（Dye Plus）、琼脂糖粉末、电泳仪等。

四、主要溶液的配制

Tris- 乙酸 EDTA 缓冲液：取适量 50× Tris- 乙酸 EDTA（TAE）缓冲液稀释 50 倍。

五、实验方法[10]

1. 提取小鼠尾尖 DNA
（1）取待检测小鼠尾尖组织 3 ～ 5 mm，分别放入灭菌的 1.5 mL EP 管中。
（2）根据样品数配制适量的裂解液，1× 裂解液的配制方法见表 10-5。

表10-5　1× 裂解液配制

试剂	用量
Proteinase	4 μL
1× Mouse Tissue Lysis Buffer	200 μL

（3）在 EP 管中加入 200 μL 的 1× 裂解液，完全淹没待测样品组织，涡旋振荡后在 55 ℃水浴中孵育 20 min。

（4）将样品置于 95 ℃或者沸水浴中加热 5 min 灭活 Proteinase K。

（5）将裂解产物充分涡旋振荡后，12000 g 离心 5 min，所得上清用于下一步 PCR 反应。

2. PCR 扩增

（1）PCR 扩增反应体系的配制：在冰上配制反应体系如下表 10-6 所示，其中，DNA 聚合酶 2×Taq Plus Master Mix（Dye Plus）提前解冻，解冻后上下颠倒混匀。

表10-6　PCR扩增反应体系

试剂	体积
ddH$_2$O	6 μL
2× Taq Plus Master Mix (Dye Plus)	10 μL
裂解产物	1 μL
引物 Wild Type Forward- CCCTTGTGGTCATGCCAAAC	1 μL
引物 Wild Type Reverse- CTTTTGCCTCCATTACACTGG	1 μL
引物 Mutant Reverse- ACGAAGTTATTAGGTCCCTCGAC	1 μL

（2）PCR 反应条件：如表 10-7，循环 35 次。

表10-7　PCR反应条件

反应温度	反应时间
94 ℃	5 min
94 ℃	30 sec
55 ℃	30 sec
72 ℃	30 sec
72 ℃	7 min

3. 琼脂糖凝胶电泳和成像

（1）Tris- 乙酸 EDTA 缓冲液的配制：见上述"主要溶液的配制"。

（2）凝胶的配制：配制 1% 的琼脂糖凝胶；根据制胶量，在盛有 TAE 缓冲液的三角锥形瓶中，称量适量的琼脂糖粉末。随后，在微波炉中加热溶解。

注意：琼脂糖粉末在微波炉中加热时间不宜过长，每当溶液沸腾时就停止加热，否则会导致由于溶液过热暴沸引起的琼脂糖凝胶浓度不准。此外，要保证琼脂糖粉末完全充分溶解，否则会导致电泳图像模糊。待琼脂糖凝胶冷却至 60 ℃时，轻轻地倒入电泳槽水平板上，注意避免产生气泡。

（3）上样：PCR 产物每孔上样 10 μL，注意记录上样的次序。

（4）电泳：90 V 电泳，直至蓝色指示剂到达胶的 2/3 处即可停止。

（5）记录结果：使用凝胶成像仪观察条带，并记录结果。

第七节

总 SOD 活性和脂质氧化（MDA）的检测

一、总 SOD 活性检测

1. 实验原理

超氧化物歧化酶（superoxide dismutase，SOD）能催化超氧化物阴离子（O_2^-）发生歧化作用，生成过氧化氢（H_2O_2）和氧气（O_2），它是生物体内一种重要的抗氧化酶。实验研究中检测 SOD 活性，以了解细胞或组织的氧化应激状态。

目前 SOD 活性测定法主要有 3 种：①NBT（氮蓝四唑）法，使用方便而广泛。但 NBT 法产生的甲䐶染料水溶性差，易和被还原的黄嘌呤氧化酶相互作用，抑制百分率达不到 100% 等，检测的灵敏度和精确度受影响；②细胞色素 C 法，也是一种常用来检测 SOD 活性的方法，但细胞色素 C 氧化活性高，易受样品中还原剂干扰，而且该方法需要连续测定吸光度值，对于 SOD 的检测灵敏度比较低。③水溶性四唑盐（water-soluble tetrazolium salt，WST）法，是目前测定 SOD 比较先进的方法，包括 WST-1 法和 WST-8 法，其中 WST-8 法比 WST-1 法更加稳定、灵敏度更高。WST-8 的反应产物是稳定的水溶性产物，可以通过单个时间点的吸光度检测来测定 SOD 活力，最大抑制百分率可以接近 100%，并且可以不受一些常见的干扰因素的干扰，检测效果比其他方法显著。

WST-8 可以和黄嘌呤氧化酶（xanthine oxidase，XO）催化产生的超氧化物阴离子发生反应，产生水溶性的甲䐶染料（formazan dye），由于 SOD 能催化超氧化物阴离子发生歧化作用，从而抑制该反应步骤，因此 SOD 的活性与甲䐶染料的生成量成负相关，通过对 WST-8 产物的比色分析即可计算 SOD 的酶活力。

2. 实验仪器

96 孔板、移液枪、酶标仪等。

3. 主要实验药品及试剂

碧云天总 SOD 活性检测试剂盒（WST-8 法）、酶溶液等。

4. 主要溶液的配制

（1）WST-8/ 酶工作液的配制：按照每个反应体系需要 160 μL 的量配制适量的 WST-8/ 酶工作液（151 μL SOD 检测缓冲液，8 μL WST-8 和 1 μL 酶溶液，混匀）。

（2）反应启动工作液的配制：试剂盒中反应启动工作液（40×）融化溶解后混匀，用 SOD 检测缓冲液稀释为 1×，混匀后即为反应启动工作液。

5. 实验方法 [11,13]

（1）样品的准备：组织或细胞用 4 ℃的 PBS 缓冲液进行匀浆，匀浆过程在冰上进行。匀浆后 4 ℃离心，取上清作为待测样品。注意：待测样品 −70 ℃可保存 1 个月。需注意反复冻融会导致 SOD 部分失活。如果细胞或组织等样品制备时采用含有 Triton X-100 的溶液，会干扰本检测。

（2）WST-8/ 酶工作液的配制：见"主要溶液的配制"。

（3）反应启动工作液的配制：见"主要溶液的配制"。

（4）样品测定：使用 96 孔板，按照表 10-8 体系依次加入待测样品和其他各种溶液。最后加入反应启动工作液充分混匀，37 ℃孵育 30 min。

表10-8　反应体系

	样品	空白对照 1	空白对照 2	空白对照 3
待测样品	20 μL	—	—	20 μL
SOD 检测缓冲液	—	20 μL	40 μL	20 μL
WST-8/ 酶工作液	160 μL	160 μL	160 μL	160 μL
反应启动工作液	20 μL	20 μL	—	—

（5）测定 450 nm 吸光度。

（6）样品中总 SOD 活力计算：

$$抑制百分率 = \frac{(A_{空白对照1} - A_{空白对照2}) - (A_{样品} - A_{空白对照3})}{(A_{空白对照1} - A_{空白对照2})} \times 100\%$$

$$待测样品 \ SOD \ 酶活力 = \frac{抑制百分率}{1 - 抑制百分率} \ units$$

二、脂质氧化（MDA）检测

1. 实验原理

丙二醛（malondialdehyde，MDA）是一种生物体脂质氧化的天然产物。细胞发生氧化应激时，氧自由基攻击生物膜中的多不饱和脂肪酸，从而引发脂质过氧化作用，一些脂肪酸氧化后逐渐分解为一系列复杂的化合物，其中包括 MDA。常用的检测脂质过氧化的方法是测定 MDA 的含量，通过检测 MDA 的水平即可检测脂质氧化的水平，从而反映细胞受损的程度。

用于检测 MDA 的方法有三种：TBARS（thiobarbituric acid reactive substances）、高效液相色谱法（high-performance liquid chromatography，HPLC）、气相色谱法（gas chromatography，GC）。TBARS 是检测脂质过氧化产物（包括 MDA）的常用方法。该方法利用 MDA 与硫代巴比妥酸（TBA）在酸性条件下反应形成粉红色复合物。反应产生的复合物的吸光度可以通过分光光度计测量，从而测定 MDA 的含量。

2. 实验仪器

96 孔板、移液枪、酶标仪等。

3. 主要实验药品及试剂

IP 细胞裂解液、脂质氧化（MDA）检测试剂盒等。

4. 主要溶液的配制

（1）TBA 存储液的配制：称取适量 TBA，用 TBA 配制液配制成 0.37% 的 TBA 存储液，加热至 70 ℃，通过剧烈 Vortex 促进溶解，配制好的 TBA 存储液需避光保存。

（2）MDA 检测工作液的配制：根据待测样品数配制，检测 1 次需 TBA 稀释液 150 μL、

TBA 存储液 50 μL、抗氧化剂 3 μL。

5. **实验方法**[11]

（1）样品的准备：组织或细胞使用 IP 细胞裂解液进行匀浆。对于组织，每 0.1 g 组织加 1 mL 裂解液；对于细胞，每 100 万细胞使用 0.1 mL 裂解液。匀浆在冰上进行。

（2）TBA 存储液的配制：见"主要溶液的配制"。

（3）MDA 检测工作液的配制：见"主要溶液的配制"。

（4）稀释标准品：取适量双蒸水将标准品稀释至 1 μmol/L、2 μmol/L、5 μmol/L、10 μmol/L、20 μmol/L、50 μmol/L，用于后续制作标准曲线。

（5）样品测定：反应体系设置如下表 10-9。

表10-9　反应体系

	空白对照	标准品	样品
裂解液	0.1 mL	—	—
标准品	—	0.1 mL	—
待测样品	—	—	0.1 mL
MDA 检测工作液	0.2 mL	0.2 mL	0.2 mL

（6）混匀后，沸水浴 15 min 后，冷却至室温，1000 g 离心 10 min，取 200 μL 上清液加入 96 孔板中。

（7）用酶标仪测定样品在 532 nm 的吸光度。

（8）根据标准曲线，计算出样品中 MDA 含量。

第八节

细胞增殖与凋亡检测

一、细胞增殖检测

1. **实验原理**

CCK-8（cell counting kit-8）试剂通过内吞和扩散作用高效进入细胞内部，与细胞中存在的过氧化物酶发生作用，形成的产物被吸收于细胞质中。在细胞质中，通过代谢反应和化学反应，与细胞中代谢物质发生反应，CCK-8 试剂的还原剂从浅黄色到橙红色，与细胞活性的增加成正比。这种产物的颜色强度或吸光度强度可以反映出细胞数或细胞活性的变化，从而可以测定细胞增殖的程度及药物或化合物等对其的作用。

2. **实验仪器**

酶标仪、培养皿、培养箱等。

3. **主要实验药品及试剂**

CCK-8 试剂盒等。

4. 主要溶液的配制

PBS 缓冲液：称取 NaCl 8.5 g、KCl 0.2 g、Na_2HPO_4 1.44 g、KH_2PO_4 0.24 g 溶于 800 mL 双蒸水中，利用浓盐酸调 pH 值至 7.40，再加入双蒸水定容至 1000 mL，装入玻璃瓶中。

5. 实验方法[8]

（1）实验前一天将细胞培养在 96 孔板中备用，并加入适量的作用药物，盖上皿盖轻晃将培养基摇匀。将培养有细胞的培养皿放入二氧化碳培养中孵育过夜。

（2）取出培养好的细胞，按照每 100 μL 培养液加入 20 μL CCK-8 试剂，轻晃摇匀。将培养皿放入 37 ℃培养箱中孵育 1 h。

（3）取出孵育好的细胞，用锡箔纸避光，然后使用酶标仪在 450 nm 测定吸光度。建议采用双波长进行测定，检测波长 450 ～ 490 nm，参比波长 600 ～ 650 nm。

二、细胞凋亡检测

1. 实验原理

细胞凋亡与细胞坏死不同，它是由基因控制的细胞自主地、有序地死亡，涉及一系列基因的激活、表达以及调控等的作用。

Hoechst 染色是荧光染色中的一种类型，对细胞的毒性比 DAPI 要小。它可以穿过细胞膜，在活细胞中 DNA 的 AT 序列聚集区域的小沟处与 DNA 结合，又被称为 DNA 探针。活细胞或固定细胞均可从低浓度溶液中摄取该染料，从而使细胞核着色。对于活的细胞，Hoechst-DNA 激发和发射波长分别 550 nm 和 460 nm；在荧光显微镜紫外光激发时，Hoechst-DNA 发出亮蓝色荧光。

Hoechst 33258、Hoechst 33342 均可溶于水并在水溶液中保持稳定，Hoechst 33342 比 Hoechst 33258 的渗透性要更好一些，是常用的染料，专门用来通过荧光显微观察标示的 DNA，辨识内含 DNA 的细胞核及线粒体的位置，判断细胞的状态。

2. 实验仪器

二氧化碳培养箱、移液枪、6 孔板、荧光显微镜等。

3. 主要实验药品及试剂

Hoechst 33342 活细胞染色液（100×）等。

4. 主要溶液的配制

PBS 缓冲液：同"细胞增殖检测"。

5. 实验方法[8]

（1）实验前一天将细胞培养至 6 孔板中，并根据实验需要加入一定浓度的实验药物并轻晃摇匀。将培养细胞的培养皿放入二氧化碳培养箱中培养过夜。

（2）取出培养好的细胞，按照每 1 mL 培养液加入 10 μL Hoechst 33342 活细胞染色剂，盖上皿盖后上下左右轻晃使之充分混匀，放入 37 ℃培养箱中孵育 10 min。

（3）使用移液枪吸去含染料的培养液，并用 PBS 缓冲液洗涤细胞 2 ～ 3 次，之后将 6 孔板放置于荧光显微镜下观察细胞核的形态。凋亡的细胞核染色增强，荧光更为明亮，呈圆状或固缩状、团块状结构。非凋亡细胞核呈荧光深浅不一的结构样特征。二者形态相异，易区分辨别[14]，见图 10-6。

（4）计算细胞凋亡率：细胞凋亡率 =（凋亡细胞数 / 总细胞数）×100%。

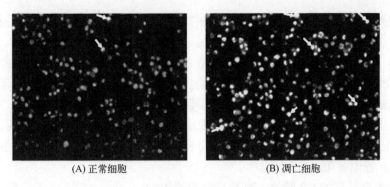

(A) 正常细胞　　　　　　　(B) 凋亡细胞

图 10-6　凋亡的细胞核和正常细胞染色对比

第九节

细胞核蛋白和细胞质蛋白的提取

一、实验原理

通过细胞质蛋白抽提试剂，在低渗透压条件下，使细胞充分膨胀，然后破坏细胞膜，释放出细胞质蛋白，然后通过离心得到细胞核沉淀。最后通过高盐的细胞核蛋白抽提试剂抽提得到细胞核蛋白。分离细胞核蛋白和细胞质蛋白，不仅可以用于研究蛋白在细胞内的定位，经蛋白电泳分离出来的核蛋白可以用于转录调控方面的研究，

二、实验仪器

六孔板、培养箱、移液枪、EP 管、离心机、涡旋仪、−80 ℃冰箱等。

三、主要实验药品及试剂

细胞质蛋白抽提试剂 A、细胞质蛋白抽提试剂 B、细胞核蛋白抽提试剂、DTT（500×）、蛋白酶抑制剂（100×）、蛋白酶抑制剂套装等。

四、主要溶液的配制

PBS 缓冲液：称取 NaCl 8.5 g、KCl 0.2 g、Na_2HPO_4 1.44 g、KH_2PO_4 0.24 g 溶于 800 mL 双蒸水中利用浓盐酸调 pH 值至 7.40，再加入双蒸水定容至 1000 mL，装入玻璃瓶中。

五、实验方法 [8,15]

（1）整个提取过程使用细胞核蛋白与细胞质蛋白抽提试剂盒，首先取出试剂盒中的三种

试剂，分别是细胞质蛋白抽提试剂 A、细胞质蛋白抽提试剂 B、细胞核蛋白抽提试剂，放在室温下溶解，并混匀，然后放置于冰上，备用。

（2）按 6 孔板每个小孔 200 μL 的量取出适量的细胞质蛋白抽提试剂 A 和细胞核蛋白抽提试剂，并在溶液中加入丝氨酸蛋白酶和巯基蛋白酶抑制剂苯甲基磺酰氟（phenylmethanesulfonyl fluoride，PMSF），使其终浓度达到 1 mmol/L。

（3）从培养箱中取出培养好的细胞，吸去培养液，并用 PBS 轻轻冲洗 1 遍。加入 200 μL PBS 后，使用细胞刮将贴壁的平滑肌细胞充分刮下来，并用移液枪将刮下来的细胞悬液收集起来，放入 EP 管中备用。

（4）将收集好细胞的 EP 管放入离心机，设置 1000 r/min，离心 3 min，吸去上清，剩下细胞沉淀。

（5）按照每 20 μL 细胞加入 200 μL 含有 PMSF 的细胞质蛋白抽提试剂 A，利用涡旋仪最高速涡旋 5 s，使细胞沉淀完全悬浮在溶液中，冰上静置 15 min。按照每管 10 μL 的量再加入细胞质蛋白抽提试剂 B，涡旋仪最高速涡旋 5 s，冰上放置 1 min。最高速再次涡旋 5 s，离心机 12000 r/min，4℃，5 min。吸取到的上清即为所需要细胞质蛋白。

（6）在剩下的沉淀中加入 50 μL 含有 PMSF 的细胞核蛋白抽提试剂，最高速涡旋 30 s，使得沉淀完全悬浮在抽提试剂中，然后放置于冰上，之后每间隔 2 min 涡旋一次，共操作 3 min。将 EP 管放入离心机中 12000 r/min，4℃，10 min。吸取到的上清即为需要的细胞核蛋白。

（7）将收集到的浆蛋白和蛋白分别标记号，放入 −80 ℃冰箱保存备用。

本章总结

胃肠道动力研究应用的免疫化学实验比较多。免疫蛋白印迹实验用于研究蛋白表达；组织切片免疫荧光实验和免疫组化实验用于研究抗原的定性和定位；细胞免疫荧光用于细胞分子结构研究；HE 染色法用于检测胃肠道组织的病理变化；实时荧光定量核酸扩增检测用于检测 mRNA 表达，分析基因表达水平；小鼠基因型鉴定用于动物的选择；总 SOD 活性和脂质氧化（MDA）的检测用于检测组织氧化应激水平，分析反映细胞受损的程度；细胞增殖与凋亡检测用于细胞数量和器官功能的变化；细胞核蛋白和浆蛋白的提取用于研究蛋白在细胞内的定位，以及转录调控方面的研究。

参考文献

[1] 刘东海 . 电压依赖性钾通道在小鼠胃肠平滑肌运动调控中作用及其机制研究 [D]. 上海：上海交通大学 , 2015.

[2] 陆辰 . PDGFRα⁺ 细胞 /SK3 和 ICC/ANO1 在结肠炎传输紊乱中的作用及其机制 [D]. 上海：上海交通大学 , 2022.

[3] 金晶晶，肖立，顾晏，等 . 肾活检免疫组织化学法与免疫荧光直接法染色结果比较 [J]. 诊断学理论与实践 , 2017, 16(01): 79-83.

[4] 李晓锋，王鸿雁，张冠军，等 . 肾穿组织冷冻切片免疫荧光直接法的制作经验 [J]. 诊断病理学杂志 , 2014, 21(08): 523-525.

[5] 田野，曾毅，刘延富 . 应用抗补体免疫酶法检查宫颈癌脱落细胞中单纯疱疹病毒抗原 [J]. 癌症 , 1982(04): 239-240, 277.

[6] 公倩倩 . Tmem216 在组织器官发育及相关疾病中的作用机制研究 [D]. 济南：山东大学 , 2023.

[7] 刘果木 . "皮肤 - 免疫"人源化小鼠模型的优化与人皮肤 Trm 免疫学特性研究 [D]. 长春：吉林大学 , 2023.

[8] 黄诗琪 . 白藜芦醇对结肠平滑肌运动和细胞增殖的影响及机制 [D]. 上海：上海交通大学 , 2020.

[9] 谢露婷 . EZH2 在血管钙化中的作用及其机制研究 [D]. 深圳：南方医科大学 , 2024.

[10] 臧婧羽 . ENS-SIP 合胞体在先天性巨结肠结肠动力障碍中的作用及其机制研究 [D]. 上海：上海交通大学 , 2019.

[11] 宋妮娜 . PDGFRα⁺ 细胞 /SK3 通道在糖尿病慢传输型便秘中的作用及其机制研究 [D]. 上海 : 上海交通大学 , 2020.

[12] 吴伟文 . 实时荧光定量和等温核酸扩增检测莲藕潜隐病毒技术的建立与应用 [D]. 扬州 : 扬州大学 , 2020.

[13] 董凯 . 二甲双胍通过 NRF2-GPX7 通路抑制氧化应激促进 T2DM 大鼠 BMMSCs 成骨分化的研究 [D]. 济南 : 山东大学 , 2023.

[14] 石拴霞 , 王纪田 , 宋诚 , 等 . 白藜芦醇介导 AMPK/mTOR 信号通路调控线粒体自噬缓解小鼠精原细胞氧化应激损伤和凋亡 [J]. 中国药学杂志 , 2024, 59(05): 416- 424.

[15] 罗艳 , 梁华平 , 胡承香 , 等 . 小鼠脾细胞核蛋白提取及核因子 -κB 活性的检测 [J]. 创伤外科杂志 , 2001(02): 158-159.

第十一章

胃肠道动力的电生理研究

第一节

细胞内记录

一、实验原理

肠神经释放神经递质作用于间质细胞受体，引起间质细胞的电位变化，通过缝隙连接使平滑肌细胞产生电位变化，这种电位变化称为接点电位。它是一种局部反应，可以总和而影响平滑肌的兴奋性。检测接点电位可以用于分析 ENS-ICC-SMC 轴以及 ENS-PDGFRα$^+$ 细胞 -SMC 轴的功能状态。

实验室常使用电场刺激（EFS）来刺激离体胃肠平滑肌的运动神经元产生动作电位，释放神经递质，作用于间质细胞的受体，引起电位变化，产生接点电位。EFS 诱发的接点电位包括：①兴奋性接点电位（EJP）；②抑制性接点电位（IJP），由两部分组成，即快速抑制性接点电位（fIJP）和缓慢抑制性接点电位（sIJP）；③刺激后反应（post-stimulus response, PSR）。不同频率电场刺激诱发的结肠平滑肌抑制性接点电位见图 11-1[1]。

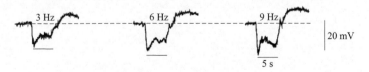

图 11-1　不同频率电场刺激诱发的结肠平滑肌抑制性接点电位

实验时，在细胞膜的两侧各放置一个电极形成一个环路，将一个电极插入细胞膜内进行相应电特性的记录，可以准确测量膜电位的绝对值，还能测定兴奋性突触后电位、抑制性突触后电位及动作电位。

二、实验仪器

DUO773 双微分探测系统、手动显微操纵仪 MP-01 07005、微电极拉制仪 P97、数显恒流泵 HL-2B、标准硼硅玻璃电极毛细管、精密光学防震台、净化操作台 SW-CJ-2FD 等。

三、主要实验药品及试剂

硝苯地平（nifedipine）、NaCl、$NaHCO_3$、KCl、$MgSO_4$、KH_2PO_4、glucose、$CaCl_2$ 等。

四、主要溶液的配制

（1）Krebs 溶液：NaCl 137.4 mmol/L，$NaHCO_3$ 15.5 mmol/L，KCl 5.9 mmol/L，$MgSO_4$ 1.2 mmol/L，KH_2PO_4 1.2 mmol/L，glucose 11.5 mmol/L，$CaCl_2$ 2.5 mmol/L。

（2）电极内液：3 mmol/L KCl 溶液。

五、实验方法

1. 取材

先将小鼠用异氟烷麻醉，再用颈椎脱臼的方法处死小鼠，打开腹腔，迅速取出整段结肠或者小肠，并放入预先冲氧（95% O_2：5% CO_2）的 4 ℃ Krebs 平衡溶液中。在解剖显微镜下，用手术剪小心地将结肠或者小肠肠系膜和脂肪组织清理干净，并沿着肠系膜剪开整个肠管，去除肠道内容物并用 Krebs 溶液反复漂洗干净。随后，将结肠或者小肠肠道黏膜向上并展开，用小针将其撑开并固定在内置硅胶板且装满 Krebs 溶液的大培养皿中。在解剖显微镜下，用手术镊小心地撕去结肠的黏膜和黏膜下层，注意整个过程动作轻柔，避免将肌层撕破，从而得到完整的平滑肌层。然后，将剥离出的平滑肌层在结肠的近端和远端，用眼科剪沿着肠管的横轴分别剪出约 10 mm×8 mm 的组织块。

2. 固定和灌流

将切好的组织转移并平铺到一个附有 10 mm×10 mm 硅胶板的玻璃槽中，该玻璃槽中一直灌流着约 2 mL 37 ℃的 Krebs 溶液，外连灌流器和恒温水浴箱。按照平滑肌自然状态固定在灌流槽的硅胶板上，让平滑肌在自然状态稳定半小时。用小针将稳定后的平滑肌撑开，撑至原来的 2 倍大小，继续稳定半小时。稳定过程中在灌流液中加入 1 mmol/L 硝苯地平（nifedipine）溶液，通过阻断 L 型钙通道来抑制平滑肌的自发性收缩，防止在记录过程中由于平滑肌的收缩而导致电极移位。再将电刺激器的两极也压覆在组织块上，以便于后续进行电刺激试验。

3. 电极准备

在电极拉制仪上拉伸电阻为 80～100 MΩ 的玻璃微电极，电极内灌入 3 mol/L KCl 溶液，小心地排出电极尖端的空气。

4. 记录电流

当观察到平滑肌没有明显的自发性收缩之后即可开始记录。通过手动显微操纵仪进行盲插，通过 DUO773 双微分探测系统观察和记录电位的变化，也可以根据实验需要进行药物灌流处理。

使用显微操纵仪使玻璃电极入水，然后再慢慢向下移动，直至电极接触平滑肌表面，这一过程通过观察电脑显示屏的电位基线变化来指引。当基线发生向下的趋势时，就用手指轻轻敲打显微操纵仪，当观察到基线陡降至电位差 45 mV 左右时，即说明电极尖端已经扎入细胞内，此时的电位差即为静息膜电位，待基线再次稳定后，就可以根据实验要求进行电刺激或者加入细胞内通道的阻断剂或激动剂 [1,2]。

六、给药

给药方式为直接灌流方式，将药物溶于持续通氧（95% O_2 : 5% CO_2）的 37 ℃ Krebs 溶液中。

第二节

膜片钳实验

一、实验原理

1. 实验基础原理

离子通道是细胞膜上的蛋白质孔道，离子的跨膜流动是细胞传递信息的基础。这些离子通道在细胞膜上的分布十分广泛。除了神经、肌肉等可兴奋细胞外，在许多非兴奋细胞，如内分泌细胞、巨噬细胞等，也存在离子通道，它们通过不同的通道的有序开放和关闭来形成不同的电信号，在细胞间甚至细胞内传递信息。电信号的传递主要方式是离子的跨膜流动，Na^+、K^+、Ca^{2+} 是几种主要的载流离子。每种离子通道可作为一个可兴奋性分子，对特定的刺激如膜电位变化、化学刺激、机械变形等起反应，通道的开放和关闭称为门控（gating）。开放的离子通道对离子具有选择性通透（selective permeability）的特性，允许一些特定的离子沿化学梯度以很高的速度穿过通道 [3]。

膜对带电离子的通透性可根据通过膜的离子电流的大小来度量。当膜电位保持固定时，离子电流的大小能反映膜的通透性。膜电导是用于表述膜对离子通透性的指标。那么，为了解产生生物电时膜通透性发生的改变，可应用电压钳（voltage clamp）技术和膜片钳（patch-clamp）实验技术测定膜电导来说明膜通透性的改变情况 [4,5]。

（1）电压钳技术：电压钳的基本原理是将膜电位保持（钳制）在一定水平的条件下测定膜电流，再根据欧姆定律计算出膜电导，即可了解膜通透性的改变情况 [4]。

电压钳装置有两个微电极插入细胞（图 11-2），其中一个测量膜电位的微电极 E'，它通过高阻抗前级放大器（X1）监测膜电位（E），并将信号输入反馈放大器（FBA）；另一个电

极 I' 与 FBA 输出端相连，用作向细胞内注入电流。FBA 的两个输入端中一个接受电位 E 的输入，另一个接受指令电位（C），当两者电位相等时输出电流为零，当两者出现差异时，FBA 经电极 I' 输出向细胞内注入电流，该电流在膜两侧产生趋向于指令电位 C 的电位变化，如此构成一个使膜电位始终等于指令电位 C 的反馈电路，此时记录的 I_m 就可反映膜电导 G 的变化。其实 I_m 就是经电极 I' 注入的电流，后者在电压钳制期间精确地对抗通道电流从而使膜电位保持稳定 [4]。

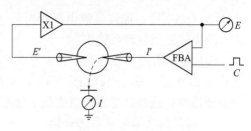

图 11-2 电压钳实验装置示意图

X1—高阻抗前级放大器；FBA—反馈放大器；
E—膜电位；C—指令电位

（2）膜片钳技术：膜片钳技术（patch-clamp techniques）是用来测量离子通道跨膜电流（尤其是对单通道电流）的技术，是在电压钳技术的基础上发展起来的，这一技术在 1976 年由德国细胞生物学学家 Neher 和 Sakmann 等 [6] 发明。膜片钳技术的基本原理（图 11-3）与电压钳相同，不同之处在于所使用的微管并不刺入细胞内，而是用一个玻璃微电极尖端与细胞膜接触，然后从另一端抽吸造成适当的负压，使与电极尖端接触的那一小片膜仅含有 1～3 个离子通道且面积只有几平方微米的细胞膜被吸入尖端管内，形成紧密的封接即高阻封接（Giga-ohm seal），其电阻达 10^9 Ω（1 GΩ）以上，这使得这一小片膜与周围细胞膜完全隔离，大大降低了背景噪声。当形成高阻封接后，电极尖端开口处相接的细胞膜细小区域与周围膜片在电学上分离，然后将电位保持在钳制电位上，或从钳制电位跳跃到一个特定的方波电位上，以此来检测记录细胞膜上微小通道电流。另外，膜片钳技术之所以能够记录到非常微弱的单通道离子电流，除了因为电极和细胞膜之间形成的紧密封接外，还得益于特殊设计的低噪声膜片钳放大器。用场效应管运算放大器构成的 $I\text{-}V$ 转换器（converter，即膜片钳放大器的前级探头 head stage）是这个测量回路的核心部分。场效应管运算放大器的正负输入端子为等电位，向正输入端子施加指令电位（command voltage，V_{cMD}）时，经过负输入端子可以使膜片等电位，从而达到电位钳制的目的。当膜片微电极尖端与膜片之间形成 10 GΩ 以上的封接时，期间的分流电流达到最小，横跨膜片的电流可以全部作为来自膜片电极的记录电流（I_p），从而被测量出来。简单来说，放大器的基本功能是在膜片钳位的条件下

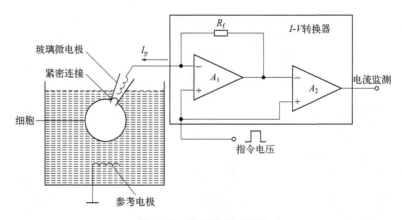

图 11-3 膜片钳工作原理图

小电流（pA 级），通过电流电压变换器（*I-V* 转换器）将电流转换成模拟电压，然后经计算测量通道的微机处理后输出。

膜片钳放大器主要有两种工作方式（operating mode）：电压钳方式（voltage clamp，VC）和电流钳方式（current clamp，CC）。膜片钳技术为了解生物膜离子单通道的门控动力学特征及通透性、选择性等膜信息提供了最直接的手段。

2. 膜片钳技术的基本记录模式

细胞膜是有方向性的，根据细胞膜与电极的相对位置关系可形成 6 种基本记录模式[7]。其中有 4 种是基础模式，其他记录模式都是在此基础上逐渐发展衍变而来的。这四种记录模式为：①细胞贴附记录模式（cell-attached recording or on-cell recording）；②内面向外记录模式（inside-out recording）；③外面向外记录模式（outside-out recording）；④全细胞记录模式（whole-cell recording）。前三种为单通道记录模式，其中内面向外和外面向外记录模式为游离膜片的记录模式（excised patch recording）。膜片方向都是指"朝向电极尖端外"而言，这四种基本记录模式具体形成过程说明如下（见图 11-4）：

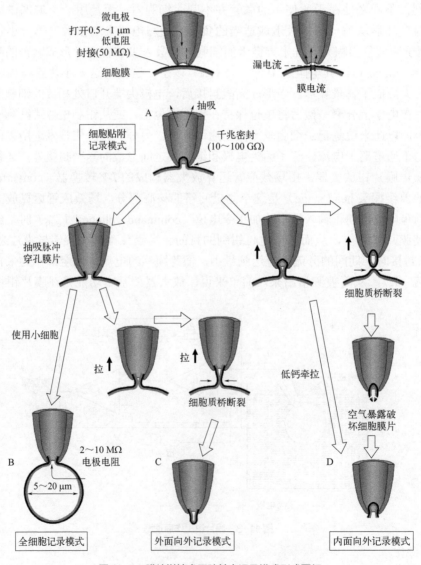

图 11-4　膜片钳技术四种基本记录模式形成图解

（1）细胞贴附模式（cell-attached mode）：将两次拉制后经加热抛光的微管电极置于清洁的细胞膜表面上，形成高阻封接，在细胞膜表面隔离出一小片膜，既而通过微管电极对膜片进行电压钳制，高分辨测量膜电流，这被称为细胞贴附膜片模式。由于不破坏细胞的完整性，这种方式又称为细胞膜上的膜片记录。此时跨膜电位由玻璃管固定电位和细胞膜电位决定。因此，为测定膜片两侧的电位，需测定细胞膜电位并从该电位中减去玻璃管固定电位。从膜片的通道活动看，这种形式的膜片是极稳定的，因细胞骨架及有关代谢过程是完整的，所受的干扰小。

（2）膜内面向外模式（inside-out out mode）：高阻封接形成后，再将微管电极轻轻提起，使其与细胞分离，电极端形成密封小泡，在空气中短暂暴露几秒钟后，小泡破裂再回到溶液中就得到"内面向外"膜片。此时膜片两侧的膜电位由固定电位和电压脉冲控制。浴槽电位是地电位，膜电位等于玻璃管固定电位的负值。如放大器的电流监视器输出是非反向的，则输出将与膜电流（I_m）的负值相等。

（3）膜外面向外模式（outside-out mode）：高阻封接形成后，继续以负压抽吸，膜片破裂再将玻璃管慢慢地从细胞表面垂直地提起，断端游离部分自行融合成脂质双层，此时高阻封接仍然存在。而膜外侧面接触浴槽液。这种膜片形式应测膜片电阻，并消除漏电流和电容电流。整个过程要当心是否形成囊泡。如果浴槽保持低电位水平，膜电位即与玻璃管固定电位相等。如放大器是非反向的，放大器的输出将与 I_m 值相等。

（4）开放细胞贴附膜内面向外模式（open cell-attached inside-out mode）：将细胞贴附膜片以外的某部位的细胞膜进行机械地破坏，经破坏孔调控细胞内液并在细胞吸附状态下进行内面向外的单一离子通道记录。这种方法的细胞体积越大破坏部位离被吸附膜片越远或破坏孔越小，都可导致细胞质因子外流变慢。

（5）全细胞记录模式（whole-cell recording）：高阻封接形成后，继续以负压抽吸使电极管内细胞膜破裂，电极与胞内液直接相通，而与浴槽液绝缘，这种形式称为"全细胞"记录。它分为常规全细胞模式和穿孔膜片模式。它既可记录膜电位又可记录膜电流。其中膜电位可在电流钳情况下记录，或将玻璃管连到标准高阻微电极放大器上记录。在电压钳条件下记录到的大细胞全细胞电流可达 nA 级，全细胞钳的串联电阻（玻璃管和细胞内部之间的电阻）应当补偿。任何流经膜的电流均流经这一电阻，所引起的电压降将使玻璃管电压不同于细胞内的真正电位。电流越大，越需对串联电阻进行补偿。全细胞钳应注意细胞必需合理的小到其电流能被放大器测到的范围（25 ～ 50 nA）。减少串联电阻的方法是管尖要比单通道记录大。

① 传统全细胞模式的记录：在高阻封接形成后，给细胞以 −60 mV 的电压钳制，同时用放大器内置的方波刺激发生器产生一个 5 mV/0.3 ～ 0.8 ms 的脉冲作用于电极尖端，如观察到反应电流的前后沿处出现较大的瞬变电容电流，说明电极尖端膜被打破，全细胞模式已形成，可进行实验。实验时施以阶跃方波电压，以计算机记录全细胞膜相应的电流变化。显微镜与监视器相连，可随时观察实验过程中电极与细胞的相对位置及细胞的存活情况。

② 穿孔模式的全细胞记录：传统全细胞模式在击破钳制膜片后胞内有效成分大量地反流入玻璃电极内，胞内溶质有效成分被稀释，这种现象在膜片钳技术中称为渗漏（wash-out）。渗漏现象可使由胞内第二信使引导产生的一系列级联反应无法被观察到。为克服传统全细胞模式的胞质渗漏问题，Horn 和 Mary 将与离子亲和的制霉菌素（nystatin）或两性霉素 B（amphotericin B）经膜片微电极灌流到含类甾醇的细胞膜片上，形成只允许一价离子

通过的孔，用此法在膜片上做很多导电性孔道借此对全细胞膜电流进行记录，这个方法被称为穿孔膜片模式（perforated patch mode）。应用该方法前，首先以 50 mg/mL 的浓度将制霉菌素溶于二甲基亚砜中，经超声溶解之后，制成储备液保存于 −20 ℃以下，可多次解冻，并在一周内使用。使用前解冻，稀释 200 倍于电极内液中，再超声促融 30 s，每次使用不超过 2 h。因制霉菌素本身妨碍高阻封接，电极尖端先充灌不含制霉菌素的电极内液，从电极的尾端反向灌注含有制霉菌素的电极内液。在灌注溶液后，电极阻抗达到 2 MΩ 左右。在进入气 - 水界面时，给电极正压，而后迅即消除。形成高阻封接之后，通过放大器给予细胞 −60 mV 的电压钳制，并调暗显微镜照明。经过 15 ～ 20 min，可看到微分电流逐渐增大，说明形成了全细胞模式。因制霉菌素对光敏感，实验在避光条件下进行。穿孔模式的全细胞记录对细胞的状态、实验环境和设备等条件要求都是比较高的。

（6）穿孔囊泡膜外面向外模式（perforated vesicle outside-out mode）：从穿孔膜片模式将膜片微电极向上提起，便在微电极尖端处形成一个膜囊泡（膜内面向外膜片断端融合封闭而成）。如果条件较好，此膜囊泡内不仅有细胞质因子，还可有线粒体的细胞器存在。所以在有比较接近正常的细胞内信号传递条件和代谢条件的基础上，可能记录到膜外面向外模式的单一离子通道。

总之，这些记录模式是可以相互转变的。电极与细胞膜接触后，给予轻微的负压开始吸引进行封接，当封接电阻大于 1 GΩ 时即形成细胞贴附记录模式；此时将电极迅速提起，使电极局部膜片与细胞体分离而不破坏封接。因为细胞膜具有流动性，粘着在电极尖端上的细胞膜会自动融合，从而形成一个囊泡，当将电极提出浴液液面而短暂（大约 2 s）暴露在空气中，囊泡的外表面会破裂，再次将电极放入浴液，便可形成内面向外记录模式，在低 Ca^{2+} 浴液中操作可提高成功率。

形成细胞贴附记录模式后，采用继续施加负压或电击打破电极内细胞膜，即形成了全细胞记录模式；在形成全细胞记录模式后，将电极缓缓提起，逐渐脱离细胞，同样因为细胞膜具有流动性，粘着在电极尖端上的细胞膜会自动融合，这样细胞膜外面就朝向电极端外，形成外面向外记录模式。这几种记录模式各有优缺点，具体使用哪种模式应根据实验的具体情况而定。

一般采用的是传统全细胞模式的膜片钳技术。所谓全细胞模式是指在细胞贴附模式上将膜片打穿成孔，记录膜片以外部位的全细胞膜的离子电流。实际上，传统全细胞模式属于全细胞模式的一种。称其"传统"是为了与穿孔膜片模式（或称缓慢全细胞模式）相区别。在传统全细胞模式中，通过打穿的孔可以用电极内液对细胞进行透析，借此来控制细胞内环境。

二、实验仪器

纯水机、电子天平、磁力加热搅拌器、DELTA 320 pH 计、磁力振荡器、HL-2B 数显恒流泵、倒置相差显微镜Ⅸ -70 型、膜片钳电极拉制仪 PC-10 型、玻璃微电极抛光仪 2002-C 型、玻璃毛细管 GC 150 T-7.5 型、膜片钳放大器 EPC-10（德国 HEKA Instrument 公司）、精密光学隔震平台、模 - 数 / 数 - 模转换接口 PCI-16 显微操纵仪 MC1000e-1 型、四通道灌流仪 BPS-4 型等。

三、主要实验药品及试剂

Ⅱ型胶原酶、胰蛋白酶抑制剂、牛血清白蛋白（BSA）、二硫苏醇糖（DTT）等。

四、主要溶液的配制

（1）PSS 溶液：NaCl 134.8 mmol/L，KCl 4.5 mmol/L，HEPES 10 mmol/L，$CaCl_2$ 10 mmol/L，$MgCl_2 \cdot 6H_2O$ 1 mmol/L，glucose 10 mmol/L，以 Tris 调 pH 值至 7.40。

（2）Ca^{2+}-free PSS 溶液：NaCl 134.8 mmol/L，KCl 4.5 mmol/L，HEPES 10 mmol/L，$MgCl_2 \cdot 6H_2O$ 1 mmol/L，glucose 10 mmol/L，以 Tris 调 pH 值至 7.40。

（3）消化酶溶液：Ⅱ型胶原酶 1 ～ 1.5 mg/mL，胰蛋白酶抑制剂 0.5 mg/mL，牛血清白蛋白 3 mg/mL，二硫苏醇糖 0.5 mg/mL，现用现配。

（4）Krebs 溶液：NaCl 116 mmol/L，$MgCl_2$ 1 mmol/L，$CaCl_2$ 1.5 mmol/L，$NaHCO_3$ 24 mmol/L，glucose 5 mmol/L，实验中使用 5% CO_2/95%O_2 的医用氧气将 pH 值调至 7.3 ～ 7.4。

（5）K-B 溶液：EGTA 0.5 mmol/L，HEPES 10 mmol/L，$MgCl_2$ 3 mmol/L，KCl 50 mmol/L，glucose 10 mmol/L，KH_2PO_4 20 mmol/L，牛磺酸（2-aminoethanesulfonic acid）20mmol/L，L-谷氨酸 50mmol/L，以 KOH 溶液将 pH 值调至 7.4。

（6）高钾灌流液：KCl 140 mmol/L，$MgCl_2$ 1 mmol/L，$CaCl_2$ 0.1 mmol/L，HEPES 10 mmol/L，glucose 10 mmol/L，以 NaHO 溶液调 pH 值至 7.40。

（7）电极内液

1 号电极内液：KCl 107 mmol/L，KOH 33 mmol/L，HEPES 10 mmol/L，$MgCl_2$ 1 mmol/L，Na_2ATP 0.1 mmol/L，NaADP 0.1 mmol/L，GTP 0.3 mmol/L，EGTA 10 mmol/L，以 NaOH 溶液将 pH 值调至 7.2。用于记录 K_{ATP} 通道电流。

2 号电极内液：KCl 20 mmol/L，天冬氨酸钾 110 mmol/L，磷酸肌酸 2.5 mmol/L，磷酸肌酸二钠 2.5 mmol/L，MgATP 5 mmol/L，HEPES 5 mmol/L，$MgCl_2$ 1.0 mmol/L，EGTA 10 mmol/L，以 KOH 溶液将 pH 值调至 7.3。用于记录电压依赖性钾通道电流。

3 号电极内液：KCl 140 mmol/L，$MgCl_2$ 5 mmol/L，K_2ATP 2.7 mmol/L，Na_2GTP 0.1 mmol/L，二钠盐 2.5 mmol/L，HEPES 5 mmol/L，EGTA 0.1 mmol/L，以 Tris 将 pH 值调至 7.2。用于记录自发性瞬时外向电流（STOCs）。

4 号电极内液，用于记录 I_{Ba} 的电极内液：CsCl 125 mmol/L，TEA 20 mmol/L，EGTA 10 mmol/L，HEPES 10 mmol/L，Na_2ATP 2 mmol/L，$MgCl \cdot 6H_2O$ 4 mmol/L，用 Tris 调节 pH 值至 7.35。

（8）记录钡电流的灌流液：NaCl 134.8 mmol/L，KCl 4.5 mmol/L，葡萄糖 10 mmol/L，$MgCl \cdot 6H_2O$ 1 mmol/L，HEPES 10 mmol/L，$BaCl_2$ 10 mmol/L，用 Tris 调节 pH 值至 7.40。

五、实验方法

1. 新鲜平滑肌细胞的制备

不同动物和不同部位的新鲜细胞制备有所不同。

（1）新鲜分离小鼠肠道平滑肌细胞的制备[2]：见第九章第一节。

（2）新鲜分离豚鼠胃平滑肌细胞的制备[8]：见第九章第一节。

（3）灌流槽接种细胞：酶解完毕后的组织用 Ca^{2+}-free PSS 溶液冲洗 5 遍，最后加入适量 K-B 溶液，用烧过的管口平滑的玻璃吹管轻轻吹打 20～40 遍，注意吹打过程中，不要有气泡进入溶液，形成细胞悬浮液后放入 4 ℃冰箱储存待用，一般在 8 h 内使用。每次实验前，取细胞悬浮液数滴滴入膜片钳系统的记录灌流槽底部，静置 20 min。然后在镜下观察平滑肌细胞，选取立体感强、表面光滑、细胞表面没有黑色大颗粒且呈现纺锤形的细胞进行试验。实验中使用了 BPS-4 灌流系统进行冲洗、灌流以及给药。

接种细胞时，为了促进细胞贴壁，可以将细胞悬液种至鼠尾胶包被好的玻片上，于 CO_2 细胞培养箱使细胞沉降 1 h，使细胞贴附在玻片上。取一片种好细胞的玻片放入膜片钳系统的记录灌流槽底部，灌流 15 min 即可开始实验[3]。

2. 制备玻璃微电极

膜片微电极是由毛细玻璃管经拉制仪（puller）拉制而成，其质量的好坏将对细胞膜的封接产生直接的影响。常选用外径 1.5 mm、内径 1.17 mm 的软质硼硅酸盐玻璃微管，在电极拉制仪上用两步法拉制而出。拉制为尖端直径为 1～5 μm 玻璃微电极，要求避免沾染灰尘和脏物，小心保护其尖端及附近部位，以防触碰而影响实验中的使用，因此电极一般在实验时临时制备。制备好的电极在灌入电极内液后电阻为 2～5 MΩ。新买来的毛坯管需用无水乙醇浸泡、蒸馏水清洗以清除油脂和灰尘，烘干备用。

玻璃微电极的抛光：在抛光仪上使电极尖端接近加热铂丝进行抛光处理，使微电极尖端表面变宽而光滑，这样在吸附细胞时不容易造成细胞的非控制性破裂。同时，根据电极尖端的口径的大小和实验的需要，适当掌握抛光的程度。

3. 电极内液的充灌

用于充灌微电极的液体需经微孔滤膜过滤，以除去妨碍高阻封接形成的灰尘和杂质。通常采用一次性注射器的滤过膜，将其装在注射器内使用，以达到上述目的。具体充灌方法为：先将电极尖端浸于待充灌的液体中，然后从其尾部充灌即可（若微电极内有气泡，可手持微电极使其尖端朝下，用手指敲弹管壁除去气泡）。这一过程中，注意电极液不应充灌太多，接近电极容量的一半即可，以免将微电极装在电极支架（electrode holder）上时从电极内溢出的充灌液润湿支架内部，减少实验仪器故障的产生。充灌好的电极阻抗一般在 2～5 MΩ 之间。

4. 高阻封接和记录电流

（1）高阻封接（Giga-ohm seal）的形成：整个实验使用德国 HEKA Instrument 公司生产的膜片钳放大器 EPC10 型。具体实验步骤[9]为：首先在灌流槽中接种细胞，1～15 min 后细胞可沉降至底壁表面；开启灌流系统，以 1.0～1.5 mL/min 的速度持续灌流生理盐水，以清除悬浮的细胞碎片及其他杂质，避免实验时电极尖端被堵塞或污染。将充灌好的微电极安装至电极支架上。

在钳制细胞前，首先在高倍镜下找到具有良好状态的细胞，然后在低倍镜下确定位置，准备进行封接。然后一边给膜片微电极腔施加正压，一边将其浸入灌流液，以防灌流液气液界面上积集的灰尘或溶液中的粒子附着在电极尖端，从而保证高阻封接的顺利形成。然后给膜片微电极腔施加正压。在 Testseal 模式下检测电路以及电极的阻抗，如果出现正常的检测方波以及电极的阻抗为 2～5 MΩ，即可进行下一步操作［图 11-5（A）］。当电极触到细胞时，从计算机屏幕（即监视屏幕）中可观察到应变电流变小［图 11-5（B）］，此时若撤除正压有可能形成高阻封接；若未形成，则需用注射器或用口吸给微电极腔内施加负压。如果在监视器上看到应变电流突然成零，电流噪声亦随之减小［图 11-5（C）］，即提示将要形成高阻封接，然后将监视用矩形脉冲波调至 10 mV，若应变电流仍保持接近零的状态，即获得高阻封接，此时可以除去负压；若一段时间后仍不能形成高阻封接，则应更换膜片微电极，按上述步骤重新操作。

注意：一旦接触过细胞表面的电极不能继续使用，已浸入灌流液的电极应当废弃，因为其尖端很可能已附着了一些影响封接的杂质。电极与细胞膜接触后，给予轻微负压开始吸引进行封接，当封接大于 1 MΩ 后即形成高阻封接，如封接增加过程中未到 1 MΩ 即停止，可以将负压释放，随后封接可能会继续上升到达高阻封接，再给予负压并电击破细胞膜形成全细胞模式。

细胞膜形成高阻封接后，此时可给细胞以 –60 mV（或者其他需要的钳制电压）的电压钳制，施加负压吸引（大小需要根据不同细胞的种类与实验调整）破坏膜片，或用大电流（<20 nA）给予高电压电击（Zapping）以离断膜片，如观察到反应电流的前后沿处出现较大的瞬变电容电流，说明电极尖端封接的膜被打破，传统全细胞模式已形成（conventional whole-cell，图 11-5（D）］，此时可进行下一步实验。实验时，若将钳制模式设为 I-clamp 状态，可记录到的是细胞膜电位变化，在膜片钳放大器显示屏上也可直接读出膜电位变化；若将钳制模式转变为 V-clamp 状态时，记录到的则是细胞膜电流的变化。

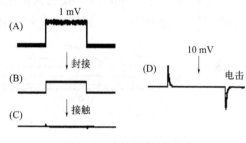

图 11-5　全细胞膜片钳模式

（2）全细胞膜电流的记录：将膜片钳放大器调至 V-clamp 的记录模式，并将钳制电位设定在适当数值上，可记录细胞膜电流的变化。本实验在膜电位钳制在 –20 mV 的条件下进行电流记录。在全细胞模式下，细胞外液可以随意改变。经验上认为，全细胞记录宜在酶解后 12 h 以内的细胞上进行。实验过程中室温控制在 20 ～ 22 ℃。

5. 记录时需要注意的问题

影响高阻封接形成的因素有三个：电极尖端表面、细胞膜表面和两者接触面液体。其中的任何一个因素处理不当，都可以单独阻止高阻封接的形成和封接后封接电阻的进一步升高，使实验无法进行。因此必须做到：细胞膜表面清洁；电极制备后当时使用；细胞内液和细胞外液用微孔过滤。

膜片钳实验中，降低噪声是保证实验成功的极其重要一环。除了正确选择放大器及记录设备以外，还应该从以下四方面加以考虑。①正确连接仪器：保证系统单点接地（大地或虚地），消除大地环路。②排除外界干扰：首先应尽量避免靠近强辐射源（如马达、变压器等）；其次应采用铜丝网编织成的法拉第笼进行良好的屏蔽。③实验操作：细胞浴液不宜太多，电极内 AgCl 丝不要浸入液体太深，以免增大前级输入电容；保证电极夹持器（holder）清洁、干燥，任何溶液及灰尘的浸润都会使记录噪声增大；电极的抛光处理。④尽可能提高电极与细胞膜的封接电阻，在一定范围内，封接电阻越高，噪声越小。

6. 实验中膜片钳放大器数据设置及电极内液的使用情况

记录不同的电流采用的电极内液以及记录模式不同，具体如下所述。

（1）K_{ATP} 通道电流（$I_{K_{ATP}}$）的记录：玻璃微电极中使用了 1 号电极内液。一般使用了传统的全细胞记录模式记录，其中膜电位钳制于 −60 mV（见图 11-6）。

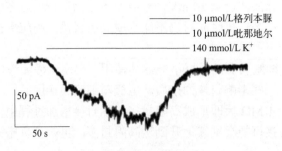

图 11-6　K_{ATP} 通道电流

（2）电压依赖性钾通道电流的记录：微电极中使用了 2 号电极内液。全细胞记录模式，膜电位同样钳制于 −60 mV，使用去极化阶跃刺激（其范围为 −40 mV 到 +80 mV，每隔 10 s 增加幅度为 20 mV，单个刺激持续 400 ms）（见图 11-7）。

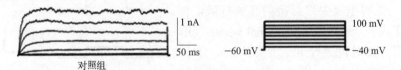

图 11-7　电压依赖性钾通道电流

当灌流液中的钾离子浓度由正常的 5 mmol/L 提高到 140 mmol/L 时，内向钳制电流被激活，此内向电流被 K_{ATP} 通道开放剂吡那地尔（pinacidil）加强，而被 10 mmol/L 的 K_{ATP} 通道阻断剂格列本脲（glibenclamide）阻断[7]。

（3）自发性瞬时外向电流（STOCs）的记录：使用 3 号电极内液，全细胞记录模式，膜电位钳制于 −20 mV[7]（见图 11-8）。

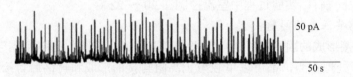

图 11-8　自发性瞬时外向电流

（4）L 型钙通道电流的记录：微电极中使用 4 号电极内液。全细胞记录模式，膜电位同样钳制于 −80 mV，使用去极化阶跃刺激（其范围为 −40 mV 到 +70 mV，每隔 10 s 增加幅度为 10 mV，单个刺激持续 440 ms[10]，见图 11-9。

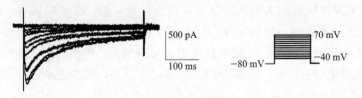

图 11-9　钡电流

六、给药

在实验中，首先记录一段正常组的稳定电流，一般记录两个电流，比较和判断电流是否稳定，之后灌流液里面加药，再记录电流的变化，也就是通过记录两个电流来比较判断它的稳定性。

第三节

钙离子成像实验

一、实验原理

在生物体内，钙离子是细胞信号产生的基础，在很多功能方面有重要作用。在胃肠道平滑肌，慢波和动作电位的产生以及平滑肌的收缩，都有钙离子的参与。

钙离子成像是利用特殊的荧光染料或者蛋白质荧光探针（钙离子指示剂，calcium indicator），捕捉钙，将细胞中钙离子的浓度通过荧光强度表现出来，并被显微镜捕捉，从而监测组织内钙离子浓度的变化。该实验把悄无声息的电生理活动就变成了一幅形象的、斑斓闪烁的壮观影像。

钙离子成像技术的核心在于钙离子指示剂，它的发展大致经历了三个阶段：生物发光蛋白，化学性钙离子指示剂和荧光蛋白钙指示剂。

1. 生物发光蛋白

生物发光蛋白是 20 世纪 60 年代从水母体内陆续发现的钙结合型发光蛋白，包括 aequorin、obelin、mitrocomin、clytin 等。aequcrin，即水母素，是应用最为广泛的生物发光蛋白。水母素用作钙指示剂具有如下优缺点：首先，它是钙结合型蛋白复合体，钙离子结合导致发光，不需要荧光激发系统，对设备的要求低，同时，也不会因光照而产生细胞毒等副作用。它的缺点是不能通透细胞膜，需要用微注射或转化表达的方式来负载细胞，对实验者的技术要求较高。

2. 化学性钙离子指示剂

化学性钙离子指示剂指可以螯合钙离子的小分子，所有这些小分子都基于氨基苯乙烷四乙酸（BAPTA），BAPTA 能够特异性地和钙离子螯合，而不会和镁离子螯合，所以被广泛地用作钙离子螯合剂。目前较为成熟的化学性钙离子指示剂包括 Oregon Green-1、Fura-2、Indo-1、Fluo-3、Fluo-4。

3. 荧光蛋白钙指示剂

荧光蛋白钙指示剂是基于绿色荧光蛋白（GFP）的钙指示剂。绿色荧光蛋白于 1962 年发现于水母体内、1992 年其编码基因被克隆。随后，利用分子生物学突变技术，蓝色（BFP）、青色（CFP）、黄色（YFP）、远红外荧光蛋白（DsRed）相继出现，掀开了生物学领域的"绿色革命"。现在使用较广泛的基因编码钙离子指示剂有 GCaMP、Pericams、Cameleons、TN-XXL 和 Twitch，其中 GCaMP6 有着超强的敏感度，现在被广泛应用于活体钙成像研究，其发出荧光的原理在于钙离子浓度上升导致 M13 与 CaM 结合，从而改变 cpEGFP 的构象，将其从无荧光的状态变为绿色荧光[11]。

二、实验仪器

荧光显微镜或激光共聚焦显微镜、二氧化碳培养箱等。

三、主要实验药品及试剂

Fluo-4 AM 或者 Fluo-6 AM、DMSO、F-127 等。

四、主要溶液的配制方法

细胞 PBS 缓冲液：称取氯化钠（NaCl）8.5 g、氯化钾（KCl）0.2 g、磷酸氢二钠（Na_2HPO_4）1.44 g、磷酸二氢钾（KH_2PO_4）0.24 g 溶于 800 mL 双蒸水中，利用浓盐酸调 pH 值至 7.40，再加入双蒸水定容至 1000 mL，装入玻璃瓶中，放入高压灭菌锅灭菌，灭菌后放置于紫外消毒完毕的超净工作台中冷却备用。

五、实验方法

（1）配制工作液。吸取适量 Fluo-4 AM 母液，用 PBS 缓冲液稀释至 2 μmol/L 溶液，或者 0.1% 的 F-127 和 0.1% 的 Fluo-6 AM 的 PBS 工作液[1,11]。

（2）取出培养的平滑肌细胞，吸去培养液，用 PBS 缓冲液浸洗 3 遍。

（3）按照每孔 300 μL 加入上述配好的工作液。

（4）将加好工作液的培养皿放入 37 ℃培养箱中培养 1 h。

（5）取出孵育好的细胞，用 PBS 缓冲液浸洗 3 遍，去除多余的钙荧光指示剂。

（6）用镊子挑出养有细胞的玻璃片，放入灌流槽中，再用 PBS 缓冲液灌流 30 min，使细胞内的 AM 酶酶充分水解。根据实验需要，在灌流槽中加入相应浓度的药物。

（7）利用钙离子成像分析系统测定细胞内钙荧光的变化。激发波长 494 nm，拍摄时间为 200 s，每 1 s 拍摄一张，共 200 张。整个拍摄过程要注意不能触碰操作台，保持灌流液面的平静和稳定。

六、给药

根据实验需要，在灌流槽中加入相应浓度的药物，然后对比钙离子的浓度变化[12]，见图 11-10。

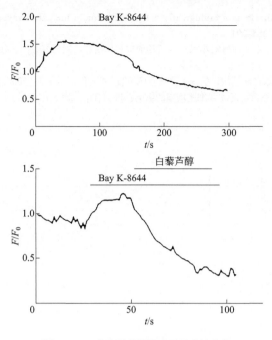

图 11-10 药物引起的钙离子浓度的变化

本章总结

胃肠道动力的实验室电生理研究包括细胞内记录、膜片钳实验和钙离子成像实验。细胞内记录用于检测接点电位，可以用于分析 ENS-ICC-SMC 轴以及 ENS-PDGFRα⁺ 细胞 -SMC 轴的功能状态；膜片钳实验用于测量离子通道跨膜电流；钙离子成像实验是利用特殊的荧光染料或者蛋白质荧光探针捕捉钙，将细胞中钙离子的浓度通过荧光强度表现出来，并被显微镜捕捉，从而监测组织内钙离子浓度的变化。

参考文献

[1] 宋妮娜 . PDGFRα⁺ 细胞 /SK3 通道在糖尿病慢传输型便秘中的作用及其机制研究 [D]. 上海：上海交通大学，2020.

[2] 刘东海 . 电压依赖性钾通道在小鼠胃肠平滑肌运动调控中作用及其机制研究 [D]. 上海：上海交通大学，2015.

[3] Li L, Bhatia M, Zhu Y Z, et al. Hydrogen sulfide is a novel mediator of lipopolysaccharide-induced inflammation in the mouse[J]. *FASEB J*, 2005, 19(9): 1196-1198.

[4] Bhatia M, Wong F L, Fu D, et al. Role of hydrogen sulfide in acute pancreatitis and associated lung injury[J]. *FASEB J*, 2005, 19(6): 623-625.

[5] Beauchamp R O Jr, Bus J S, Popp J A, et al. A critical review of the literature on hydrogen sulfide toxicity[J]. *Crit Rev Toxicol*, 1984, 13(1): 25-97.

[6] Tang G, Wu L, Liang W, et al. Direct stimulation of K(ATP) channels by exogenous and endogenous hydrogen sulfide in vascular smooth muscle cells[J]. *Mol Pharmacol*, 2005, 68(6): 1757-1764.

[7] Doeller J E, Isbell T S, Benavides G, et al. Polarographic measurement of hydrogen sulfide production and consumption by mammalian tissues[J]. *Anal Biochem*, 2005, 341(1): 40-51.

[8] 赵鹏 . 外源性硫化氢对豚鼠胃窦平滑肌收缩的调控作用及其机制 [D]. 上海：上海交通大学，2010.

[9] Bełtowski J. Hydrogen sulfide as a biologically active mediator in the cardiovascular system. *Postepy Hig Med Dosw* (Online), 2004, 58: 285-291.

[10] 杨梦, 陆红丽, 黄旭, 等. 白藜芦醇对小鼠结肠运动的抑制作用和机制研究 [J]. 上海交通大学学报 (医学版), 2020, 40(2): 180-187.

[11] 史娟, 李继硕. 细胞内钙成像和钙测定的基本原理及应用 [J]. 神经解剖学杂志 , 2006, 22(4): 455-462.

[12] 黄诗琪. 白藜芦醇对结肠平滑肌运动和细胞增殖的影响及机制 [D]. 上海：上海交通大学 , 2020.

第十二章

胃肠道动力研究常用的动物模型

第一节

糖尿病小鼠模型

糖尿病（diabetes mellitus，DM）是一种慢性疾病，以胰岛素的绝对或者相对缺乏为特点，涉及多个器官和系统，有复杂的病理生理学机制，可导致多种并发症，例如神经病变、血管病变和心脏病变，并增加患心血管疾病的发生风险。小鼠在葡萄糖动态平衡方面与人类相似，常被用于制作模拟人类糖尿病的动物模型。

糖尿病分为两种：1型糖尿病（type 1 diabetes mellitus，T1DM）和2型糖尿病（type 2 diabetes mellitus，T2DM）。T1DM是一种以胰岛素分泌绝对缺乏为主要表现的慢性自身免疫性疾病，具有显著的遗传倾向。胰岛β细胞进行性破坏是T1DM胰岛素分泌绝对缺乏和血糖升高的关键。T2DM的核心发病机制为多因素诱导的胰岛素抵抗（insulin resistance，IR）和胰岛素分泌障碍。所以，糖尿病小鼠模型也有两种：1型糖尿病小鼠模型、2型糖尿病小鼠模型。建立诱发性糖尿病小鼠的方法主要有化学药物损伤、病毒感染、催肥、手术等，其中以化学药物诱导技术最为成熟。

一、链菌素诱导1型糖尿病小鼠模型

（一）概述

1型糖尿病小鼠模型常用的药物主要有两种：链脲佐菌素（streptozotocin，STZ）和四氧嘧啶（alloxan）。这两种药物均可引起胰岛 β 细胞的损伤而诱发 1 型糖尿病小鼠模型。

alloxan 是自由基活性剂，产生的活性氧（reactive oxygen species，ROS）能直接损伤胰岛 β 细胞的 DNA，引起胰岛 β 细胞不可逆的损害，阻碍胰岛素分泌诱发 1 型 DM；同时 alloxan 也会导致肝、肾中毒性损害。因此，虽然 alloxan 的建模率高于 STZ，但因其对小鼠的损害明显大于 STZ[1] 使其应用受到限制。

STZ 对机体组织毒性相对较小，动物存活率高，是目前使用最广泛的 DM 动物模型的化学诱导剂。因此，STZ 给药通常是 1 型糖尿病快速造模的首选方法。STZ 是一种含亚硝基的化合物，STZ 的葡萄糖部分结构可以被胰岛 β 细胞上低亲和力的葡萄糖转运蛋白所转运，进入体内能特异性破坏胰岛 β 细胞和引起胰岛素分泌功能障碍。

STZ 注射建模有两种方式。第一种方式是一次性大剂量的注射 STZ，会导致胰岛 β 细胞广泛破坏，最终形成 1 型糖尿病模型，但不导致胰腺炎，这种方法诱导的糖尿病模型为无炎性 1 型糖尿病模型。采用单剂量一次性腹腔注射 STZ 建立 DM 小鼠模型的技术已很成熟。单次高剂量注射剂量为 100～200 mg/kg。

第二种方式是多次小剂量注射制备的"迟发型 DM"模型，其胰岛 β 细胞损伤可能与 T 淋巴细胞介导的免疫机制有关[2]。多次低剂量注射 STZ 能成功诱导炎性 1 型糖尿病模型，更接近人类的慢性胰岛炎和胰岛素缺乏，但是并未完全使胰岛素缺乏，所以需要建立对照组，以便更准确地描述药物的治疗作用[3,4]。多次低剂量注射剂量是 20～50 mg/kg，每天 1 次，连续 5 d。

此外，高剂量注射 STZ 比低剂量注射 STZ 能更快速、更可靠地诱发小鼠高血糖，但有较高的死亡率，需监测小鼠的健康状况或体重变化[5]。

（二）动物模型建立

1. 动物
雄性小鼠，6 周龄，体重为 20～30 g。

2. 仪器
光学双目显微镜、血糖仪和血糖试纸、小鼠灌胃器、一次性无菌注射器、无菌滤器、无菌离心管、酒精棉球以及锡箔纸等。

3. 药品、试剂及制备方法
STZ、柠檬酸、柠檬酸钠、75% 乙醇、灭菌生理盐水、Masson 三色染色试剂盒、糖原 PAS 染色试剂盒等。

在注射 STZ 之前，先配制 STZ 母液。首先配制柠檬酸 - 柠檬酸钠缓冲液（pH =4.4），分别配制 0.1 mol/L 柠檬酸钠溶液和 0.1 mol/L 柠檬酸溶液，然后将 11.4 mL 柠檬酸溶液和 8.6 mL 柠檬酸钠溶液混合，并放置在冰上预冷备用。然后，称取适量 STZ 放入避光的离心管中，加入相应的柠檬酸 - 柠檬酸钠缓冲液，配制成 25 mg/mL STZ 溶液，整个过程在冰上操作。STZ 溶液需现配现用，避光冰浴保存，30 min 内注射完毕。

4. 造模方法
（1）动物分组：将雄性小鼠适应性饲养 1 周，小鼠的饲养方式为明暗周期 12 h，自由饮水。之后每只小鼠称体重，在小鼠尾巴上做标记，并记下相应的标记和体重，并随机分为正常对照组和模型组 2 组。

（2）模型构建：模型制作前，隔夜禁食不禁水后测定小鼠空腹血糖。造模时，将标记好的小鼠依次从笼中取出，抓取小鼠并固定好小鼠后，使其暴露腹部，用 75% 乙醇对小鼠腹部进行消毒，然后按照计算好的注射量，用一次性无菌注射器进行 STZ 溶液腹腔注射，如果是一次性大剂量注射 STZ 建模，根据体重按照 100 ～ 200 mg/kg STZ 计算应该注射的体积并进行腹腔注射；如果是多次低剂量注射 STZ 建模，剂量是 20 ～ 50 mg/kg，每天 1 次，连续 5 d 进行腹腔注射。在对照组按照同样的计算方法，注射相应体积的柠檬酸 - 柠檬酸钠缓冲液。

（3）STZ 诱导糖尿病小鼠模型注意事项：在使用 STZ 诱导 1 型糖尿病时需考虑 STZ 试剂的使用、毒性、易感性及应对措施。

① 小鼠对 STZ 的易感性随小鼠的品系不同而不同，在选择 STZ 诱导糖尿病之前，要考虑小鼠品系和给药方案。有研究发现，对常用的非胰岛素依赖型糖尿病 ddY、BALB/c 和 C57BL/6 等不同品系的小鼠进行 STZ 诱导时，ddY 小鼠最敏感[6]。雌性小鼠对 STZ 的敏感性比雄性小鼠更低，可能与雌激素的释放有关。建议使用敏感品系的雄性小鼠，而非增加 STZ 的剂量，因为 STZ 存在非特异性毒性的风险。

② STZ 化学结构与葡萄糖相似，二者可以相互竞争，因此往往对动物禁食 12 h 后注射 STZ，此时敏感性更高，能显著提高造模成功率。由于小鼠是夜间进食并活动的动物，若在夜间对小鼠禁食，那么禁食的时间会远远多于 12 h，因此建议小鼠禁食时间为凌晨 4 点至下午 6 点[3]。

③ 注射 STZ 之前，适应性喂养 1 周可以最大限度地减少或消除饮食变量引起的葡萄糖代谢差异[7]。

④ STZ 不稳定，容易挥发，见光易分解，因此需要避光冷藏，应在低温条件下配制 STZ 溶液，全程在冰上操作，并即配即用，并且需要溶解在柠檬酸 - 柠檬酸钠缓冲液中。

⑤ 一天中不同时间使用 STZ 也会影响糖尿病诱导的效果，例如雌性 C3H/HeN（C3H）小鼠的最高诱导率出现在下午 4 点，最低诱导率出现在上午 8 点[8]。

⑥ STZ 注射量不宜过大，过大容易造成小鼠死亡，而注射量过少会导致模型不成功。一些动物在注射 STZ 后的 48 h 内，出现大量的胰岛 β 细胞坏死和胰岛素突然释放，导致低血糖，从而迅速死亡。为了防止这种情况发生，可以在 STZ 诱导后常规给动物提供 10% 蔗糖水。

⑦ STZ 对胰岛 β 细胞以外的器官和组织可能是有毒的，如肝毒性和肾毒性[9]。

（三）指标测定和评价

1. 测定项目

（1）注射完毕后，两组小鼠都正常进食、正常饮水，每天更换垫料，并且密切注意糖尿病模型组小鼠的饮水。每天观察小鼠的一般情况（精神状况、摄食量、饮水量、毛发光泽、垫料潮湿度等），每周测定小鼠随机血糖（random blood glucose，RBC）和体重，正常喂养 16 周。

（2）16 周后小鼠进行血糖的测定，测定之前需禁食 12 h。可使用血糖仪和高敏型一次性血糖试纸，对小鼠尾静脉血液进行血糖检测，记录小鼠的血糖和体重。模型组小鼠中，血糖高于 16.7 mmol/L 则为造模成功，可将小鼠处死取材进行实验。

2. 测定结果

（1）一般情况观察结果：STZ 处理后，NG 组小鼠精神状况良好，反应灵敏，动作自如，双目有神，毛发光滑，垫料干燥进食量、饮水量较前无明显变化。模型组小鼠精神日渐萎靡，反应迟钝，毛发毛糙，喜静坐倦活动，垫料潮湿，进食量、饮水量较前显著增加。

（2）体重变化：对照组小鼠体重随周龄增加稳步上升；单次大剂量 STZ 给药后，体重增加幅度较对照组慢，于第 8 周以后开始体重缓慢减少，与对照组相比具有显著性差异。

（3）随机血糖变化：与对照组相比，单次大剂量 STZ 给药后小鼠 RBC 迅速增加且显著高于对照组，1 周后所有小鼠血糖均大于 16.7 mmol/L，且于第 9 周后趋于稳定；连续 5 d 小剂量 STZ 给药后小鼠 RBC 缓慢增加，第 2 周后所有小鼠血糖均大于 16.7 mmol/L，且于第 9 周后趋于稳定。

（4）两种 STZ 注射建模方式的指标变化对比[10]：将雄性 C57BL/6 小鼠随机分为正常对照组、糖尿病 1 组、糖尿病 2 组 3 组。1 组一次性腹腔注射大剂量 STZ（150 mg/kg）；2 组连续 5 d，每天腹腔注射小剂量 STZ（50 mg/kg），正常对照组腹腔注射等量无菌柠檬酸盐缓冲液。之后，每周测定小鼠体重和随机血糖（RBC），正常喂养 16 周检测发现，1 组和 2 组均出现“多饮多尿、多食、体重减轻（三多一少）”的典型糖尿病症状。1 组和 2 组诱导后，体重增加均显著低于对照组，并于第 8 周后缓慢减轻（$P< 0.05$）；1 组和 2 组随机血糖分别于第 1 周和第 2 周后高于 16.7 mmol/L，并于第 9 周后趋于稳定（$P<0.05$）。

因此，得出结论，单次大剂量（150 mg/kg）腹腔注射 STZ 和连续 5 次小剂量（50 mg/kg）腹腔注射 STZ，经 16 周后均可诱导的理想糖尿病动物模型。

总之，单次大剂量腹腔注射 STZ 和连续 5 次小剂量腹腔注射 STZ 造模，都引起了动物一般情况的改变——体重下降，血糖增高，这是理想糖尿病动物模型。

二、高脂喂养与 STZ 注射联合诱导 2 型糖尿病小鼠模型

（一）概述

2 型糖尿病小鼠模型主要模拟人类胰岛素抵抗和葡萄糖耐量受损。2 型糖尿病的动物模型是以肥胖为主，反映了肥胖与 2 型糖尿病密切相关的人类疾病状况。高脂饮食喂养可导致小鼠出现肥胖、高胰岛素和高血糖。幼鼠常喂以高脂饲料（high-fat diet，HFD）或高脂 - 高糖饲料（high-fat-high-sugar，HFHS）12 ～ 16 周进行肥胖模型造模。胰岛素抵抗型小鼠在饮食诱导 1 周时就出现葡萄糖耐受和胰岛素抵抗[11]。

但是，高脂饮食诱导模型小鼠的高血糖并不明显。目前，常通过高脂喂养与 STZ 注射联合运用以诱导 2 型糖尿病。这种造模方法是将小鼠先用 HFD 喂养以诱导胰岛素抵抗、葡萄糖耐受和高胰岛素血症，随后给予多次低剂量 STZ 注射（30 ～ 40 mg/kg）以损伤胰岛 β 细胞，最终诱导出 2 型糖尿病[5]。该模型的优点是能更好地模拟 2 型糖尿病发病期间发生的代谢特征的变化。

合适的 HFD 是一个重要的实验因素。60% 或 45% 脂肪含量的饲料在目前最常用，60% 脂肪的 HFD 可以更快的速度引起更严重的肥胖，但是 45% 脂肪的 HFD 更能代表人类的脂肪摄入量[12]。60% 脂肪的高脂饮食通常比 45% 脂肪的高脂饮食含有更少的蔗糖。

（二）动物模型建立

1. 动物

雄性小鼠，5 ～ 8 周龄，体重为 20 ～ 30 g。

2. 仪器

光学双目显微镜、血糖仪和血糖试纸、小鼠灌胃器、一次性无菌注射器、无菌滤器、无菌离心管、酒精棉球以及锡箔纸等。

3. 药品、试剂及制备方法

STZ、柠檬酸、柠檬酸钠、高脂高糖饲料、75% 乙醇、灭菌生理盐水、Masson 三色染色试剂盒、糖原 PAS 染色试剂盒、胰岛素（insulin，INS）酶联免疫分析试剂盒。

柠檬酸盐缓冲液的配制：称量 2.1 g 柠檬酸（分析纯），用超纯水定容至 100 mL 配制成 A 液；称量 2.94 g 柠檬酸钠（分析纯），用超纯水定容至 100 mL 配制成 B 液，按 A∶B=1∶1 的比例混合，调整 pH 值至 4.2～4.5 间，4 ℃保存备用。

STZ 溶液的配制：注射之前采用柠檬酸盐缓冲液配制 1%（W/V）的 STZ，配制好的 STZ 溶液需尽快注射完毕，STZ 溶液现用现配，并时刻置于冰浴中备用[13]。

STZ 诱导糖尿病小鼠模型注意事项同 1 型糖尿病小鼠模型。

4. 造模方法

（1）动物分组：造模前常规饲养观察 1 周后使用。期间，对所有小鼠进行空腹血糖测量，参与实验的小鼠要求空腹血糖小于 7 mmol/L，排除先天存在血糖异常小鼠。每只小鼠称体重，在小鼠尾巴上做标记，并记下相应的标记和体重。之后采用随机数字表法随机分成为对照组和模型组两组。模型组以高脂高糖饲料饲养，对照组清洁级标准维持鼠料。

（2）模型构建：模型组以高脂高糖饲料饲养 8 周，8 周之内，定期测量小鼠体重，以体重大于或等于对照组为筛选标准，体重未达标者提示对肥胖诱导耐受或不敏感，排除体重不达标小鼠。

模型组小鼠高脂高糖饮食喂养 8 周后，然后更换成清洁级标准维持鼠料，同时将溶解于 0.1 mmol/L 柠檬酸盐缓冲液（pH 4.2）的 STZ 按照 30 mg/kg 体重剂量，左下腹腔注射，每天 1 次，持续 2～4 d。对照组仅用清洁级标准维持鼠料喂养，注射同等剂量的柠檬酸盐缓冲液。两组小鼠其余条件均保持一致[13]。也可按照按 50 mg/kg 剂量连续 5 d 腹腔注射 STZ[14]。

（三）指标测定和结果

1. 测定项目

（1）观测小鼠一般情况如饮水量、体重等，并于造模后第 1、2、4、5、8 周自小鼠尾静脉采血，检测血糖值。末次注射 2 周后测量空腹血糖，空腹血糖大于 16 mmol/L 认为中期糖尿病模型构建成功。采血时并做好创口的消毒工作，可采用安稳免调码血糖测试仪及配套试纸条进行快速测定。血糖高于 16.7 mmol/L 则为造模成功。

（2）在小鼠血糖趋于稳定时，检测血清胰岛素（INS）、血浆总胆固醇（total cholesterol，TC）、三酰甘油（triacylglycerol，TG）、高密度脂蛋白（high-density lipoprotein，HDL）、低密度脂蛋白（Low-density lipoprotein，LDL）、血浆糖化血红蛋白（hemoglobin Alc，HbA1c）含量，并进行口服葡萄糖耐量试验。

许芳芳等[13]通过高热量饮食与小剂量多次腹腔注射链脲佐菌素（STZ）的方法建立了 2 型糖尿病小鼠模型，并观察了造模中一些指标，如胰岛素敏感指数、口服葡萄糖耐量、血脂及糖化血红蛋白含量等。

（3）胰岛素敏感指数计算：造模 4 周后，小鼠禁食但正常供水 12 h 后，尾尖采血测定空腹血糖（fasting blood glucose，FBG）；同时将收集到的小鼠全血在室温阴凉处静置 1 h，然后在 4 ℃下 3000 r/min（r=8 cm）离心 5 ～ 10 min，转移上层淡黄色血清备用。利用小鼠胰岛素（INS）酶联免疫分析试剂盒测定空腹血清胰岛素水平（fasting serum insulin，FSI），检测方法详见试剂盒附带说明书。根据公式 1/（FBG×FSI）计算胰岛素敏感指数（insulin sensitivity index，ISI）。

（4）口服葡萄糖耐量试验：造模后第 6 周，模型组和对照组小鼠禁食但正常供水 16 h 后，口服灌胃 2 g/kg 体重剂量的葡萄糖，分别测定 0 min、30 min、60 min、120 min 的血糖值。

（5）血脂检查：造模后第 8 周检测血脂 4 项指标，将收集好的两组血清样品冰袋保存，送至医院检验科，利用全自动生化分析仪检测血脂 4 项，包括血浆总胆固醇（TC）、三酰甘油（TG）、高密度脂蛋白（HDL）、低密度脂蛋白（LDL）。

（6）糖化血红蛋白含量检测：造模后第 8 周检测糖化血红蛋白（HbA1c）含量。将加入 EDTA 抗凝剂的小鼠全血轻轻混匀制成血浆，以冰袋保存，送至医院检验科进行 HbA1c 含量的测定。

2. 测定结果

造模中各项指标的变化[14] 如下所述。

（1）小鼠一般情况：模型组小鼠在造模后第 5 天开始出现多饮多尿现象，约 2 周后开始出现多食现象，此时体重下降，明显低于对照组，造模 4 周后，模型组小鼠体重最轻，此后开始缓慢增长，仍明显低于对照组。

（2）血糖水平：分别于造模前和造模后 1、2、4、8 周检测小鼠的血糖值。模型组小鼠在造模后血糖水平均明显高于造模前和对照组血糖值，末次注射 STZ 2 周后测量空腹血糖，空腹血糖大于 16 mmol/ L。随着时间推移，血糖值也在不断上升。

（3）胰岛素敏感指数计算：造模后第 4 周，将小鼠禁食过夜，尾静脉取血分别测定 FBG 和 FSI。结果显示，模型组小鼠 FBG 明显高于对照组；FSI 水平虽较对照组有所增加但两组间差异无统计学意义。根据 FBG 和 FSI 计算得出模型组小鼠的胰岛素敏感值（ISI），明显低于对照组。

（4）口服葡萄糖耐量试验：在造模后第 6 周进行口服葡萄糖耐量试验，结果显示模型组小鼠在口服灌胃葡萄糖 0 min、30 min、60 min、120 min 后的血糖均明显高于对照组。

（5）血脂检查：造模后第 8 周血脂检测结果显示，模型组小鼠血清 TC 和 TG 水平明显高于对照组；HDL 水平明显低于对照组；LDL 水平虽然较对照组有所增加，但差异无统计学意义。

（6）糖化血红蛋白含量检测：造模后第 8 周检测血浆 HbA1c 含量，结果显示模型组小鼠的 HbA1c 含量为明显高于对照组。

总之，高脂喂养与 STZ 注射联合诱导 2 型糖尿病小鼠模型，行为改变，血糖升高；胰岛素敏感指数（ISI）明显降低；口服葡萄糖耐量异常；血清 TC 和 TG 水平升高；HDL 水平降低；HbA1c 含量为升高。它是理想的 2 型糖尿病小鼠模型。

第二节

肠炎小鼠模型

一、概述

炎症性肠病（inflammatory bowel disease，IBD）包括溃疡性结肠炎（ulcerative colitis，UC）和克罗恩病（Crohn's disease，CD），主要特点是慢性复发性炎症，临床上以腹痛、腹泻和肠梗阻为特点。炎症性肠病有终生复发倾向，重症患者迁延不愈，预后不良。本病以欧美多见，随着生活压力的增大以及饮食结构的改变，该病在我国的发生率不断增高，其发病机制不清楚，治疗效果欠佳。目前，基础研究中建立符合疾病发展特点的动物模型至关重要。建立动物模型首先要确定模型是否符合以下几点临床表现与人相似：①在发病机制上能反映疾病的特点；②与人有类似的免疫学反应及相似的治疗手段；③模型容易制备可以重复[15]。

常用的慢性结肠炎动物模型有：① PG-PS 诱导的慢性结肠炎模型。在肠壁中注射 peptidoglycan-polysaccharide（PG-PS）产生急性炎症反应，1～2 天达高峰，渐渐缓解并出现黏膜的修复，12～17 天后在回肠及结肠部位出现严重纤维化[16]。这是最早应用于研究肠纤维化的模型。②沙门氏菌诱导的慢性结肠炎模型。Grassl 等[17] 用沙门氏菌 AaroA 品系诱导 C57/BL6 小鼠产生一种严重的和持续的肠壁纤维化动物模型。这种模型对小鼠基因敏感性要求较高，花费较高，且不稳定。③右旋葡聚糖硫酸钠（DSS）诱导的慢性结肠炎的模型。它是目前应用极其广泛的结肠炎模型[18]。最近 Melgar 等[19] 报道用 DSS 暴露 C57/BL6 小鼠 5 天能够诱导急性结肠炎并进展为严重的慢性炎症，大量的胶原质沉淀于结肠的黏膜层和黏膜下层，少见慢性炎症结肠中的平滑肌层和浆膜层有胶原质沉淀，这一特性与 UC 而非 CD 相似。④基因型慢性结肠炎动物模型。它是将腺病毒载体转入转化生长因子 β（TGF-β）致结肠肠道纤维化，Vallance B A 等[20,21] 在实验中发现 TGF-β_1 可导致结肠炎，在结肠上皮过度活跃的 TGF-β_1 表达可产生肠道间质纤维化。但由于费用高，不能广泛用于肠壁纤维化的研究。⑤三硝基苯磺酸（TNBS）制备的结肠炎小鼠模型。这是研究 IBD 的理想模型，也是最为常用的模型。

二、右旋葡聚糖硫酸钠（DSS）诱导溃疡性结肠炎小鼠模型

溃疡性结肠炎（UC）属于炎症性肠病（IBD）的一种，是一种非特异性肠道炎症性疾病，其病程长，病情轻重不等。目前研究 UC 通常采用的是右旋葡聚糖硫酸钠（DSS）诱导溃疡性结肠炎小鼠模型。葡聚糖硫酸钠通过与结肠中链脂肪酸结合并诱导炎症，在小鼠和大鼠体内引发结肠炎。使用 DSS 诱发的小鼠急、慢性结肠炎是一种较理想的 UC 动物模型，可作为研究 UC 发病机制和药物治疗较理想的工具。

（一）动物模型建立

1. 动物

小鼠 5 ～ 8 周龄，雌性或雄性，清洁级，体重为 20 ～ 30 g。

2. 药品、试剂及制备方法

葡聚糖硫酸钠（分子量为 35000 ～ 50000，批号 S4140）、粪便隐血定性检测试剂盒、HE 染液套装等。

实验组小鼠饮用含有 3% DSS 浓度的纯净水，即 3 g DSS 加入 100 mL 水配置而成。

3. 仪器

L204 电子天平、Milli-QA10 超纯水系统、VORTEX　GENIUS3 型涡旋振荡仪（德国 IKA）、ThermoScientific SL8R 型高速冷冻离心机（美国 Thermo Fisher）、生物倒置相差显微镜（日本奥林巴斯）、脱水机、包埋机、病理切片机等。

4. 造模方法

（1）分组要求：将小鼠随机分成两组，分别为对照组和实验组，适应性喂养 1 周，饲养温度控制在 20 ～ 25 ℃，光线为白昼 / 黑夜交替 12 h。

（2）模型构建：一周之后，两组均自由饮用水和食物。正常对照组小鼠饮用一般纯净水，实验组小鼠饮用 3% DSS 溶液 7 天可诱发急性结肠炎，如果饮用 3% DSS 溶液 7 天后继续饮用蒸馏水 14 天可诱发慢性结肠炎[22]。

（二）检测指标和评价

1. 检测指标

（1）日常观察和记录：每天注意结肠炎小鼠模型的临床表现，精神状态、体质量、进食量、毛色光泽、粪便性状及隐血等，并每天进行评分和记录小鼠的疾病活动指数（DAI）和小鼠体重。

（2）疾病活动指数（DAI）：DAI 的具体评判标准包括体重、大便性状和便血 3 个指标，每一个指标满分为 4 分，DAI 评分最高为 12 分[23]。

每日固定时间称量各组小鼠体重，记录每只小鼠的粪便性状，运用粪便隐血定性检测试剂盒（邻联甲苯胺法）检测粪便隐血情况。体质量的变化以基线体重下降的百分比表示，即体重变化 (%)=［1+（造模后体重－造模前体重)/ 造模前体重］×100%。按表 12-1 计算 DAI 指数评分，DAI= 体重下降分数 + 粪便性状分数 + 血便分数[23,24]。

表12-1　DAI评分标准

计分	体重变化	大便性状	便血
0	0	正常	阴性
1	减轻 1% ～ 5%	看似正常	+
2	减轻 5% ～ 10%	大便疏松	++
3	减轻 10% ～ 15%	大便稀松明显	+++
4	体重减轻 >15%	腹泻水样便	肉眼血便

注释：大便疏松表现为尚有颗粒的形成，但粪便球的硬度松软。腹泻表现为无颗粒形成，水样便。严重便血表现为新鲜肛周血，伴明显便血。

（3）结肠长度测量：在第 8 天麻醉处死小鼠后，解剖小鼠，测量结肠总长度。

（4）结肠病理切片观察—苏木精 - 伊红（HE）染色检测：剖腹后，剪取距肛门以上2 cm 结肠，剔除肠系膜，取病变最明显处结肠组织 2 ～ 3 cm，沿纵轴剪开，用生理盐水清理肠内容物，放置于 4% 多聚甲醛中固定，按常规包埋、切片，HE 染色后，在光学显微镜下观察结肠组织病理变化。

2. 测定结果

（1）小鼠一般状况及体质量变化：实验期间，两对照组小鼠精神状态良好、反应灵敏、皮毛光亮，体质量缓慢增长，大便正常。DSS 组小鼠饮用 3% DSS 溶液后，两组小鼠体质量均不同程度下降，蜷缩聚堆，精神萎靡，饮食量减少，拱背，皮毛枯槁无光泽，伴有黏液稀便、肉眼血便等症状。小鼠在活动性结肠炎期间通常体重减重 10% ～ 20%。根据伦理规则，体质量减轻 20% ～ 25% 或更多被认为是终止实验的标准[25]。

（2）小鼠 DAI 指数：自由饮用 3% DSS 溶液诱导的 UC 小鼠模型评价标准之一为造模后小鼠出现精神倦怠、饮食量下降、体质量减少并伴有黏液稀便、血便等症状。这表明造模成功。模型组的 DAI 指数显著高于对照组（见图 12-1）[23]。

（3）小鼠结肠长度：在 UC 模型实验中，随着炎症的加重，结肠充血、肿胀，出现缩短的情况［见图 12-1（A）和（B）］[23]。

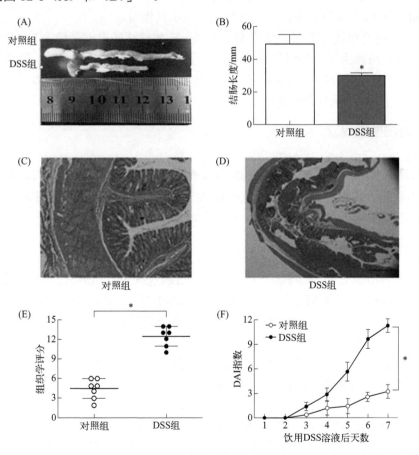

图 12-1　结肠炎小鼠的炎症表现

（A）和（B）肠炎小鼠的结肠长度明显缩短（*$P < 0.05$，与对照组小鼠相比；$n = 8$）；（C）和（D）肠炎表现为明显的黏膜损伤和大量炎症细胞的浸润；（E）和（F）肠炎的组织学评分和疾病活动指数明显升高

（4）小鼠结肠组织病理学变化：对照组小鼠结肠黏膜结构完整光滑，未见炎性的细胞、糜烂及溃疡等。模型组急性 UC 的病理变化均可见结肠黏膜上皮细胞大量脱落形成溃疡，伴大量炎性细胞浸润，排列紊乱，侵入黏膜下层及肌层［见图 12-1（C）和（D）］[23]。而慢性 UC，在停止饮用 3% DSS 溶液 14 天后，小鼠的腹泻、血便等症状消失，全结肠表现为更局限的灶性小溃疡伴邻近上皮细胞再生、修复，以及突出的隐窝扭曲变形伴以淋巴、单核细胞为主的慢性炎症细胞浸润[22]。

总之，DSS 诱导溃疡性结肠炎小鼠模型，精神萎靡，体重下降；DAI 指数显著升高；结肠充血、肿胀，出现缩短；结肠组织呈炎性改变。这也是理想的动物模型。

三、TNBS 诱导 Balb/c 小鼠结肠炎动物模型

（一）概述

克罗恩病（CD）患者的肠壁慢性炎症可导致肠道产生大量细胞外基质沉积，从而引起瘢痕收缩式狭窄。80% 的患者在有生之年因不同程度的肠梗阻最终需要手术治疗，却无明显疗效。目前，研究 CD 中肠道纤维化机制常用的动物模型是三硝基苯磺酸（trinitrobenzene sulfonic acid，TNBS）诱导 Balb/c 小鼠慢性结肠炎小鼠模型。

TNBS 与乙醇合用进行造模。该模型的机制是乙醇破坏肠黏膜屏障，TNBS 作为一种有机酸半抗原渗入结肠组织，与组织蛋白等高分子物质结合，形成全抗原，使 T 淋巴细胞致敏，溶解了与半抗原结合的动物自身细胞，引起肠壁一系列免疫应答和炎症反应，随着组织的逐渐修复，可出现一系列肠壁的增生性改变。

（二）动物模型建立

1. 动物

国外研究表明不同小鼠种系对 TNBS 的敏感度不同：SJL/J 小鼠是 TNBS 易感小鼠，结肠炎发生率较高，Balb/c 小鼠对 TNBS 也较为敏感，而 C57BL/C 小鼠则相对不敏感。目前多采用 Balb/c 小鼠进行相关研究。一般选普通级 5～8 周 Balb/c 小鼠，雌雄各半，体重 20～30 g。

2. 仪器

ZP-12P 生物组织自动脱水机、YB-6 型生物组织包埋机、LEICARM2125 型石切片机、DNP-9162 型电热恒温培养箱、天平、Nikon ECLIPSE 55i 光镜照相机、DK-8D 数显恒温水浴锅、CW-CJ-1F 洁净工作台、MDF-U281-85 ℃低温冰箱等。

3. 药品、试剂及制备方法

TNBS、TGF-β、二步法免疫组化检测试剂盒、氯仿、无水乙醇、核酸染料、DNA Marker-l、三羟甲基氨基甲烷（Tris）、粪便隐血检测试剂盒和髓过氧化物酶（MPO）检测试剂盒等。

溶液的配制：TNBS 的用量不尽相同，其范围从每只 0.5～2.5 mg 不等[26-28]。由于 TNBS 对小鼠有较强的毒性作用，如果剂量过大则模型小鼠死亡率过高，而剂量过小则模型的成功率不高。例如，袁学勤等[29]研究发现，每只小鼠给予 1.5 mg TNBS 灌肠，动物死亡较少，并能够成功制备小鼠结肠炎模型。也有学者按照 70 μL/10 g 体重剂量给药，用 5%TNBS 水溶液和无水乙醇 1∶1 的混合液灌肠[30]。

1.5 mg TNBS 和 2 mg TNBS 溶液的配制：① TNBS 1.5 mg/50% 乙醇灌肠剂 100μL：取 TNBS（5% *W/V*）30 μL、无水乙醇 50μL、蒸馏水 20 μL 充分混匀，4 ℃保存。② TNBS 2.0 mg/50% 乙醇灌肠剂 100 μL：TNBS（5%*W/V*）40 μL，无水乙醇 50 μL，蒸馏水 10 μL，充分混匀，4 ℃保存。③ TNBS 2.5 mg/50% 乙醇灌肠剂 100 μL：取 TNBS（5%*W/V*）50 μL，无水乙醇 50 μL，充分混匀，4 ℃保存。

4. **造模方法**

（1）动物分组：将 Balb/c 小鼠随机分为成空白对照组、50% 乙醇对照组、TNBS 急性结肠炎模型组、TNBS 慢性结肠炎模型组。

（2）模型构建：每周灌肠一次，空白对照组给予生理盐水 100 μL 灌肠，50% 乙醇组给予 50% 乙醇 100 μL 灌肠。

目前报道的建模方法和剂量有一些差异。例如，戴萌等 [31] 建立了 TNBS 诱 Balb/c 小鼠慢性结肠炎动物模型，并研究了其特点的研究，其建模方法如下。

① TNBS 急性模型的构建：造模前小鼠在动物房饲养 1 周，之后采用 1 周一次 TNBS/50% 乙醇灌肠。Balb/c 小鼠禁食、不禁饮 24 h 后，乙醚麻醉小鼠，聚乙烯软管（3.5F）导管从肛门插入肠道深约 5.5 cm，每只小鼠灌注 TNBS 2.0 mg/50% 乙醇灌肠剂 100 μL，之后将小鼠倒置 60 s。TNBS 急性结肠炎模型组灌肠 1 次，一周后处死小鼠。

② TNBS 慢性模型的构建：造模前小鼠在动物房饲养 1 周。采用 6 周 TNBS/50% 乙醇灌肠，TNBS 在灌肠剂中的剂量逐渐增加，第 1 周和 2 周灌 TNBS 1.5 mg/50% 乙醇灌肠剂 100 μL，第 3 和 4 周灌 TNBS 2.0 mg/50% 乙醇灌肠剂 100 μL，第 5 和 6 周灌 TNBS 2.5 mg/50% 乙醇灌肠剂 100 μL。Balb/c 小鼠禁食、不禁饮 24 h 后，乙醚麻醉小鼠，3.5F 导管从肛门插入肠道深约 5.5 cm，每只小鼠灌注 100 μL，之后将小鼠倒置 60 s。TNBS 慢性结肠炎模型组灌肠 6 次，每周 1 次，于第 7 周处死小鼠。

（三）指标测定和结果

1. **测定项目**

（1）小鼠疾病活动指数（DAI）的评估：每日观察小鼠大便性状，同时测定小鼠的体重和隐血（检测采用联苯胺法），根据 Cooper 等 [32] 制定的标准对小鼠 DAI 进行评分（见表 12-1），算出每组小鼠平均 DAI 得分，以评估各组小鼠的疾病活动情况。

（2）结肠肉眼观：处死小鼠，大体观察肠壁和腹膜有无粘连，分离结肠组织，将结肠与肠系膜钝性分离，用放大镜观察浆膜及大体变化，然后再将结肠沿肠系膜连接处纵向剖开，铺平，检查黏膜改变情况。

（3）标本采集和处理：沿肠系膜缘剪开肠腔之后，PBS 缓冲液冲洗粪便，在距肛门 5 cm 取病变明显处结肠组织，均经 10% 福尔马林固定，用 ZT-12P 生物组织自动脱水机处理，流程如下：①脱水。固定液 7 h，75% 乙醇 1 h，85% 乙醇 1 h，95% 乙醇Ⅰ 1 h，95% 乙醇Ⅱ 1 h，无水乙醇Ⅰ 1 h，无水乙醇Ⅱ 1 h；②透明。二甲苯Ⅰ 15 min，二甲苯Ⅱ 15 min；

随后用 YB-6 型生物组织包埋成块，3 μm 厚连续切片，每个蜡块各切 4 张切片。第 1 张用于 HE 染色，第二张用于 VG 染色，第 3 张用 PBS 缓冲液代替一抗作为阴性对照，第 4 张进行免疫组化染色。上述组织切片置于 70 ℃烤箱 1.5 h 备用。

（4）组织学评分：于光学显微镜下观察全部切片病理组织学改变，根据 Dieleman LA 等 [33] 制定的标准进行评分（见表 12-2），结果取其均值。于光学显微镜下观察全部 VG 染色切片病理组织学改变，根据 Lawrance 等[34] 制定的半定量标准判断胶原纤维增生程度："−"表示无明显胶原纤维增生，无明显固有肌层增厚；"+"表示胶原纤维稍增多，固有肌层稍增厚；"++"表示胶原纤维明显增多，固有肌层明显增厚；"+++"表示胶原纤维明显增多，组织结构明显改变，固有肌层明显增厚。

表12-2　病理改变评分标准

项目	记分
炎症	
无	0
轻	1
中	2
重	3
病变深度	
无	0
黏膜下层	1
肌层	2
浆膜层	3
隐窝	
无	0
基底 1/3 隐窝被破坏	1
基底 2/3 隐窝被破坏	2
仅有完整表面上皮	3
全部隐窝和上皮被破坏	4
病变范围	
1%～25%	1
26%～50%	2
51%～75%	3
76%～100%	4

（5）TGF-β_1 阳性判断标准：细胞核及细胞质内出现棕褐色颗粒的细胞为 TGF-β_1 阳性细胞。免疫组织化学染色在光镜下阅片，计数阳性细胞数，选择无组织折叠、无边缘效应等影响读片结果的典型部位，随机选取 5 个视野，取每视野内的平均阳性细胞作为计数标准，进行评分结果判断。评分标准：①阳性细胞≤5% 为 0 分，6%～25% 为 1 分，26%～50% 为 2 分，51%～75% 为 3 分，>75% 为 4 分；②阳性强度无色为 0 分，淡黄色为 1 分，黄色为 2 分，棕黄色为 3 分；将①②两者积分相乘。0 分为阴性，1～4 分为弱阳性（+），5～8 分为阳性（++），9～12 分为强阳性（+++）。TGF-β_1 表达与肠壁纤维化呈正相关。

（6）髓过氧化物酶（MPO）的测定：小鼠处死后，分离结肠，取结肠中下段约 2 mm 长称重，按 MPO 试剂盒说明书提供的方法进行测定。中性粒细胞的特征性酶 MPO 的活力代表了组织中中性粒细胞的浸润程度。

2．测定结果

（1）造模后动物一般情况及存活率：TNBS/50% 乙醇灌肠后，各组动物均出现血便、稀便、少动、毛发无光泽、身体蜷缩、食量减少、体重下降等情况。此后 3 天小鼠上述症状不同程度的加重，其中体重在第 3 天下降最明显。TNBS 慢性结肠炎模型于第 3 周达到顶峰，但在随后的 4～6 周，存活的小鼠逐渐恢复体重，且再无小鼠死亡。空白对照组小鼠则反应灵活、食量正常、体重增加。50% 乙醇对照组灌肠后第一天起 10% 小鼠出现的稀便、食量减少、体重下降等症状，5% 小鼠出现隐血 +++。这些症状于第 2 天最为明显，2～3 周后逐渐恢复体重[31]。乙醇对照组动物未见死亡。模型组动物存活率分别为 70% 左右[31]。

（2）DAI 评分：体积分数 50% 乙醇对照组在造模后出现短暂且轻度的体重下降，体重从第 1 天后开始恢复，第 5 天恢复至原体重并开始增长；隐血在灌肠后 1～3 天呈弱阳性或阳性，此后多数动物逐渐恢复，至试验结束时仍有少量动物的隐血呈弱阳性。TNBS 模型小鼠造模后体重迅速下降，从第 3 天开始逐渐恢复，至第 10 天恢复到原来的 90% 左右。

在整个实验过程中，TNBS 各剂量组隐血试验均为阳性或强阳性，少数动物可见肉眼血便，隐血的严重程度至第 5 天后有所减弱。至第 3 天后，TNBS 模型组中症状严重的动物逐渐死亡[29]。

（3）结肠肉眼观：乙醇对照组小鼠的结肠外观大体正常；TNBS 急性结肠炎动物模型中，小鼠病变结肠连续性水肿，肠道透壁性坏死。TNBS 慢性结肠炎动物模型中，肠道扭曲，僵硬，变形，部分肠段可见狭窄，全结肠增长。

（4）结肠病理观察：HE 染色及 VG 染色观察各组小鼠的肠道病理特征（图 12-2 和图 12-3）。单独给予 50% 乙醇只显示出改善的炎症未发展致纤维化[31]。TNBS 急性结肠炎动物模型中，镜下可见结肠黏膜有弥漫性充血、出血，杯状细胞消失，固有层中性粒细胞、淋巴细胞浸润，黏膜上皮糜烂、溃疡[31]。

TNBS 慢性结肠炎动物模型的上皮细胞破碎，杯状细胞减少，结肠固有层炎症细胞浸润，主要位于黏膜及黏膜下层，以慢性炎性细胞淋巴细胞、单核细胞浸润为主，淋巴滤泡增大、增多等慢性结肠炎的组织学改变，黏膜下及固有肌层小血管增生，结肠黏膜下和浆膜层

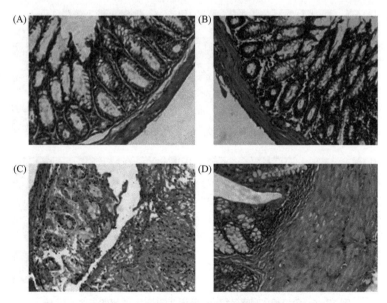

图 12-2　HE 染色观察小鼠肠道病理特征（10 倍）

（A）生理盐水对照组：可见正常小鼠结肠黏膜；（B）50% 乙醇对照组：固有层可见少量中性粒细胞、淋巴细胞浸润；（C）TNBS 急性结肠炎模型组：结肠黏膜有弥漫性充血，溃疡形成，固有层中性粒细胞、淋巴细胞大量浸润；（D）TNBS 慢性结肠炎模型组：结肠固有层炎症细胞浸润，固有肌层明显增厚

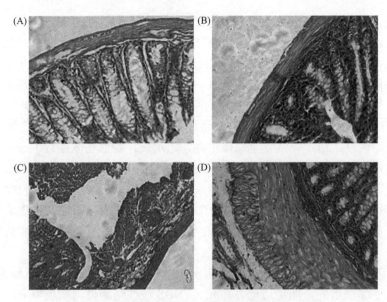

图 12-3　VG 染色观察各组小鼠肠道病理特征（10 倍）

（A）生理盐水对照组：可见正常小鼠结肠黏膜；（B）50% 乙醇对照组：黏膜下层可见少量胶原蛋白，固有肌层正常厚度；（C）TNBS 急性结肠炎模型组：溃疡形成，黏膜下层可见少量胶原蛋白固有肌层正常厚度；（D）TNBS 慢性结肠炎模型组：结肠黏膜下大量胶原质沉淀，固有肌层明显增厚

的区域显现出大量胶原蛋白沉淀，固有肌层明显增厚，偶可见纤维分隔，致肠腔相对狭窄主[31]。

（5）TGF-β_1 表达：免疫组化法检测发现，在 TNBS 急性结肠炎动物模型中，TGF-β_1 阳性细胞主要见于溃疡、炎症区域；在 TNBS 慢性结肠炎动物模型中，结肠各层组织均可见大量的 TGF-β_1 阳性细胞，生理盐水组及 50% 乙醇组可见少量的 TGF-β_1 阳性细胞（见图 12-4）。

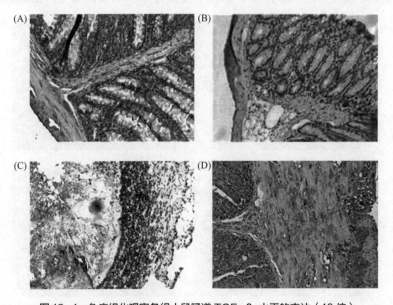

图 12-4　免疫组化观察各组小鼠肠道 TGF-β_1 水平的表达（10 倍）

（A）生理盐水对照组：结肠组织中可见少量的 TGF-β_1 阳性细胞；（B）50% 乙醇对照组：结肠组织中可见少量的 TGF-β_1 阳性细胞；（C）TNBS 急性结肠炎模型组：TGF-β_1 阳性细胞主要见于溃疡、炎症区域；（D）TNBS 慢性结肠炎模型组：结肠组织中均可见大量的 TGF-β_1 阳性细胞

（6）MPO 活力：TNBS 各剂量组 MPO 的活力显著升高，与乙醇对照组比较差异均有显著性[29]。

总之，TNBS 可分别诱导急性结肠炎动物模型和伴随肠壁纤维化的慢性结肠炎动物模型。TNBS 急性结肠炎动物模型小鼠结肠病理特征以急性炎症为主，而 TNBS 慢性结肠炎模型小鼠结肠病理特征则以慢性炎症为主，TNBS 灌肠停止后，TNBS 慢性结肠炎模型小鼠结肠组织中的肠道纤维化仍能持续至少 2 周，是理想的动物模型。

第三节

甲状腺功能亢进症动物模型

一、概述

关于甲状腺疾病的病因、病理等尚未完全明确。因此建立重复性高、稳定性好的甲状腺疾病动物模型，对深入研究甲状腺疾病的发病机制以及早期的干预有着十分重要的意义。目前关于甲状腺疾病动物模型研究较少，对甲状腺疾病的造模还处于一个逐步成熟的阶段[34]。

建立稳定可持续的甲亢动物模型，对于开发有效的治疗甲亢的药物是必不可少的。建立甲亢动物模型的方法主要有以下几种：①利用免疫方法构建诱发性甲亢动物模型[35]，即利用表达 TSHR 的细胞或质粒 DNA 或腺病毒免疫小鼠来建立甲亢动物模型，成为当前研究甲亢发病机制的首选模型，但此种方法动物模型复制烦琐，成模率不高，应用较少。②利用外源性甲状腺素刺激造成高甲状腺素状态动物模型，模拟临床病症，但不能作为病理机制研究。此模型的特点是简单快速，成模率高，对于药物疗效的初步评价为首选模型。③小肠结肠炎耶尔森氏菌免疫模型，小肠结肠炎耶尔森氏菌是一种常见的感染因素，相关研究[35-38]表明小肠结肠炎耶尔森氏菌感染与甲亢的病情和复发率关系密切，可模拟甲亢发病机制，成为当前较常用的甲亢动物模型。

药物治疗大致分为预防给药和治疗给药两种方式，对于持续性好的动物模型可以用于治疗给药，而持续性不好即恢复较快的模型，适用于预防给药。较常用的造模方法有两种：左甲状腺素药物造模[39,40]和小肠结肠炎耶尔森氏菌尾静脉注射[41,42]免疫造模。刘树民等[43]研究表明，左甲状腺素诱导的甲亢模型成型性好但恢复迅速，作为药效评价时适合预防给药；而小肠结肠炎耶尔森氏菌甲亢模型成型性好并且持续性较好，作为药效评价时适合采取治疗给药。

二、左甲状腺素诱导的甲亢动物模型

（一）原理

甲状腺功能亢进症（简称甲亢）系指多种病因导致甲状腺功能增强，甲状腺激素分泌过所致的临床综合征。口服或者注射左甲状腺素钠片可快速升高体内的甲状腺素水平，模拟临床病症。

（二）动物模型建立

1. 动物

大鼠，雌性或雄性，体重（200 ±20）g；或者小鼠，清洁级昆明种小鼠，6 ~ 8 周雄性，20 ~ 30 g。

2. 仪器

电子天平、YIS-1A 多功能小鼠自主活动记录仪、小鼠心电感应盒、代谢笼等。

3. 药品、试剂及配制方法

左甲状腺素钠片或者左旋甲状腺素钠水溶液。对于注射造模，配制左旋甲状腺素钠母液，取左旋甲状腺素钠（L-thyroxine sodium salt）用生理盐水配制成浓度为 35 μg/mL 的溶液。对于口服造模，取左甲状腺素钠片用蒸馏水配成浓度为 50 μg/mL 的混悬液。

4. 造模方法

（1）动物分组：适应性（适应环境、温度变化）饲养 1 周后，按体重用随机数字表法将动物分为空白对照组、模型组。

（2）模型建造：对于注射造模，模型组每日皮下注射左旋甲状腺素钠 350 μg/kg 体重剂量。具体方法为：取左旋甲状腺素钠用生理盐水配制成浓度为 35 μg/mL 的溶液，按 0.1 mL/10 g 体重剂量皮下注射。空白对照组按体重注射同样剂量的生理盐水。每日 1 次，连续 11 天 [44]。对于口服造模 [43]，模型组灌胃给予左旋甲状腺素 50 μg/100 g 鼠重，给药 21 天，空白组给予同等剂量的蒸馏水。

（3）标本采集与处理：对于注射造模 [44]，给药连续 11 天于末次造模、给药后，将各组小鼠当日晚 8 时开始禁食不禁水 12 h，于次日早上 8 时开始，所有小鼠眼球取血，待凝血后，3000 r/min 离心 10 min，留取血清，采用放射免疫分析（RIA）法测定血清中的 T 含量，或医院送检。

对于口服造模 [LS]，于造模后第 1、7、14 天分别于眼底取血 2 mL，全血样品于 4 ℃、3000 r/min 离心 10 min，取血清于 −20 ℃冷冻后待测，或者送医院检测。并于最后一次取血后取大鼠的甲状腺组织于 4% 甲醛溶液中固定；同时于代谢笼中接取第 1、7、14 天的 12 h 尿液，尿液样品于 4 ℃、12000 r/min 离心 10 min，取上清液进 UPLC-MS 检测，或者送医院检测。

（三）指标测定和结果

1. 指标测定

（1）外观行为：实验期间全程观察小鼠的精神状态、毛色变化、行为活动等。

（2）体重：对于注射造模 [44]，实验前测量并记录各组小鼠的体重，实验过程中隔日测量并记录小鼠体重 1 次，连续 9 天，然后计算最后 1 次测量的体重值与实验前测量的体重值之间的差值，最后统计分析各组小鼠体重的变化情况。对于口服造模 [43]，于造模后第 1、7、14 天称重。

（3）自发活动：对于注射造模，按上述方法给药到第 7 天，于给药后 60 min，将各组小鼠置于小动物自主活动测定仪（YIS-1A 多功能小鼠自主活动记录仪）中，首先适应性放置

5 min，然后开始记录 10 min 内小鼠自主活动的次数，最后将组数据进行统计分析。

（4）心率：对于注射造模，按上述方法造模第 11 天，给药后，在小鼠清醒状态，将小鼠置于心电感应盒中，同时感应盒连接心电图仪，用心电图仪描记 II 导联心电图，然后通过心电图计算各组小鼠心率，进而再对各组小鼠心率进行统计分析，比较其差异性。

（5）血清 T3、T4 和 TSH 测量：对于注射造模[44]，在造模第 11 天，将各组小鼠当日晚 8 时开始禁食不禁水 12 h，于次日早上 8 时所有小鼠眼球取血约 2 mL，送医院检测。对于口服造模[43]，于造模后第 1、7、14 天分别于眼底取血 2～3 mL，送医院检测。

（6）甲状腺组织病理学检查：一般用于大鼠口服造模，于造模最后一次取血后取大鼠的甲状腺组织，用 4% 甲醛溶液中固定，送医院病理科。

（7）尿液检测：一般用于大鼠口服造模，于造模后第 1、7、14 天，从代谢笼中接取 12 h 尿液，送医院检测。

2. 测定结果

（1）外观行为：对于注射造模[44]，模型组小鼠造模第 4 天开始出现烦躁不安、易激怒，与空白对照组小鼠比较毛色干枯现象明显。对于口服造模[43]，模型组与空白组比较，模型组从第 14 天左右开始，出现烦躁不安、活动频繁、饮水量多，鼠笼内潮湿，排泄物增多，毛发无光泽，造模后一周基本恢复正常。

（2）体重：对于注射造模[44]，与空白对照组相比，模型组小鼠体重增加明显低于空白对照组，两者比较有显著性差异（$P<0.05$）。对于口服造模[43]，造模第 1 周，模型组体重出现负增长，与空白组比较有显著的统计学意义，第 2 周、第 3 周，出现缓慢增长，待到造模结束后 2 周，体重增长恢复到正常水平。

（3）心率：常用于检测小鼠模型[44]，与空白对照组比较，模型组小鼠心率明显加快，两者有显著性差异（$P<0.05$）。

（4）自发活动：常用于检测小鼠模型[44]，与空白对照组相比，模型组小鼠自发活动明显增多，两者有显著性差异（$P<0.05$）。

（5）血清 T3、T4 和 TSH：对于注射造模[44]，模型组小鼠的血清 T3 和 T4 水平明显升高，与空白对照组比较，两者有极其显著性差异（$P<0.001$）。对于口服造模[43]，造模后大鼠血清 T3、T4、FT3、FT4 与空白组比较均具有显著性差异，第 7 天均回到正常水平，而 TSH 与模型组比较无统计学意义。

（6）病理学改变：空白组甲状腺滤泡大小基本一致，呈圆形或椭圆形，内充深红色染胶质，滤泡胶质染色均匀，滤泡间质无水肿，上皮细胞无增生；模型组与空白组比较未见明显改变。

（7）代谢组学改变：模型组造模后，模型组与空白组比较明显的偏离空白组位置，表明造模后内源性代谢发生非常明显的改变，第 7 天时有回调的趋势但仍然与空白组无交叉，而到 14 天时在得分图中与空白组重叠，表明模型基本恢复正常。

总之，通过口服或者注射左甲状腺素钠后，可诱导甲亢模型动物包括大鼠和小鼠。模型老鼠可出现烦躁不安，心率、自发活动增多，血液 T3、T4 升高；体重短暂下降之后，会出现缓慢增长；内源性代谢短暂发生非常明显，之后恢复正常；甲状腺滤泡组织没有明显改变，模型的持续性较差。

三、小肠结肠炎耶尔森氏菌免疫模型

（一）原理

小肠结肠炎耶尔森氏菌参与一些自身免疫性疾病的发生发展，它和人类甲状腺上皮细胞间有共同的抗原表位，介导交叉反应的进行。小肠结肠炎耶尔森氏菌的多抗原性可使 T 淋巴细胞免疫应答的双信号激活，促使机体免疫系统对甲状腺自身抗原 TSHR 免疫耐受的崩溃[45]。研究表明[35-38]，小肠结肠炎耶尔森氏菌感染可模拟甲亢发病机制，成为当前较常用的甲亢动物模型。

（二）动物模型建立

1. 动物

SD 大鼠，雌性或者雄性，体重（180 ±20）g。

2. 仪器

美国 Waters Acquity™ UPLC 液相色谱仪、美国 Waters LCT Premier XE 飞行时间质谱仪、DFM-96 型 16 管放射免疫 γ 计数器、CLASS TYPEB2 生物安全柜、DC-60HR 高速冷冻离心机、HZQ-F160 振荡培养箱、DHP-9162 电热恒温培养箱等。

3. 药品、试剂及其制备方法

取小肠结肠炎耶尔森氏菌菌种复苏传代后，在液体培养基中培养增菌，离心收集细菌沉淀后用 0.03% 甲醛溶液固定，最后用生理盐水制备成浓度为 5×10^8 个 /mL 的细菌悬液。

4. 造模方法

（1）动物分组：适应性（适应环境、温度变化）饲养 1 周后，按体重用随机数字表法将动物分为空白对照组、模型组。

（2）模型构建：模型组尾静脉注射 5×10^8 个 /mL 的小肠结肠炎耶尔森氏菌细菌悬液免疫造模，注射时间为第 0、5、10、15、20 天共 5 次，给菌量分别为 0.1 mL、0.2 mL、0.3 mL、0.4 mL、0.5 mL，依次增多，空白组给予等量的生理盐水造模[43,46]。

（3）标本采集：于末次注射后第 5、15、25 天大鼠眼底取血，全血样品于 4 ℃、3000 r/min 离心 10 min，取血清于 −20 ℃冷冻后待测，并于最后一次取血后取大鼠的甲状腺组织于 4% 甲醛溶液中固定；同时于代谢笼中接取末次注射后第 5、15、25 天的 12 h 尿液，尿液样品于 4 ℃、12000 r/min 离心 10 min，取上清液进 UPLC-MS 检测。

（三）指标检测和结果

1. 指标检测

（1）常规指标检测：实验过程中观察大鼠的外观行为变化，监测体重，放射免疫法检测血清 T3、T4、FT3、FT4、TSH 的水平，或者医院送检。

（2）尿液代谢检测：医院送检，或者 UPLC-MS 检测尿液代谢数据。

① 色谱条件：色谱柱 Acquity UPLC™ BEH C_{18} 色谱柱（50 mm×2.1 mm i.d.,1.7 μm，Waters Corp，Milford，USA）；流速 0.40 mL/min；柱温 25 ℃；样品仓温度 4 ℃；流动相 A 为 0.1% 甲酸水，B 为 0.1% 甲酸乙腈，梯度洗脱条件见表 12-3；色谱仪流出液不经分流直接注入质谱仪进行正离子扫描分析。

② 质谱条件：电喷雾离子源（ESI），采用正离子扫描检测；毛细管电压扫描为 3000 V，样本锥孔电压为 35 V；分离锥孔电压为 3.0 V；离子源温度为 110 ℃；脱溶剂气温度为 350 ℃；准确质量校正采用亮氨酸 - 脑啡肽（leueine-enkephalin，$[M+H]^+$ =556.2771）；扫描方式为全

扫描，质量扫描范围 m/z 100 ～ 1500。

表12-3　UPLC梯度洗脱条件

时间 /min	A/%	B/%	洗脱曲线
起始	98.0	2.0	—
8.0	60.0	40.0	6
10.0	2.0	98.0	6
13.0	0.0	100.0	6
14.0	98.0	2.0	6
17.0	98.0	2.0	6

2. 检测结果

（1）大鼠外观行为：与空白组比较，模型组于造模后第 5 天开始，出现烦躁不安、活动频繁、饮水量多，鼠笼内潮湿，排泄物增多，毛发无光泽；至第 25 天时症状未见减轻。

（2）体重：造模的前 10 天模型组体重增长缓慢，与空白组比较有显著性差异，第 10 ～ 20 天的时间段体重与空白组比较虽无统计学意义但增长缓慢，第 20 ～ 30 天的时间段体重差与空白组比较有统计学意义，第 30 天至实验结束模型组体重增长恢复正常[43]。

（3）血清 T3、T4 和 TSH：造模后第 15 天时，模型组大鼠血清 T3 和 T4 与空白组比较有统计学意义，第 25 天时 T3 和 T4 与空白组比较仍有统计学意义，第 25 天时 TSH 与空白组比较有统计学意义。

（4）病理学改变：空白组甲状腺滤泡大小基本一致，呈圆形或椭圆形，内充深红色染胶质，滤泡胶质染色均匀，滤泡间质无水肿，上皮细胞无增生；对于小肠结肠炎耶尔森氏菌模型组，甲状腺滤泡破坏，组织有血管侵犯，上皮细胞脱落，间有大量结缔组织增生，少量的炎细胞存在。

（5）代谢组学改变：造模后第 5 天、15 天和 25 天的代谢改变基本上一致，均与空白组无交叉，表明模型内源性代谢被扰动并且保持在一定的状态，说明此模型的持续性较好。

总之，对于小肠结肠炎耶尔森氏菌免疫模型，大鼠行为改变，体重减轻，血清 T3、T4 均升高，甲状腺组织发生符合甲状腺功能亢进症的组织病理学改变，模型的持续性较好。

第四节

肠梗阻动物模型

肠梗阻是指任何原因引起的肠道通过障碍而导致肠道和全身的病理变化，可由多种病因引起。根据病因和肠管有无血液循环障碍，肠梗阻分为机械性肠梗阻（如手术粘连、肿瘤、先天性肠管畸形）、动力性肠梗阻（麻痹性和痉挛性）和血运性肠梗阻（绞窄性），其中机械性肠梗阻最为常见，死亡率也较高。根据梗阻程度分类，肠梗阻分为完全性肠梗阻和不完全性肠梗阻（incomplete intestinal obstruction，IIO）。学者们建立了各种动物模型模拟肠梗阻的病理变化和治疗。

一、缩窄环诱导不完全性肠梗阻动物模型

（一）概述

不完全性肠梗阻是肠腔内容物不能完全通过梗阻部位而导致的，发病率约为肠梗阻的40%。不完全性肠梗阻起病初先有解剖和功能性改变，临床表现为腹部阵发性绞痛、食欲减退、便秘、呕吐、排便或排气障碍等症状，继则发生体液和电解质的丢失、肠壁循环障碍、肠管缺血坏死和破溃穿孔以及继发感染，若不及时治疗可以产生多种并发症，最后导致毒血症、休克、死亡。现阶段，西医治疗主要是手术或禁食、胃肠减压、对症治疗等，中药也有一定的治疗效果。建立不完全肠梗阻动物模型是研究的必要手段。

建立不完全性肠梗阻动物模型的一种重要方法是肠壁部分缝合，其缺点是：①在显微镜下操作，对术者的要求较高；②不容易控制每次操作的结扎截面积，造成不同个体动物之间肠梗阻程度差异较大；③对肠壁造成创伤，容易出现穿孔及腹腔感染，从而影响实验结果。王建军等[47]采用丝线将回肠与中心静脉导管共同结扎，然后抽出中心静脉导管，模拟急性不完全性小肠机械性梗阻模型。操作比较简单，不会对肠壁造成直接损伤，更重要的是可以很容易的控制，使每只动物肠梗阻的程度保持一致，减少了由于个体病变程度不同而造成的误差。此外，中心静脉导管是应用于人体的医疗器械，经过严格的灭菌，表面光滑，不会对肠壁造成过度的损伤，不引入外源性的致热原和致敏原。

使用缩窄环建立的肠梗阻动物模型是研究肠梗阻最经济有效的方法[48]。郭新等[49, 50]、Ha S E 等[48]和臧婧羽等[51]利用梗阻环人为造成远端肠管梗阻，建立不全性结肠梗阻（partial colonic obstruction，PCO）动物模型，研究发现梗阻可引起多种病理变化，包括肠壁肥大、平滑肌厚度和 ICC 重塑。

（二）动物模型建立

1. 动物

小鼠，5 ～ 6 周龄、体重（25±5）g；或清洁级 SD 大鼠，雌雄不拘，220 ～ 250 g 等。

2. 仪器

动物实验手术台。缩窄环[51]可为外径 4 mm、内径 3 mm 的输液皮条，剪为 4 ～ 5 mm 宽环，高压蒸汽灭菌。使用时纵行剪开，环绕包围肠管。也可以剪取直径 0.6 ～ 0.7 cm、长 0.6 cm 乳胶引流管制作套环[52]。

3. 药物、试剂及其制备方法

1.5% 戊巴比妥钠，或者水合氯醛 / 双蒸水配成 5% 工作液，过滤除菌，麻醉剂使用剂量一般为 0.25 ～ 0.5 mg/g，为了避免麻醉过量导致肠麻痹甚至动物死亡，一律采用最低剂量诱导麻醉；生理盐水；高压蒸汽灭菌；碘伏棉球，开瓶 1 周内使用；超氧化物歧化酶（SOD）ELISA Kit 试剂盒、丙二醛（MDA）ELISA Kit 试剂盒、IL-6 ELISA KIT 试剂盒、IL-18 ELISA KIT 试剂盒、IL-1α ELISA KIT 试剂盒。

4. 造模方法

（1）动物分组：适应性（适应环境、温度变化）饲养 1 周后，按体重用随机数字表法将

动物分为假手术组、模型组。术前禁食 12 h，自由饮水。

（2）模型构建

① 碘伏棉球消毒老鼠腹部皮肤，5% 水合氯醛腹腔注射麻醉小鼠 25 ～ 0.5 mg/g。大约 5 min 后麻醉成功，老鼠呼吸平稳，四肢蹬踏停止，翻身反射消失。大鼠也可以用 1.5% 戊巴比妥钠麻醉（0.5 mL/100 g）。

② 使用医用胶带将小鼠四肢固定在手术台上，动物电推剪剃毛，腹部皮肤用碘伏棉球再次消毒。大鼠用固定台固定。

③ 眼科剪正中切开老鼠中下腹做切口，剪开皮肤后使用有齿镊稍提起腹部肌层，眼科剪剪开肌层。用镊子轻柔地探查腹部肠道，将手术的肠管轻轻提出切口外。

④ 缩窄环放置的位置因为实验的目的而有所不同。臧婧羽等[51] 建立巨结肠模型时，在距肛门 1 cm 左右的位置钝性分离肠系膜，环绕肠管放置缩窄环，并使用 4-0 丝线闭合固定缩窄环。霍星宇等[52] 在研究红茶菌发酵液对不完全性肠梗阻大鼠模型作用时，于距离回盲部 3 ～ 5 cm 的回肠处穿透肠系膜，将套环套于肠道上，缝合套环两端，造成不完全性肠梗阻。

⑤ 回纳结肠，生理盐水冲洗腹腔。逐层将腹部肌肉层和皮肤缝合，碘伏棉球擦拭消毒创口。假手术组大鼠麻醉、开腹后于相同位置穿透肠系膜后关腹。

⑥ 操作结束后将老鼠放于较为温暖 [（38.5±0.5）℃] 的环境中恢复，苏醒后补液，灌胃葡萄糖生理盐水（2 mL）和注射用氯化钾（0.1 mL）。待精神状态完全恢复后室温正常饲养。及时更换垫料，清除粪便和残留食物，减少细菌滋生的可能性，保持笼内垫料的干燥清洁；定期检查手术切口和伤口，观察是否存在红肿、渗液或感染迹象，注意避免伤口感染。

⑦ 老鼠建模的时间和老鼠的种类以及缩窄环放置的位置有关。臧婧羽等[51] 发现，大约手术后 7 天小鼠精神状态差，并表现出梗阻征象，如腹部扩张、无粪便排出，表明结肠梗阻小鼠模型建成。而霍星宇等[52] 发现，术后 4 天即建模成功。处死之前，先取血 2 mL，然后开腹取解剖环下游近端扩张段和远端的结肠组织，用于苏木素 - 伊红（HE）染色和病理检查。

（三）指标检测及评价

1. 检测项目

（1）一般指标检测：实验过程中观察老鼠的精神状态、腹部和粪便，每天同一时间称重。

（2）肠组织病理切片观察：术后 4 天或 7 天处死梗阻老鼠，取解剖环下游近端扩张段和远端的结肠组织，并用苏木素 - 伊红（HE）染色。

（3）氧化应激相关检测指标：采用硫巴比妥酸法（thiobarbituric acid，TBA）测定各组大鼠血浆中 MDA 含量；用水溶性四氮唑 -1 法（water-soluble tetrazolium-1，WST-1）测定大鼠血浆中 SOD 的活力。

（4）血浆炎性因子表达水平：采用酶联免疫法（enzyme-linked immuno sorbent assay，ELISA）法检测各组老鼠血清中 IL-1α、IL-6、IL-18 的表达水平。

2. 检测结果

（1）一般情况：模型组精神状态差，进食量减少，腹部扩张，粪便量明显减少，部分鼠排出软便和稀便或无粪便排出。霍星宇等[52] 发现，大鼠体重有所减少，但是没有显著差异。而臧婧羽等[51] 肉眼观察到模型组缩窄环之上的肠管明显增粗（见图 12-5）[51]。

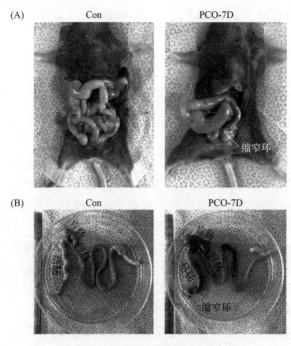

图12-5　手术诱导结肠梗阻小鼠模型

（A）在结肠远端距肛门 1 cm 处放置缩窄环诱导结肠梗阻模型，7 天后开腹见结肠明显扩张；
（B）正常对照小鼠与肠梗阻小鼠结肠外观对比

（2）肠组织病理改变：臧婧羽等[51] 研究发现，通过近端扩张段和远端的结肠组织苏木素-伊红（HE）染色，可见肌层增厚，肌纤维增粗。模型小鼠梗阻的近端和远端结肠平滑肌明显增厚。全结肠剥离黏膜后称重，梗阻小鼠结肠平滑肌组织重量明显增加（见图 12-6）。以上结果均说明肠梗阻模型构建成功，梗阻结肠平滑肌发生了形态学重建。

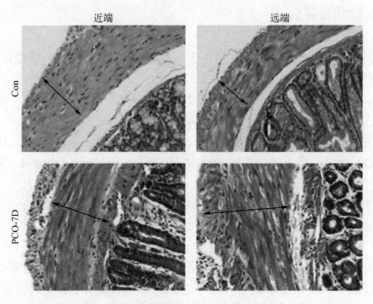

图12-6　肠梗阻模型小鼠结肠肠壁 HE 染色

对照小鼠与肠梗阻小鼠结肠组织 HE 染色。相比于对照小鼠，肠梗阻小鼠肌层明显增厚，肌纤维增生

（3）氧化应激相关检测指标：模型组大鼠血浆中 SOD 活性低于假手术组，MDA 含量高于假手术组，差异有统计学意义（$P<0.05$），表明造模成功。SOD 是生物活性的蛋白质，能及时有效地清除体内多余的氧自由基，减轻人体受到的损害。如果 SOD 活性下降，不足以对抗氧化，中性粒细胞形成的氧自由基就会损害组织；MDA 是氧自由基分解产物之一，可引起蛋白质变性和交联，导致机体肠壁屏障功能受损。

（4）血浆炎性因子表达水平：模型组大鼠血清中的 IL-1α、IL-18、IL-6 含量明显高于假手术组，差异有统计学意义（$P<0.01$），表明造模成功。

总之，缩窄环诱导不完全性肠梗阻动物模型的腹部膨胀，大便减少或消失，肠组织发生病理改变，肠壁屏障功能受损指标 MDA 升高，清除氧自由基的 SOD 水平下降，血浆炎性因子含量升高，模拟了不完全性肠梗阻的病理变化，是理想的实验模型。

二、术后肠梗阻动物模型

（一）概述

术后肠梗阻是腹部外科手术后早期常见的并发症之一[53]，以恶心、呕吐、腹胀、腹痛、排气时间延长及肠鸣音异常为主要临床表现[54]，其发病率可高达 17% ～ 20%，尤其以肠道手术后更为常见[55]。目前该疾病的主要治疗策略是在常规腹部外科手术后治疗的基础上减轻胃肠负担（如禁食及使用鼻胃管等），针对性的治疗措施少，因此理想术后肠梗阻造模方式的建立有着重要意义。

目前研究认为术后肠梗阻大致有两个不同的阶段：①以过度抑制反应为特征的短暂神经介导阶段；②较长的炎症反应阶段[56]。而炎症反应在术后肠梗阻的后续维持阶段起关键作用[57]。建立术后肠梗阻动物模型是为了模拟术后肠梗阻的炎症反应，寻求合理的治疗方案。

目前国内外术后肠梗阻动物模型的建立主要承自 Kalff 教授建立的模型制造方法：开腹后，将小肠移出腹腔，以 0.9% 氯化钠溶液湿润棉签或纱布擦拭小肠肠管表面，再按顺序还纳肠管，关腹。擦拭的具体操作依各个实验项目略有不同，例如：有以时间记，5 ～ 20 min 不等；有以次数记，3 ～ 5 次不等；方向均为近端至远端，模拟腹部手术造成的腹腔内的刺激。

李倩等[58]建立了几种手术造模方式：①盲肠结扎并切除；②盲肠结扎并切除后以 0.9% 氯化钠溶液棉签擦拭小肠 1 次；③首先部分盲肠切除，缝扎闭合远端，然后在小肠中部离断行肠管吻合术。根据术后肠梗阻的临床特征及现有的机制研究结果，选取血清 IL-6、TNF-α 水平，胃肠推进率及胃残留物质量作为主要检验指标。最终结果表明采用盲肠切除 + 小肠擦拭 1 次的造模方式更贴近于胃肠道手术术后肠梗阻的动物模型，且操作刺激量更加可控，此方法操作便捷度好，模型重复性好，适合推广应用。

（二）动物模型建立

1. 动物

大鼠，雌雄各半，体重（200±20）g。

2. 仪器

动物手术台、光学显微镜。

3. 药物、试剂及其制备方法

IL-6、TNF-α 酶联免疫检测试剂盒。

4. 造模方法

（1）动物分组：动物房适应性喂养一周，将大鼠采用随机数字表法分为模型组、假手术组和空白组。

（2）模型构建：模型组和假手术组大鼠手术前均禁食 24 h，不禁饮，术后禁食不禁饮，麻醉方式为 10% 水合氯醛（0.25 mL/100 g）腹腔注射。模型组结扎并切除部分盲肠，再以 0.9% 氯化钠溶液棉签行小肠擦拭 1 次。假手术组开腹后静置 20 min，关腹。空白组不予手术处理。

（三）指标检测及结果

所有大鼠术后 23.5 h 均给予 0.15 mL 活性炭溶液灌胃，0.5 h 后以 10% 水合氯醛腹腔注射麻醉大鼠[58]。

1. 指标检测及方法

（1）血清 IL-6、TNF-α 水平检测：大鼠麻醉后将其固定，心尖采血，静置 1 h 后，4000 r/min、4 ℃ 离心 15 min，取上清液，干冰即时冷冻保存，采用 ELISA 法检测血清 IL-6、TNF-α 水平。

（2）胃肠推进率及胃残留物质量检测：开腹后，轻柔分离展开肠管，夹闭胃贲门、幽门及回肠下端，计算胃肠推进率（胃肠推进率＝小肠染黑长度/全小肠长度×100%），并分离胃体测量胃残留物质量（胃残留物质量＝全胃重量－洗净后胃体重量）。

（3）小肠病理切片观察：靠近幽门取 2 cm 近端小肠肠管，0.9% 氯化钠溶液洗净后以 4% 多聚甲醛固定液固定，用于 HE 染色。

2. 检测结果

（1）三组大鼠血清 IL-6、TNF-α 水平比较：术后 24 h，空白组 IL-6、TNF-α 水平均明显小于模型组（$P < 0.01$）；模型组 IL-6、TNF-α 水平均明显高于假手术组、空白组（$P < 0.01$）[58,59]。

（2）三组大鼠胃肠推进率、胃残留物质量比较：术后 24 h，空白组胃肠推进率均明显高于模型组，胃残留物质量均明显低于模型组（均 $P < 0.01$）；模型组胃肠推进率均明显低于假手术组、空白组，胃残留物质量均明显高于假手术组、空白组，差异均有统计学意义（$P < 0.01$），其中模型 C 组胃肠推进率明显低于模型 A 组，差异有统计学意义（$P < 0.01$）。

（3）三组大鼠小肠病理切片观察：模型组可见黏膜坏死、脱落，并有大量炎症细胞浸润；空白组及假手术组肠黏膜上皮排列有序，绒毛结构清晰，组织结构正常，未见损伤[58]，见图 12-7。

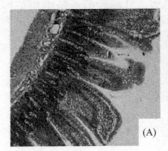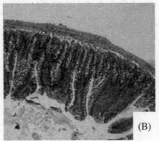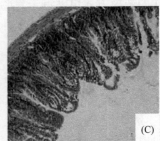

图 12-7　三组大鼠小肠病理切片所见

（A）空白组；（B）假手术组；（C）模型组；HE 染色，×200

总之，由以上三项检测指标结果来看，模型组成功构建术后肠梗阻动物模型，在胃肠动力及促炎细胞因子等方面很好地模拟了临床实际情况，且造模方式便捷，适用于模型研究。

第五节

巨结肠动物模型

一、概述

先天性巨结肠（Hirschsprung disease，HD）是小儿常见的先天性消化道畸形之一[60]，病变结肠神经节细胞缺如，其病因尚未阐明，目前认为是遗传及环境多种因素综合所致[61]。HD 新生儿可表现为胎粪排出延迟和肠梗阻等症状，婴儿及成人可表现为严重的便秘和腹胀，常合并小肠结肠炎、低位性肠梗阻，严重影响生活质量甚至危及生命[61-63]。因此建立一种稳定、可复性高、与人类巨结肠病变类似的 HD 动物模型对治疗此疾病有重大意义[64]。目前，常用的 HD 动物模型有：①自发性动物模型，如花斑小鼠自发性巨结肠，这类动物模型往往是散发的，其来源和饲养管理困难，不宜大量使用[65]；②基因工程动物模型，目前应用于 HD 研究的动物模型有花斑鼠和致死斑点鼠基因突变模型，该模型与人类 HD 的病理学改变非常相似，但其培育困难，存活时间短，不利于先天性巨结肠的治疗研究[66]。③化学诱发动物模型，苯扎氯铵（benzalkonium chloride，BAC）诱导动物的先天性巨结肠是研究先天性巨结肠常用的动物模型[67]，该动物模型肠道病理生理及症状变化与人类巨结肠患者变化相似，且模型动物存活时间长，制备简便，为进一步探讨治疗巨结肠的可能性及效果提供了实验基础[64]。

现在常采用阳离子表面活剂苯扎氯铵（BAC）处理动物结直肠肠壁神经丛，建立实验性巨结肠模型。苯扎氯铵建模有两种方法：①经肛门轻柔植入导尿管 5 cm，每隔 5 min 注入 0.5%（体积比）BAC 0.2 mL，45 min 后移除导尿管[64]。该方法一般适用于大鼠。②做手术取出结肠，用 BAC 浸泡的滤纸条紧贴肠壁，该方法适用于乳鼠[67]。

本节将总结 HD 的模型和评价，为 HD 的研究以及 Cajal 间质细胞（ICC）为靶标治疗 HD 奠定实验基础。

二、苯扎氯铵诱导先天性巨结肠乳鼠模型

（一）原理

既往用 BAC 建立的大鼠和小鼠模型，是在大鼠和小鼠肠道神经系统已经发育健全的基础上建立的，不符合 HD 的发病微环境。6～7 日龄乳鼠肠道神经系统发育尚不健全且接近于胚胎时期，用 6～7 日龄乳鼠建立的模型更接近于 HD 的发病微环境[67]。

（二）动物模型建立

1. 动物

4 ～ 5 日龄乳鼠，雌雄不拘。

2. 仪器

电刺激仪（model A310）及电隔离仪（stimulus isolator，model A365）；生物信号采集处理系统（Med Lab-U/8c502）等。

3. 药物、试剂及制备方法

BAC、PHOX2B 兔抗人多克隆抗体等。

4. 造模方法

（1）动物分组：将乳鼠随机分为实验组和对照组 2 组。实验动物适应性喂养一周。

（2）模型构建：实验组小鼠麻醉，在无菌条件下腹部正中切口提出乙状结肠，将 0.5% BAC 溶液浸泡过滤纸条（1.5 cm×1 cm）紧贴肠壁环形包绕结肠 1 周，每 5 min 滴加 50 μL 的 0.5% BAC 溶液于滤纸上，保持滤纸湿润。60 min 后移去滤纸条，清洁腹腔，还纳肠管，关闭腹腔，注射用青霉素钠粉剂涂切口。对照组手术方式同实验组，用生理盐水代替 0.5% BAC 溶液，作用时间及剂量同实验组。正常组不做任何处理[68]。

（三）检测项目及结果

术后定时观察乳鼠生活习性、饮食、排便情况及有无腹胀，术后两周处死乳鼠并进行大体解剖。

1. 检测项目

（1）HE 染色观察神经节细胞：对照组取乙状结肠正常段，实验组取乙状结肠狭窄段和移行段，分别做病理 HE 染色。观察肠壁肌间神经丛内神经节细胞形态，并计数。

（2）免疫组织化学 PHOX2B 抗体在神经节细胞中的特异表达：按照 S-P 免疫组织化学方法操作步骤，使 PHOX2B 抗体在 HD 模型乳鼠肠道组织标本切片上显色。观察 PHOX2B 着色后神经节细胞在肠道的正常段、移行段和狭窄段的分布和数量[68]。

（3）肠道电生理检测：经肛门将三对固定在肠道中空球囊上的环状电极放于 HD 实验组病变肠道的正常段、移行段和狭窄段内，电极间间距为 0.5 cm。而对照组乳鼠，环状电极放入直肠内距肛门外缘 2 cm。通过生物信号采集处理系统（Med Lab-U/8c502）分别记录正常段、移行段和狭窄段肠道传导电信号[68]。

2. 检测结果

（1）一般情况观察：术后第 1 周实验组开始出现腹胀，至术后第 2 周实验组均出现不同程度的排便减少，腹胀，精神萎靡，消瘦，粪便颗粒比对照组干燥。

（2）结肠肉眼观：处死小鼠后，解剖可见 BAC 处理结肠段肠管狭窄痉挛，无蠕动，病变近端肠管扩张，肠腔内容物潴留。对照组结肠未见明显异常。

（3）HE 染色：正常段神经节细胞数量多于移行段与狭窄段，移行段细胞数量多于狭窄段，证实成功构建 HD 乳鼠实验动物模型。神经节细胞也发生改变。正常段神经节细胞胞质丰富、核仁大而圆，呈丛状分布；移行段神经节细胞较正常节细胞小，胞质少而淡染，形态幼稚，数量减少；狭窄段神经丛增生，神经节细胞消失[68]（图 12-8）。

（4）PHOX2B 抗体特异性表达：显微镜下观察 PHOX2B 抗体着色于神经节细胞的胞质与胞核，正常段肠壁肌间呈丛状分布，移行段仅个别幼稚神经节细胞表达，狭窄段可见增生神经丛，但未见神经节细胞表达（图12-9）。PHOX2B抗体着色下神经节细胞数量与HE染色观察数量相符。正常段细胞数量多于移行段与狭窄段，移行段细胞数量多于狭窄段，由此证实成功构建了HD乳鼠实验动物模型[68]。

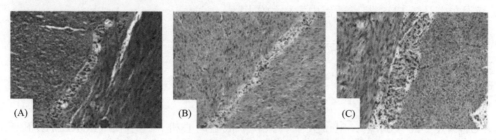

图12-8　不同阶段神经节肠道细胞形态（HE染色，×400）
（A）正常段；（B）移行段；（C）狭窄段

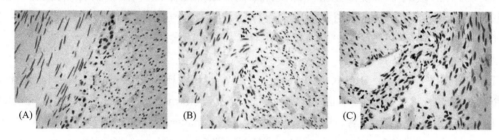

图12-9　PHOX2B在不同阶段肠道神经节细胞中表达（SP法，×400)
（A）正常段；（B）移行段；（C）狭窄段

（5）不同阶段肠道电生理测定：正常段肠道电压高于移行段与狭窄段，移行段肠道电压高于狭窄段[68]。

总之，模型建立后实验组乳鼠出现排便减少，腹胀，精神萎靡，消瘦，体重减轻，粪便颗粒变干；肉眼解剖发现BAC处理段肠管狭窄、痉挛，无蠕动，病变近端肠管扩张，肠腔内容物潴留。此外，通过观察HE染色、免疫组织化学PHOX2B抗体在神经节细胞中的特异表达，以及不同阶段肠道电生理测定的结果，均可表明神经节细胞逐渐减少至消失。这提示模型建立成功，即乳鼠模型建立后其临床表现与病理改变与人类相近，可用于HD模型的研究。

三、先天性巨结肠基因工程动物模型

（一）原理

先天性巨结肠（HD）是因相关基因突变缺失或局部微环境改变而引起神经嵴母细胞在肠道迁移分化受阻。近年来基因工程动物模型是研究HD的重要模型，其通过改造特定基因，能够很好地反映某一基因参与HD发生、发展的过程，模拟HD表型的某一方面。斑马鱼是模式生物之一，其基因组与人类有高度的相似性，饲养方便、产卵量大、繁殖周期短，且斑马鱼消化道的解剖结构和细胞结构与人类消化道相似，是研究肠道疾病的良好模型。

HD发病机制复杂，受多致病基因调控。通过WES数据及生信分析最终筛选到11个

HSCR 致病候选基因。研究发现 *EMB* 基因的缺失可以导致斑马鱼 ENS 的发育异常，出现肠道神经元数量减少、远端神经元缺失，这一结果提示 *EMB* 基因可能是 HSCR 新的致病基因。蒙信尧等[69] 通过利用 CRISPR/Cas9 基因编辑技术，构建了斑马鱼 *emb* 基因敲除模型，研究 *EMB* 基因在斑马鱼 ENS 发育过程中发挥的作用。

（二）动物模型建立

1. 动物

斑马鱼。

2. 仪器

4 ℃冰箱、-20 ℃冰箱、电子天平、微波炉低温离心机、纯水仪（PURELAB FLEX3）、Nanodrop 分光光度计、体视显微镜（Stemi 508）、实时荧光定量 PCR 仪、显微注射系统（SYS-PV820）、玻璃毛细吸管显微拉针仪、激光共聚焦显微镜、各种规格的移液器、枪头、超声裂解仪、制冰机、恒温水浴锅、磁力搅拌器、压力蒸汽灭菌器、电泳槽 - 转膜槽 - 电泳仪、ChemiDocTM XRS+ 成像系统、DNA 扩增仪 - 实时定量 PCR 仪等。

3. 药物、试剂及制备方法

Trans10 感受态细胞、DIG RNA Labeling Mix、高纯度质粒提取试剂盒、RNA 纯化试剂盒、NBT/BCI 染料、PTU、三卡因（tricaine）、甲酰胺（formamide）、地高辛抗体、EcoR1 限制性内切酶、Taq DNA 聚合酶、PCR 清洁试剂、DNA maker、UltraGelRed、T7 RNA 聚合酶、Nuclease Free water NTP、mMessage mMACHINE™T7 transcription kit、transcription clean-up kit PCR mix、loading butter、acetylated tubulin 抗体、荧光二抗、anti-phosphohistone H3 抗体、anti-5-HT 抗体等。

4. 造模方法

（1）斑马鱼胚胎总 RNA 提取

① 斑马鱼胚胎收集：收集胚胎于 EP 管中，每管胚胎约 30 枚。

② 提取 RNA。

③ RNA 逆转录为 cDNA。

④ RT-qPCR 实验。

（2）制备原位杂交探针

① 在 Ensembl 数据库中搜索斑马鱼 *crestin* 基因的 cDNA 序列，设计用于制备 *crestin* 原位杂交探针所需的引物，设计序列后在 NCBI 的 Blast 工具中检测引物特异性，并要求产物长度 500 ～ 1000 bp。在反向引物前加入 T7 序列。

② 将以上获得的各个斑马鱼胚胎时期的 cDNA 混合作为模板，进行 PCR。

（3）原位杂交实验

原位杂交实验具体操作按相关技术书籍或文献。

（4）CRISPR/Cas9 基因编辑技术构建斑马鱼 *emb* 基因敲除模型

① 设计斑马鱼 *emb* 基因的寡聚 DNA 序列：通过 E-CRISP 或其他网站设计 *emb* 基因的特异性且携带 PAM 位点的 Cas9 打靶序列。

② 检测靶位点附近是否存在突变。提取 WT 斑马鱼胚胎的 DNA 作为模板，进行 PCR 反应。

③ 制备 sgDNA：PCR 反应获得 *emb* 基因的 sgDNA 片段，用以体外转录实验。

④ *emb*-sgRNA 的体外转录及纯化。

⑤ 体外转录合成 Cas9 mRNA。

⑥ 显微注射。

⑦ 靶位点有效性验证。

⑧ 获得稳定遗传的斑马鱼 emb 基因敲除品系。

（三）检测项目及结果

1. 指标检测

（1）斑马鱼 HuC/D 肠神经元免疫荧光染色：利用免疫荧光技术检测 $emb^{+/+}$、$emb^{+/-}$ 及 $emb^{-/-}$ 斑马鱼胚胎 5dpf（day past fertilization）及 7dpf 的肠道神经元数目及迁移位置。

（2）肠道传输实验：实验前一天晚上将 50 μL 的荧光示踪剂与 150 μL 蛋黄液进行充分的混合，不断吹打混匀，放在 4 ℃ 冰箱中避光保存。取各个基因型的 7dpf 的斑马鱼幼鱼各 60 尾，放入 24 孔板中，将上述配制好的荧光饲料喂食幼鱼，早上 8 点进行喂食，1 h 后进行换液，将水中的荧光饲料完全吸弃。利用三卡因（tricaine）对斑马鱼进行麻醉，浓度为 0.1%，麻醉后将斑马鱼放在体视荧光显微镜下观察。将斑马鱼肠道分为 4 个部分：Zone 1、Zone 2、Zone 3 和 Zone 4。其中 Zone 1 是小肠到鱼鳔的区域；Zone 2 是小肠腹侧到鱼鳔远端的区域；Zone 3 是鱼鳔到中肠的区域；Zone 4 是中肠和后肠的区域。观察荧光到达的区域并记录，喂食后 1 h、3 h 及 6 h 进行记录 [69]。

2. 检测结果

（1）斑马鱼 HuC/D 肠神经元免疫荧光染色：利用免疫荧光技术检测 $emb^{+/+}$、$emb^{+/-}$ 及 $emb^{-/-}$ 斑马鱼胚胎 5dpf 及 7dpf 的肠道神经元数目及迁移位置。发现与 $emb^{+/+}$ 和 $emb^{+/-}$ 相比，$emb^{-/-}$ 斑马鱼肠神经元数目显著减少，肠道远端肠神经元缺如，见图 12-10，差异具有统计学意义 [69]。此结果提示建模成功。

（2）荧光示踪法检测斑马鱼肠道蠕动功能

利用斑马鱼胚胎透明性的特点，将一种对斑马鱼无害的荧光微球与饲料混合，喂养 7dpf 的斑马鱼幼鱼。将斑马鱼肠道分为 Zone 1、Zone 2、Zone3 和 Zone 4 四个部分。其中，Zone 1 是小肠到鱼鳔的区域；Zone 2 是小肠腹侧到鱼鳔远端的区域；Zone 3 是鱼鳔到中肠的区域；Zone 4 是中肠和后肠的区域。根据荧光示踪剂在肠道中最前点的位置将斑马鱼划分进 Zone 1、Zone 2、Zone 3、Zone 4 及 empty（排空状态）各个区域中。分别在喂食后 1 h、3 h 和 6 h 在体视荧光显微镜下观察荧光球的位置。通过对 1 h、3 h 和 6 h 的观察；发现 $emb^{-/-}$ 组斑马鱼肠道蠕动功能较 $emb^{+/+}$ 和 $emb^{+/-}$ 组相比明显减弱，肠道蠕动速度减慢，见图 12-11。而 $emb^{+/+}$ 和 $emb^{+/-}$ 组之间并没有明显差异，这个结果和各组 HuC/D 标记肠道神经元的结果相互印证，证明了 $emb^{-/-}$ 组斑马鱼肠神经元缺失，且肠道功能出现障

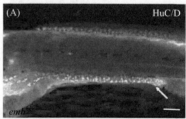
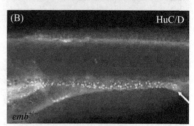
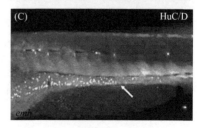

图 12-10　斑马鱼 5dpf 时肠道 HuC/D 标志的肠神经元免疫荧光染色

（A）野生型斑马鱼；（B）*emb* 杂合子斑马鱼；（C）*emb* 纯合突变体。箭头所指位置为肠神经元最终迁移到的位置

碍，肠道传输速率减慢，蠕动功能异常。这提示建模成功。

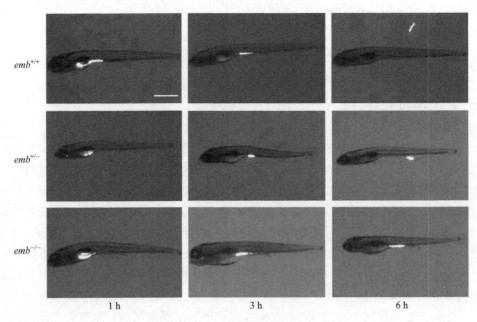

图 12-11 斑马鱼肠道传输功能实验

不同基因型幼鱼喂食后 1 h、3 h 和 6 h 在体视荧光显微镜下荧光球的位置（*emb*：
野生型斑马鱼；*emb*：*emb* 杂合子斑马鱼；*emb*：*emb* 纯合突变体）

总之，基因敲除 *emb* 后，斑马鱼的各项病理改变与人类相似，是研究 HD 理想的动物模型。

第六节

应激动物模型

一、概述

肠易激综合征（irritable bowel syndrome，IBS）是临床上常见的一种功能性肠病（functional bowel disorders，FBD），即在没有器质性病变的基础上出现的肠道功能异常，其临床表现通常为两方面：内脏高敏感性（包括腹部不适或腹痛）和排便习惯改变（包括便秘、腹泻等）[70,71]。目前，临床上对 IBS 的诊断标准主要参考 2016 年修订的 Rome Ⅳ 标准，根据这一标准，IBS 可被分为四个亚型：以便秘为主的 IBS（IBS-C），以腹泻为主的 IBS（IBS-D），便秘和腹泻交替的混合型 IBS（IBS-M）以及未分型 IBS（IBS-U）[72,73]。临床以腹泻型肠易激综合征（diarrhea-predominant irritable bowel syndrome，IBS-D）最为常见[74]。近年来，IBS 的发病率有上升趋势，目前世界上有 9%～23% 的人口受到 IBS 的困扰，这不仅造成了患者生活质量的下降，也给医疗资源带来了极大的负担[70]。

IBS 发病机制十分复杂，应激是目前公认的重要致病因素之一。研究发现，应激刺激可以诱导回肠肌间神经丛 NOS 神经元数量减少，引起回肠传输功能增强[75]；也可以增加远端结肠抑制性接点电位（IJP）振幅，引起远端结肠舒张，减少传输时间[76]。应激可以通过刺激中枢或外周促肾上腺皮质激素释放激素（corticotropin-releasing factor，CRF）释放，作用于相应受体引起结肠传输功能改变，也可以通过外周 CRF 激活肠神经系统引发结肠传输功能改变[77-81]。因此，通常采用应激动物模型来研究肠易激综合征的机制。目前研究应激反应的模型通常采用束缚、浸水、电击、噪声等，常用的应激方法是束缚实验和避水实验[82]。

二、慢性束缚应激动物模型

（一）原理

持续数周的束缚应激刺激可导致实验动物的大脑异常、肠道功能障碍和生态失调[83]。目前，在能够复制精神心理应激的动物模型中，较为成熟的是慢性束缚应激（chronic restraint stress，CRS）模型[84]。郑建华等[85]结合社会心理应激导致炎症性肠病、肠易激综合征等一系列疾病的特点，建立实验性慢性束缚小鼠肠道应激损伤模型，探讨慢性束缚应激诱导胃肠病的致病机制以及防治措施。利用小鼠行为限制装置对小鼠进行束缚应激，构建理想应激动物模型，为 IBS 发病机制的进一步研究奠定实验基础。

（二）动物模型建立

1. 动物
小鼠，6~8 周龄雄性健康，体重为 18 ～ 22 g。

2. 仪器
鼠笼、束缚器具、滤纸、EP 管、烘干箱、电子天平等。

3. 试剂及制备方法
10% 中性福尔马林，PBS 缓冲液，液氮，4% 多聚甲醛，生理盐水，100%、95%、90%、80%、70% 梯度乙醇溶液，柠檬酸盐缓冲液，3% 过氧化氢稀释液，羊血清封闭液等。

4. 造模方法
（1）动物分组：将雄性小鼠适应性饲养 1 周，之后每只小鼠称体重，在小鼠尾巴上做标记，并记下相应的标记和体重，并随机分为正常对照组和模型组 2 组。除了实验所需的刺激因素有区别以外，各组小鼠的饲养环境基本相同。

（2）模型构建：将小鼠轻柔地装进束缚管内[86]（见图 12-12）。调整活塞使小鼠有效固定，并通过旋钮固定活塞位置，将束缚状态的小鼠分散放在鼠笼中，将垫料往一侧倾斜，保证小鼠通气良好。在不同的实验里面，实验组每天束缚的时间和天数有所不同，对照小鼠可以自由活动。记录每天实验结束后的粪便情况。环境温度维持 26 ℃[87]。

（三）指标测定和结果

1. 测定项目
（1）造模期间，对照组不做任何处理，实验组每天束缚于小鼠自制固定器中，在束缚期间两组小鼠均禁食禁水，观察其一般情况，在试验期间每日计算其稀便率（稀便率 /%= 稀

便粒数 / 粪便总粒数 ×100）^[84]。

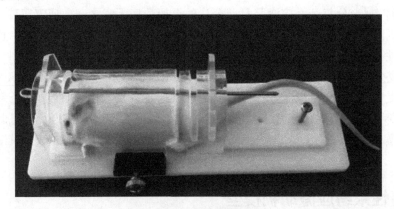

图 12-12　小鼠束缚器具

（2）旷场实验：实验最后一天，将对照组、实验组小鼠在完成慢性束缚应激后进行旷场实验（open field test，OFT）。使用 SMART 3.0 系统记录小鼠在 2 min 内的探索行为，包括活动总距离、中央区域活动距离、边缘区域活动距离。

（3）在最后一天，腹腔注射麻醉处死，剖腹观察结肠外观，并测量小鼠结肠长度，再沿系膜侧剖开结肠，观察肠黏膜有无水肿、溃疡等现象。剪取一小块十二指肠和结肠，用 10% 中性福尔马林固定 24 h，切片，进行 HE 染色，再行组织病理学观察和免疫组化实验。

2. 测定结果

（1）一般情况结果：实验组在接受束缚刺激后，易激惹，精神状态低下，毛色黯淡无光泽，饮食及饮水量与对照组比较均减少，对照组无明显变化^[88]。

（2）体质量变化：实验开始后，实验组小鼠体质量较同期对照组小鼠体质量降低，且实验组小鼠体质量均较实验开始前减轻。

（3）稀便率：对照组小鼠粪便全程为颗粒状、干燥，滤纸上无印记，无拉稀便状态。实验组小鼠有不规则的污迹，新鲜粪便的周围带有黏液。稀便率增加明显。

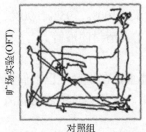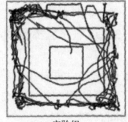

（4）肠管肉眼改变：两组小鼠剖腹均可见结肠肠壁光滑，未见充血水肿，肠道组织与周围器官无粘连。取全段结肠，模型组小鼠的结肠长度较对照组缩短。

（5）旷场实验：实验组小鼠较对照组活动总距离显著增加（P<0.001），而中心区域活动距离减少（P<0.05），实验组边缘区域活动距离增多（P<0.05），表明实验组

图 12-13　旷场实验活动轨迹图

小鼠有明显焦虑样行为（图 12-13）^[84]。

（6）组织病理学改变：光镜下观察两组小鼠结肠表面上皮完整，腺体排列规则，未见溃疡；实验组黏膜呈轻度慢性炎症反应，炎症主要累及黏膜固有层，炎性细胞以淋巴细胞为主；对照组黏膜下无充血、水肿，无炎性细胞浸润（见图 12-14）^[88]。

（7）免疫组化的改变：慢性束缚应激能够显著增加小鼠十二指肠促凋亡蛋白 Cleaved-Caspase-3 的表达（图 12-15）（P <0.05），增加小鼠结肠促凋亡蛋白 Cleaved-Caspase-3 的表达趋势（图 12-16）^[85]。

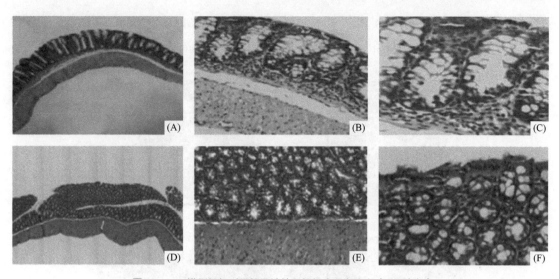

图 12-14　模型组与对照组远端结肠组织病理学改变（HE 染色）

（A）和（D）：模型组 ×40，对照组 ×40；（B）和（E）：模型组 ×200，对照组 ×200；

（C）和（F）：模型组 ×400，对照组 ×400

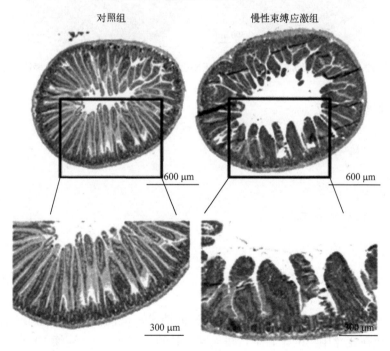

图 12-15　慢性束缚应激对小鼠十二指肠中促凋亡蛋白 Cleaved-Caspase-3 表达的影响

三、慢性避水应激动物模型

（一）原理

避水是主要的心理应激模型之一[82]。啮齿动物在水中会产生恐惧、逃避的想法，长期的"异常应激"可破坏机体内环境稳定，最终导致疾病状态[89]。Huang X 等[90] 通过避水实验发现，小鼠的结肠运动异常，ICC 的数量减少和功能减退，是治疗应激性胃肠动力障碍的一个潜在靶标。Vannucchi MG 等[91]认为该模型很好地模拟了现实生活的应激环境。

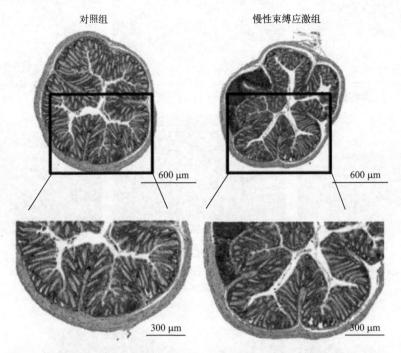

图 12-16　慢性束缚应激对小鼠结肠中促凋亡蛋白 Cleaved-Caspase-3 表达影响

（二）动物模型建立

1. 动物

健康大鼠，雌雄不拘，21 天。

2. 仪器

笼盒、中央平台等。

3. 药品、试剂及制备方法

温水等。

4. 造模方法

（1）动物分组：将大鼠适应性培养一周，随机分为三组：慢性避水应激组（WAS）、假性避水应激组（SWAS）和正常组。

（2）模型构建：在笼中加入室温（25 ℃）的清水，液面离中央平台 0.5 cm。将慢性避水应激组大鼠放在笼盒中央的平台上，每天同一时间，每次 1 h，连续 10 天；对照组又称假性避水应激组，对于该组大鼠，不在笼盒中加水，其余和实验组做同样处理，同时计数 24 h 大鼠粪粒数（避水期间也要计数）。

（三）指标检测及结果

1. 指标检测及其方法

（1）测量正常组、慢性避水应激组（WAS）和假性避水应激组（SWAS）每小时平均粪便颗粒数。

（2）结肠平滑肌条制备和离体肌张力检测。

2. 检测结果

（1）避水应激导致大鼠肠道运动活动明显增加。在实验期间，连续 10 天，每日 WAS 组大鼠平均排出的粪便颗粒数量均高于 SWAS 组。在 10 天的周期内，WAS 组的大鼠每小时排出的粪便颗粒数显著高于 SWAS 组[92]。

（2）离体肌张力检测结果提示，无论是纵行肌还是环行肌，WAS 组均显著高于 SWAS 组及正常组，但 SWAS 组与正常组间无明显差异[93]。

总之，束缚应激模型组小鼠出现腹泻，稀水便，并且其肠组织也出现了明显的病理损伤，慢性避水应激模型中出现粪便增多且结肠的平滑肌收缩明显增强。与人类 IBS 的临床症状和病理组织学改变极为相似，故可用于肠易激综合征的基础研究。

本章总结

胃肠道动力研究常用的动物模型包括糖尿病小鼠模型（链脲佐菌素诱导 1 型糖尿病小鼠模型、高脂喂养与 STZ 注射联合诱导 2 型糖尿病小鼠模型）、肠炎动物模型（右旋葡聚糖硫酸钠诱导溃疡性结肠炎小鼠模型、TNBS 诱导 Balb/c 小鼠结肠炎动物模型）、甲亢动物模型（左甲状腺素诱导的甲亢动物模型、小肠结肠炎耶尔森氏菌免疫模型）、肠梗阻动物模型（缩窄环诱导不完全性肠梗阻动物模型、术后肠梗阻动物模型）、巨结肠动物模型（苯扎氯铵诱导先天性巨结肠乳鼠模型、先天性巨结肠基因工程动物模型）、应激动物模型（慢性束缚应激动物模型、慢性避水应激动物模型）。这些动物模型能很好的模拟疾病的临床表现和病理改变，适用于胃肠动力障碍的基础研究。

参考文献

[1] 杨润军，李青旺，赵蕊，等．四氧嘧啶与链服佐菌素诱导小鼠糖尿病模型的效果比较 [J]. 西北农林科技大学学报 (自然科学版)，2006, (02): 17-20.

[2] Weide L G, Lacy P E. Low-dose streptozocin-induced autoimmune diabetes in islet transplantation model[J]. *Diabetes*, 1991, 40(9): 1157-1162.

[3] Furman B L. Streptozotocin-induced diabetic models in mice and rats[J]. *Curr Protoc*, 2021, 1(4): e78.

[4] Diener J L, Mowbray S, Huang W J, et al. FGF21 normalizes plasma glucose in mouse models of type 1 diabetes and insulin receptor dysfunction[J]. *Endocrinology*, 2021, 162(9): bqab092.

[5] Liu S, Ma L, Ren X, et al. A new mouse model of type 2 diabetes mellitus established through combination of high-fat diet, streptozotocin and glucocorticoid[J]. *Life Sci*, 2021, 286: 120062.

[6] Hayashi K, Kojima R, Ito M. Strain differences in the diabetogenic activity of streptozotocin in mice[J]. *Biol Pharm Bull*, 2006, 29(6): 1110-1119.

[7] Lafferty R A, McShane L M, Franklin Z J,et al. Sustained glucagon receptor antagonism in insulin-deficient high-fat-fed mice[J]. *J Endocrinol*, 2022, 255(2): 91-101.

[8] Deeds M C, Anderson J M, Armstrong A S, et al. Single dose streptozotocin-induced diabetes: considerations for study design in islet transplantation models[J]. *Lab Anim*, 2011, 45(3): 131-140.

[9] Anderson M S, Bluestone J A. The NOD mouse: a model of immune dysregulation[J]. *Annu Rev Immunol*, 2005, 23: 447-485.

[10] 付庭吕，李宁，刘博昊，等．链脲佐菌素诱导糖尿病肺纤维化小鼠模型的建立与评价 [J]. 中国实验动物学报，2023, 31(2): 194-200.

[11] Nagy C, Einwallner E. Study of in vivo glucose metabolism in high-fat diet-fed mice using oral glucose tolerance test (OGTT) and insulin tolerance test (ITT) [J]. *J Vis Exp*, 2018, (131): 56672.

[12] Speakman J R. Use of high-fat diets to study rodent obesity as a model of human obesity[J]. *Int J Obes (Lond)*, 2019, 43(8): 1491-1492.

[13] 许芳芳,王楠,李刚强,等.2 型糖尿病小鼠模型的建立与评价 [J]. 中国医学科学院学报 , 2017, 39(3): 324-329.

[14] 李想,吕琴,吴秋月,等. 高脂高糖饮食联合 STZ 诱导 C57Bl/6J 品系小鼠构建糖尿病肾病模型的研究 [J]. 重庆医学 , 2022, 51(1): 16-19.

[15] 甘华田 . 正确选择炎症性肠病实验研究的动物模型 [J]. 胃肠病学 , 2007; 12(3), 132-134

[16] Eric A F, van Tol, Lisa Holt, et al. Bacterial cell wall polymers promoteintestinal fibrosis by direct stimulation of myofibroblasts[J]. *Am J Physiol Gastrointest Liver Physiol*, 1999, 227(1): 245-255.

[17] Grassl G A, Valdez Y, Bergstrom K S, et al. Chronic enteric salmonella infection in mice leadsto severe and persistent intestinal fibrosis[J]. *Gastroenterology*, 2008, 134(3): 768-780.

[18] Ohkawara T, Nishihira J, Takeda H,et al. Amelioration of dextran sulfate sodium-induceccolitis by antimacrophage migration inhibitory factor antibody in mice[J]. *Gastroenterology*, 2002, 123(1): 256-270.

[19] Melgar S, Karlsson A, Michaelsson E. Acute colitis induced by dextran sulfate sodiumprogresses to chronicity in C57BL/6 but not in BALB/c mice: correlation between symptomsand inflammation[J]. *J Physiol Gastrointest Liver Physiol*, 2005, 288 (6): 1328-1338.

[20] Vallance B A, Gunawan M, Hewlett B,et al.TGF-betal gene transfer to the mouse colonLeads to intestinal fibrosis[J]. *Am J Physiol Gastrointest Liver Physiol*, 2005: 289(18): 116-128.

[21] Vallance B A, Radojevic N, Hogaboam C M, et al. IL-4 gene transfer to the small bowel serosa leads to intestinal inflammation and smooth muscle hyperresponsiveness[J]. *Am J Physiol Gastrointest Liver Physiol*, 2007, 292(1): G385-394.

[22] 胡仁伟,欧阳钦,陈代云 . 右旋葡聚糖硫酸钠小鼠溃疡性结肠炎动物模型建立方法探讨 [J]. 胃肠病学 , 2002, 7(6): 331-334.

[23] 陆辰 . PDGFRα+ 细胞 /SK3 和 ICC/ANO1 在结肠炎传输紊乱中的作用及其机制 [D]. 上海 : 上海交通大学 , 2019.

[24] 张琳珮,陆洪艳,史雯雪,等 . 葡聚糖硫酸钠诱导不同性别溃疡性结肠炎小鼠模型的比较 [J]. 药品评价 , 2022, 19(03): 141-144.

[25] Wirtz S,Popp V, Kindermann M, et al. Chemically inducedmouse models of acute and chronic intestinal inflammation[J].*Nat Protoc*, 2017. 12(7): 1295-1309.

[26] Fuss I J, Boirivant M, Lacy B, et al. The interrelated roles of TGF-beta and IL-10 in the regulation of experimental colitis[J]. *J Immunol*, 2002, 168(2): 900-908.

[27] Gurtner G J, Newberry R D, Schloemann S R, et al. Inhibition of indoleamine 2,3-dioxygenase augments trinitrobenzene sulfonic acid colitis in mice[J]. *Gastroenterology*, 2003, 125(6): 1762-1773.

[28] Stallmach A, Wittig B, Giese T,et al. Protection of trinitrobenzene sulfonic acid- induced colitis by an interleukin 2-IgG2b fusion protein in mice[J]. *Gastroenterology*, 1999, 117(4): 866-876.

[29] 袁学勤,王旭丹,谢鸣,等 . 三硝基苯磺酸诱导 Balb/c 小鼠结肠炎的实验研究 [J]. 中国药理学通报 , 2005, 21(6): 756-759.

[30] 刘智娟,宋莎莎,王佳佳,等 . 不同浓度乙醇对 TNBS 诱导小鼠克罗恩病模型的影响 [J]. 安徽医科大学学报 , 2015, 50(1): 112-115.

[31] 戴萌 . TNBS 诱导 BALB/C 小鼠慢性结肠炎动物模型的建立及其特点的研究 [D]. 南昌 : 南昌大学 , 2009.

[32] Cooper H S, Murthy S N, Shah R S, et al. Clinicopathologic study of dextran sulfate sodium experimental murine colitis[J]. *Lab Invest*, 1993, 69(2): 238-249.

[33] Dieleman L A, Peña A S, Meuwissen S G, et al. Role of animal models for the pathogenesis and treatment of inflammatory bowel disease[J]. *Scand J Gastroenterol Suppl*, 1997, 223: 99-104.

[34] Lawrance I C, Wu F, Leite A Z, et al. A murine model of chronic inflammation-induced intestinal fibrosis down-regulated by antisense NF-kappa B[J]. *Gastroenterology*, 2003, 125: 1750-1761.

[35] 周瑾,李玉姝 . Graves 病动物模型及 Graves 病发病机制的研究进展 [J]. 中国免疫学杂志 , 2010, 26(8): 758-763.

[36] Corapçioğlu D, Tonyukuk V, Kiyan M, et al. Relationship between thyroid autoimmunity and Yersinia enterocolitica antibodies[J]. *Thyroid*, 2002, 12(7): 613-617.

[37] Wang Z, Zhang Q, Lu J, et al. Identification of outer membrane porin f protein of Yersinia enterocolitica recognized by antithyrotopin receptor antibodies in Graves' disease and determination of its epitope using mass spectrometry and bioinformatics tools[J]. *J Clin Endocrinol Metab*, 2010, 95(8): 4012-4020.

[38] Hargreaves C E, Grasso M, Hampe C S, et al. Yersinia enterocolitica provides the link between thyroid-stimulating antibodies and their germline counterparts in Graves' disease[J]. *J Immunol*, 2013, 190(11): 5373-5381.

[39] 胡方林,刘仙菊,易法银,等 . 内外合治对甲亢模型大鼠甲状腺激素及甲状腺病理改变的影响 [J]. 中华中医药学刊 , 2009, 27(3): 543-545.

[40] 张子泰,侯英萍,汪静,等 . 用左旋 T4 建立大鼠甲状腺功能亢进模型的实验研究町 [J]. 西北国防医学杂志 , 2006,

27(1): 34-36.

[41] 王庆浩，翟世伟，陈如泉. Graves 病大鼠甲状腺细胞中 MAKP 的表达及益气养阴中药对其影响 [J]. 天津中医药，2004, 21(2): 151-153.

[42] 陶冬青. 复方甲亢片对 Graves 病大鼠 T 细胞亚群及其细胞因子失衡影响的实验研究 [D]. 武汉：湖北中医学院，2005.

[43] 刘树民，崔晓旭，陈平平，等. 两种甲状腺功能亢进症动物模型的对比研究 [J]. 中国比较医学杂志，2014(7): 19-24.

[44] 李欣，陈长勋，郭娟. 知母总皂苷对甲亢模型小鼠影响的实验研究 [J]. 中华中医药学刊，2012, 30(7): 1581-1583.

[45] 张冬冬，张军. 小肠结肠炎耶尔森氏菌和高碘对 SD 大鼠的影响 [J]. 滨州医学院学报，2012, 35(01): 16-18.

[46] 陈荣，张敏，白永胜，等. 甲亢平消丸对 Graves 病大鼠血清 IL2/IL4 影响的实验研究 [J]. 中成药，2011, 33(01): 22-25.

[47] 王建军. 牛磺酸对不完全性肠梗阻大鼠肠屏障保护作用的研究 [D]. 天津：天津医科大学，2009.

[48] Ha S E, Wei L, Jorgensen B G, et al. A mouse model of intestinal partial obstruction[J]. *J Vis Exp*, 2018, (133): 57381.

[49] Guo X, Huang X, Wu Y S, et al. Down-regulation of hydrogen sulfide biosynthesis accompanies murine interstitial cells of Cajal dysfunction in partial ileal obstruction[J]. *PLoS One*, 2012, 7(11): e48249.

[50] Liu D H, Huang X, Guo X, et al. Voltage dependent potassium channel remodeling in murine intestinal smooth muscle hypertrophy induced by partial obstruction[J]. *PLoS One*, 2014, 9(2): e86109.

[51] 臧婧羽. ENS-SIP 合胞体在先天性巨结肠结肠动力障碍中的作用及其机制研究 [D]. 上海：上海交通大学，2022.

[52] 霍星宇，冯巧巧，蓝雅琪，等. 红茶菌发酵液对大鼠不完全性肠梗阻模型保护作用的研究 [J/OL]. 成都医学院学：1-8[2024-03-10].

[53] Boeckxstaens G E, de Jonge W J. Neuroimmune mechanisms in postoperative ileus[J]. *Gut*, 2009, 58(9): 1300-1311.

[54] Gero D, Gié O, Hübner M, et al. Postoperative ileus: in search of an international consensus on definition, diagnosis, and treatment[J]. *Langenbecks Arch Surg*, 2017, 402(1): 149-158.

[55] Wolthuis A M, Bislenghi G, Fieuws S, et al. Incidence of prolonged postoperative ileus after colorectal surgery: a systematic review and meta-analysis[J]. *Colorectal Dis*, 2016, 18(1): 1- 9.

[56] Chapman S J, Pericleous A, Downey C, et al. Postoperative ileus following major colorectal surgery[J]. *Br J Surg*, 2018, 105(7): 797-810.

[57] Peters E G, De Jonge W J, Smeets B J, et al. The contribution of mast cells to postoperative ileus in experimental and clinical studies[J]. *Neurogastroenterol Motil*, 2015, 27(6): 743-749.

[58] 李倩，莫黎，何永恒. 建立术后肠梗阻大鼠模型的新方法及评价 [J]. 浙江医学，2022, 44(03): 231-235.

[59] 郭薇，陈苏宁，王博闻. 通腑化瘀汤对术后肠梗阻大鼠小肠动力及 IL-6、IL-10 的影响 [J]. 天津中医药，2015, 32(12): 743-747.

[60] Goldstein A M, Thapar N, Karunaratne T B, et al. Clinical aspects of neurointestinal disease: Pathophysiology, diagnosis, and treatment[J]. *Dev Biol*, 2016, 417(2): 217-228.

[61] de Lorijn F, Boeckxstaens G E, Benninga M A. Symptomatology, pathophysiology, diagnostic work-up, and treatment of Hirschsprung disease in infancy and childhood[J]. *Curr Gastroenterol Rep*, 2007, 9(3): 245-253.

[62] Chen F, Winston J H, Jain S K, et al. Hirschsprung's disease in a young adult: report of a case and review of the literature[J]. *Ann Diagn Pathol*, 2006, 10(6): 347-351.

[63] Kessmann J. Hirschsprung's disease: diagnosis and management[J]. *Am Fam Physician*, 2006, 74(8): 1319-1322.

[64] 高贺云. GDNF 与 NT-3 双基因修饰的大鼠骨髓间充质干细胞移植治疗先天性巨结肠的初步研究 [D]. 武汉：华中科技大学，2012.

[65] 白喜喜，张炳. 先天性巨结肠基因工程动物模型的研究进展 [J]. 黑龙江医药，2023, 36(01): 59-63.

[66] Yu H, Pan W, Wang H, et al. A time-limited and partially reversible model of hypoganglionosis induced by benzalkonium chloride treatment[J]. *Neurochem Res*, 2016, 41(5): 1138-1144.

[67] 王玲朝，王春晖，江逊，等. 先天性巨结肠乳鼠模型的建立和评价 [J]. 中国循证儿科杂志，2010, 5(03): 217-222.

[68] 李霁伟，谢余澄. 内置式双向电极观察先天性巨结肠动物模型肠电图 [J]. 昆明医科大学学报，2020, 41(09): 93-97.

[69] 蒙信尧. 先天性巨结肠遗传易感基因 EMB 的筛选及其机制研究 [D]. 武汉：华中科技大学，2023.

[70] Saha L. Irritable bowel syndrome: pathogenesis, diagnosis, treatment, and evidence based medicine[J]. *World J Gastroenterol*, 2014, 20(22): 6759-6773.

[71] Fadgyas-Stanculete M, Buga A M, Popa-Wagner A,et al. The relationship between irritable bowel syndrome and psychiatric disorders: from molecular changes to clinical manifestations[J]. *J Mol Psychiatry*, 2014, 2(1): 4.

[72] Ikechi R, Fischer B D, DeSipio J,et al. Irritable bowel syndrome: clinical manifestations, dietary influences, and management[J]. *Healthcare (Basel)*, 2017, 26; 5(2): 21.

[73] Bai T, Xia J, Jiang Y,et al. Comparison of the Rome IV and Rome III criteria for IBS diagnosis: A cross-sectional survey[J]. *J Gastroenterol Hepatol*, 2017, 32(5): 1018-1025.

[74] Ghoshal U C, Shukla R, Ghoshal U. Small Intestinal Bacterial Overgrowth and Irritable Bowel Syndrome: A Bridge between Functional Organic Dichotomy[J]. *Gut Liver*, 2017, 11(2): 196-208.

[75] Li S, Fei G, Fang X, et al. Changes in Enteric Neurons of Small Intestine in a Rat Model of Irritable Bowel Syndrome with Diarrhea[J]. *J Neurogastroenterol Motil*, 2016, 22(2): 310-320.

[76] Reed D E, Zhang Y, Beyak M J,et al. Stress increases descending inhibition in mouse and human colon[J]. *Neurogastroenterol Motil*, 2016, 28(4): 569-580.

[77] Kimura T, Amano T, Uehara H, et al. Urocortin I is present in the enteric nervous system and exerts an excitatory effect via cholinergic and serotonergic pathways in the rat colon[J]. *Am J Physiol Gastrointest Liver Physiol*, 2007, 293(4): G903-910.

[78] Liu S, Chang J, Long N, et al. Endogenous CRF in rat large intestine mediates motor and secretory responses to stress[J]. *Neurogastroenterol Motil*, 2016, 28(2): 281-291.

[79] Yuan P Q, Million M, Wu S V, et al. Peripheral corticotropin releasing factor (CRF) and a novel CRF1 receptor agonist, stressin1-A activate CRF1 receptor expressing cholinergic and nitrergic myenteric neurons selectively in the colon of conscious rats[J]. *Neurogastroenterol Motil*, 2007, 19(11): 923-936.

[80] Liu S, Ren W, Qu M H, et al. Differential actions of urocortins on neurons of the myenteric division of the enteric nervous system in guinea pig distal colon[J]. *Br J Pharmacol*, 2010, 159(1): 222-236.

[81] Gourcerol G, Wu S V, Yuan P Q, et al. Activation of corticotropin-releasing factor receptor 2 mediates the colonic motor coping response to acute stress in rodents[J]. *Gastroenterology*, 2011, 140(5): 1586-1596.

[82] 施炳龙 . 身心应激大鼠胃肠动力及免疫功能的研究 [D]. 西安 : 第四军医大学 , 2002.

[83] Chuang D J, Pethaperumal S, Siwakoti B, et al. Activating Transcription Factor 3 Protects against Restraint Stress-Induced Gastrointestinal Injury in Mice[J]. *Cells*, 2021, 10(12): 3530.

[84] 孙忠鑫、柴露露、刘秋宏、等 . 慢性束缚应激对小鼠小肠屏障的损伤研究 [J]. 西南大学学报 (自然科学版), 2024, 46(02): 52-61.

[85] 郑建华、陈菁青、董巧燕、等 . 慢性束缚肠道应激损伤小鼠模型的构建与评价 [J]. 中国实验动物学报 , 2024, 32(02): 190-201.

[86] 高源、郭翠娟、刘仁平、等 . 束缚应激对小鼠卵巢氧化损伤的实验研究 [J]. 南昌大学学报 (医学版), 2022, 62(02): 26-30.

[87] 夏忠源 . 基于神经外科治疗的慢性束缚应激小鼠抑郁模型改良 [D]. 南京 : 南京医科大学 , 2022.

[88] 彭颖、徐丽红 . 腹泻型肠易激综合征小鼠模型的建立与评价 [J]. 安徽医科大学学报 , 2021, 56(07): 1152-1155.

[89] Chrousos G P, Gold P W. The concepts of stress and stress system disorders. Overview of physical and behavioral homeostasis[J]. *JAMA*, 1992, 67(9): 1244-1252.

[90] Huang X, Ao J P, Fu H Y, et al. Corticotropin-releasing factor receptor agonists decrease interstitial cells of Cajal in murine colon[J]. *Neurogastroenterol Motil*, 2023, 35(3): e14499.

[91] Vannucchi M G,Evangelista S. Experimental models of irritable bowel syndro meand the role of the enteric neurotransmission [J]. *J Clin Med*, 2018, 7(1): 4.

[92] 石文瑶、罗和生 . 羟基红花黄色素 A 对大鼠避水应激所致结肠高动力的抑制作用及其机制 [J]. 胃肠病学和肝病学杂志 , 2022, 31(02): 192-198.

[93] 任海霞 . 吴茱萸碱对慢性应激大鼠胃肠动力和内脏敏感性的影响及机制探讨 [D]. 武汉 : 武汉大学 , 2022.

第四篇

基于 ENS/SIP 合胞体轴胃肠道动力障碍的治疗

第十三章

基于 ENS/SIP 合胞体轴胃肠道动力障碍的治疗研究

第一节

临床胃肠动力药

胃肠道动力是胃肠传输的重要因素，胃肠动力增强导致胃肠传输过快，胃肠动力减弱会引起胃肠传输过慢，都会引起临床症状，如结肠传输速度过慢会导致便秘，而其过快会导致腹泻。在临床上胃肠传输功能异常性疾病十分常见，如功能性肠病的肠易激综合征、功能性便秘、功能性腹泻等，糖尿病慢传输型便秘等。这些疾病病因复杂，应用胃肠动力药物是这类疾病治疗的主要措施。胃肠动力药分为两大类：促胃肠动力药和胃肠动力抑制药。

一、促胃肠动力药

常用促胃肠动力剂的西药有多巴胺受体阻断剂、5-羟色胺4（5-HT4）受体激动剂和胃动素受体激动剂。随着对胃肠动力障碍性疾病的深入研究，中药对胃肠道功能的影响也开始受到广泛关注，很多研究表明中药具有促胃肠动力的作用。常见对胃肠动力有促进作用的中药有理气药、消食药、芳香化湿药和泻下药等 [1,2]。

（一）促胃肠动力药 – 西药

1. 多巴胺受体阻断剂

多巴胺 D_2 受体广泛分布于胃肠道（特别是胃和小肠）的效应细胞和胆碱能神经元中，其效应为抑制乙酰胆碱释放，从而抑制平滑肌运动。因此，抑制胃肠道多巴胺 D_2 受体可促进乙酰胆碱释放，从而促进平滑肌运动。多巴胺受体阻断剂对胃肠道各部运动都有效应，增加下食管括约肌静息压力，减少胃食管反流事件；增加胃窦运动，舒张幽门，缩短胃内容物在胃内的停留时间；远端肠道亦有多巴胺 D_2 受体分布，大剂量 D_2 受体拮抗剂也可促进远端肠道运动 [3]。目前常用的多巴胺受体拮抗剂类促胃肠动力药物有甲氧氯普胺和多潘立酮 [4]。

（1）甲氧氯普胺：又称胃复安、灭吐灵。它为多巴胺 D_2 受体拮抗剂和中枢 5-HT4 受体激动剂，具有较强的中枢镇吐作用，能增强胃动力，临床用于治疗各类疾病及化疗引起的呕吐及消化不良 [1]。此外，甲氧氯普胺还能有效缓解反流性食管炎和打嗝症状 [5]。但该药能透过血脑脊液屏障拮抗中枢多巴胺 D_2 受体，产生锥体外系反应。锥体外系的主要临床症状是急性肌张力障碍、迟发性运动障碍和震颤综合征，亦有引起眼危象、舌肌痉挛、严重的抑郁及自杀意向等精神症状的报道，所以目前临床只用于止吐的短时间治疗。

（2）多潘立酮：是强效外周性多巴胺受体拮抗剂，可不透过血脑屏障而直接阻断胃肠道的多巴胺 D_2 受体，达到发挥胃动力效应的药用目的 [6]。与胃肠道的多巴胺 D_2 受体有较强的亲和力，占据该受体后可阻断多巴胺对胃肠道平滑肌的抑制作用，从而增强胃动力，促进胃排空 [7]。该药具有抗呕吐作用，其药物作用部位主要为血脑屏障之外的第四脑室底部的化学感受器触发区。临床常用来治疗消化不良、腹胀、呕吐等症状，其止吐性能明显优于甲氧氯普胺 [8]，且作用迅速，因不易通过血脑屏障而极少引起甲氧氯普胺的锥体外系反应 [9]。多潘立酮是一种较为安全的临床常用的非处方药物，应用常规剂量时不良反应少见，包括瞬时性胃肠痉挛、口干、皮疹、头疼、腹泻、神经过敏、倦怠、嗜睡、头晕等，约千分之一患者应用该药后出现血清泌乳素水平升高、泌乳、男子乳房女性化，但停药后可恢复正常 [10]。

2. 5- 羟色胺 4（5-HT4）受体激动剂

5- 羟色胺（5-hydroxytryptamine，5-HT）4 受体激动剂是临床中常用的促胃肠动力药，通过兴奋肠肌间神经丛的 5-HT4 受体，刺激乙酰胆碱释放，从而增强胃肠运动 [11]。常用的 5-HT4 受体激动剂有莫沙必利、普芦卡必利。

（1）莫沙必利：为强效选择性 5-HT4 受体激动剂，通过兴奋胃肠道胆碱能中间神经元和肌间神经丛的 5-HT4 受体促进 ACh 释放，增强胃肠运动，是胃肠动力障碍疾病的常用药物 [1]。由于莫沙必利的高选择性，所以其与大脑突触膜上的多巴胺 D_2、5-HT4、5-HT2 受体无亲和力，因而无锥体外系反应，且不引起心动过速等心血管不良反应 [12]。临床用于慢性胃炎、功能性消化不良、反流性食管炎及手术伴随的一系列胃肠道症状的缓解 [13]。莫沙必利的主要不良反应有腹泻、腹痛、口干、皮疹和头晕等 [1]。

（2）普芦卡必利：一种高选择性 5-HT4 受体激动剂，诱导肠道高幅推进性收缩而产生显著的促动力作用 [14]。临床上，主要用于治疗慢性功能性便秘。普芦卡必利因其较好的安全性、耐受性和良好的疗效获得 A 级推荐 [15]，但其对心血管系统的安全性仍有争议。有研究发现普芦卡必利与多种心律失常的发生有相关性，故美国食品药物管理局曾不推荐普芦卡必利用于治疗老年人便秘 [16]。

3. 胃动素受体激动剂

胃动素是由小肠上皮黏膜内分泌细胞分泌的多肽类激素 [1]，通过作用于其自身受体，引发胃肠道的移行性复合运动（migrating myoelectric complex or migrating motorcomplex，MMC）第Ⅲ相，诱发胃和小肠强烈收缩并向远端传播，促进胃排空，是激发Ⅲ相肌电活动的主要激素[17]。临床上常见的胃动素受体激动剂为红霉素。红霉素与胃动素竞争结合胃肠平滑肌细胞上的胃动素受体，在 Ca^{2+} 的参与下，通过 Ca^{2+} 内流产生胃肠平滑肌兴奋收缩偶联，使肌肉收缩致痉挛。临床上可用红霉素治疗胃轻瘫、胃食管反流病（GERD）、假性肠梗阻等，但因其具有广谱抗菌的作用，长期应用可导致菌群紊乱，因此未被广泛应用，仅在其他药物不能耐受或无效时使用[18]。临床把红霉素用作一种抗菌药物，不常规用作胃肠道促动力剂，其常见的不良反应主要有恶心、呕吐、腹痛、腹泻、肝功能异常及肠道菌群失调或二重感染。另有报道红霉素对心肌动作电位可产生影响，并诱发多形性快速室性心律失常、心脏骤停甚至猝死[19]。

红霉素衍生物是一种去掉其抗菌活性的化学物质，到目前已经开发出几种，包括 ABT-229（雅培，美国）、GM-523、GM-574、GM-611（日本）等，具有很强的促胃肠动力作用，作为胃肠动力剂将会有广阔的发展前景[20]，尚没应用于临床。

（二）促胃肠动力药 - 中药

1. 理气药

理气药主入脾、胃、肝、胆、肺经，具有理气健脾、行气止痛、破气散结、疏肝解郁等功效[2]。其中，枳实、枳壳、乌药等具有能使胃肠平滑肌兴奋、加速胃肠运动的作用。相关研究表明，枳实及其主要活性成分均能改善胃肠动力障碍，促进胃肠运动[21-24]。

2. 消食药

消食药大多归脾、胃二经，具有健脾益胃、消食导滞、促进消化的功效。目前对消食药的药理研究主要集中在助消化和对胃肠运动的调节等方面。其中对山楂、莱菔子、麦芽等调节胃肠运动的研究较多。相关实验表明，消食药有促进胃肠运动的作用[2]。

3. 芳香化湿药

芳香化湿药大多入脾、胃经，具有宣化湿浊、舒畅气机、健脾醒胃等功效。目前对芳香化湿药的药理研究主要集中在调整胃肠运动、促进消化等方面。在调整胃肠运动功能方面，研究较多的中药有厚朴、苍术、砂仁等。相关研究表明，芳香化湿药能够加速胃底平滑肌运动、促进胃排空和肠推进[25,26]。

4. 泻下药

泻下药大多归胃、小肠、大肠经，具有泻下通便、消除积滞等功效。中药大黄属于泻下药，可以促进胃液分泌，具有促进胃运动的作用[2]。

二、胃肠动力抑制药

胃肠动力抑制药通常用的是胃肠道解痉药，减弱胃肠道的运动。常用的胃肠道解痉药有 M 胆碱受体拮抗剂、5-HT 受体拮抗剂、钙拮抗剂和 μ 阿片受体激动剂等。

1. M 胆碱受体拮抗剂

M 胆碱受体拮抗剂阻断胆碱神经递质与受体的结合，松弛平滑肌，同时可抑制多种腺体分泌，可用于胃酸过多、胃或十二指肠溃疡、胃肠痉挛、胃炎等的治疗。常用 M 胆碱受体拮抗剂有溴丙胺太林、氢溴酸山莨菪碱、颠茄流浸膏（或颠茄浸膏）、盐酸哌仑西平片等[27]。常见的不良反应有口干、面红、视近物模糊、心率加速、排尿困难等。

2. 5-HT 受体拮抗剂

5-HT 受体拮抗剂可抑制非选择性阳离子通道的活性，进而调节肠神经系统，抑制胃肠道神经元上的 5-HT 受体的活化，减少肠道分泌、蠕动和传入疼痛信号。常用的 5-HT 受体拮抗剂是盐酸阿洛司琼，用于治疗女性以腹泻为主要症状的肠易激综合征，也用于治疗腹痛、便急、大便频繁等症状。

阿洛司琼是国外治疗 IBS 的常用药物，其起效快，但其不良反应明显，盐酸阿洛司琼的严重不良反应有贫血性结肠炎、严重便秘，影响总体治疗效果，患者不易接受。马雪芹等[28]发现，阿洛司琼联合微生态制剂治疗腹泻型肠易激综合征能够有效改善患者的肠道菌群、有效缓解临床症状，并可显著提高患者的生活质量。

3. 钙拮抗剂

钙拮抗剂能够抑制钙离子流入肠道平滑肌细胞而发挥作用，同时可以降低致敏性刺激，因此能够改善肠胃痉挛。常用的药物是匹维溴铵片，主要是对症治疗与肠道功能紊乱有关的疼痛、排便异常和胃肠不适。由于药物之中没有抗胆碱的成分，所以对人体造成的副作用比较少。临床上将匹维溴铵片和其他药物联合应用治疗肠易激综合征[29]。

4. 阿片受体激动药[30]

（1）阿片酊和复方樟脑酊：通过减慢胃蠕动，使胃排空延迟，提高胃窦部及十二指肠上部的张力，易致食物反流，减少其他药物吸收；提高小肠及大肠平滑肌张力，减弱推进性蠕动，延缓肠内容物通过，促使水分吸收增加，并抑制消化腺的分泌；提高回盲瓣及肛门括约肌张力，加之对中枢的抑制作用，使便意和排便反射减弱，以此发挥止泻作用。但很容易引起便秘。

（2）地芬诺酯：是人工合成的哌替啶衍生物，对肠道运动的影响类似于阿片类，通过激动 μ 阿片受体减少胃肠推进性蠕动而发挥其止吐作用。临床应用于急慢性功能性腹泻，可减少排便的频率。不良反应轻而少见，可能有嗜睡恶心呕吐腹胀和腹部不适。大剂量（40～60 mg）和长期应用时可引起依赖性。过量时可导致严重中枢抑制甚至出现昏迷。

（3）洛哌丁胺：是氟哌啶醇衍生物，有类似哌啶的结构。主要作用于胃肠道的 μ 阿片受体，很少进入中枢，止泻作用比吗啡强 40～50 倍。洛哌丁胺还可与钙调蛋白结合，降低许多钙依赖酶的活性，还可阻止 ACh 和前列腺素释放，拮抗平滑肌收缩而抑制肠蠕动和分泌，止泻作用快、强、持久。不良反应较少，大剂量时对中枢有抑制作用，儿童更敏感。过量时可用纳洛酮对抗治疗。

5. 中药

胃肠道解痉中药比较多，如香砂养胃丸、附子理中丸、香砂六君丸、枳实导滞丸、番石榴叶[31]等。

第二节

基于 ENS/SIP 合胞体轴胃肠道动力障碍的治疗现状

生理条件下胃肠蠕动受肠神经系统的调控，胃肠神经（ENS）释放的神经递质扩散到周围间质细胞，即 Cajal 间质细胞（ICC）和血小板衍生生长因子受体 α 阳性细胞（PDGFRα⁺ 细胞），然后再通过缝隙连接对平滑肌发挥作用，形成了 ENS/SIP 合胞体轴，控制着胃肠道的运动。SIP 合胞体起着胃肠平滑肌细胞运动单位的作用。各种调控胃肠平滑肌动力的内、外因素可以通过 SIP 合胞体发挥调节胃肠运动的作用。因此，SIP 合胞体是胃肠动力研究和药物治疗的重要靶标。

近年来，胃肠道动力障碍的 ENS/SIP 合胞体轴的机制逐渐明确，基于该机制的胃肠道动力障碍的治疗研究也逐渐展开，其中基于 ENS/SIP 合胞体轴糖尿病性胃轻瘫和慢传输型便秘的治疗已经有许多报道，发现许多药物的作用和肠神经以及 Cajal 间质细胞有关，而针对 PDGFRα⁺ 细胞研究比较晚，相关的药物研究尚无报道。

一、基于 ENS/SIP 合胞体轴糖尿病性胃轻瘫的治疗

糖尿病性胃轻瘫的发病机制比较复杂，其中主要因素是 ICC 减少和 ICC 功能受损，慢波减少，胃蠕动减弱；同时支配胃肠道的自主神经和肠神经受损，ICC 与运动神经元联系减少，导致胃底对于运动神经元的反应性降低，胃底容受性舒张功能障碍，从而出现胃轻瘫（diabetic gastroparesis，DGP）。所以 ICC 是糖尿病性胃轻瘫治疗研究的重要靶标。

（一）基于 ENS/SIP 合胞体糖尿病性胃轻瘫的西药治疗

目前 DGP 的治疗主要是控制血糖和对症治疗，两种治疗都和 ICC 有关。

1. 降糖药物

在治疗 DGP 同时，需要有效控制血糖，胰岛素是降糖药物中的主要用药，Calles-Escandón J 等[32] 通过持续血糖监测的方法，探讨了持续皮下胰岛素注射（continuous subcutaneous insulin infusion，CSII）在糖尿病血糖控制不佳伴有胃轻瘫患者中的安全性和潜在疗效，结果表明 CSII 在 DM 合并胃轻瘫患者治疗上具有安全性、可行性、低风险的特点，且能有效控制降低糖尿病患者血糖，改善消化道症状。Yang S 等[33] 研究发现，胰岛素不仅能够有效降低糖尿病患者血糖，还能通过阻碍胰岛素 /InsR 和 IGF-1/IGF-1R 信号通路的信号传导，防止 ICC 继续损伤，从而有效缓解 DGP 病情。

2. 胃肠动力药

DGP 的对症治疗常需要促进胃的运动排空。研究表明，5-HT4 受体激动剂枸橼酸莫沙必利可能有助于改善 DGP 患者食欲减退，提高患者生活质量[34]。张静瑜等[35] 发现，莫沙必利给药后胃窦 ICC 升高，因此认为莫沙必利可能通过增加胃窦 ICC 数量，起到改善 DGP 大鼠胃运动的作用。

（二）基于 ENS/SIP 合胞体糖尿病性胃轻瘫的中药治疗

中医药在防治糖尿病性胃轻瘫中历史悠久、多靶标起效、疗效显著，并且不良反应少、耐受性好。

1. 中药通过改善神经病变治疗糖尿病性胃轻瘫

肠神经系统简称为肠脑，由数百万的神经元和肠神经胶质细胞组成，形成独立的相对神经网络。ENS 与中枢神经系统（CNS）共同形成脑肠轴，可以调节胃肠道功能。长期高血糖作用下，通过氧化应激途径可引发神经细胞脱髓鞘病变，损伤患者自主神经功能，造成胃肠运动障碍[36]。Fukuhara S 等[37] 研究发现，胃排空异常的糖尿病小鼠胃窦中的血清载脂蛋白

E（apolipoprotein E，ApoE）水平和神经胶质纤维酸性蛋白表达会发生变化。

Ravella K 等[38] 研究发现，敲除 *ApoE* 基因的小鼠在高脂血症或氧化应激增加时，胃中神经型一氧化氮合酶（neuronal nitric oxide synthase，nNOS）和鸟苷三磷酸环化水解酶等蛋白质水平会受到影响。

研究表明，中医药可通过缓解神经元的损伤、修复肠神经丛等改善肠神经，治疗 DGP。黄河等[39] 观察发现，健脾醒胃消滞方配合莫沙必利治疗 2 型糖尿病性胃轻瘫可明显缓解患者便秘症状，改善自主神经功能。李霖芝等[40] 研究发现，半夏泻心汤可加速胃排空，降低血糖水平，其作用机制可能与 nNOS 表达相关。前期研究发现，人参、红景天、黄芪等益气健脾类中药可通过 PI3K/Akt 通路调控自噬水平、抑制炎症反应、减少神经元凋亡[41]。韩旭[42] 研究发现，针刺大鼠足三里、天枢穴可调节血脂血糖、促进 ECGs 分泌营养因子、纠正 nNOS 失衡。总之，在糖尿病性胃轻瘫中，中医治疗可改善神经功能，明显缓解胃轻瘫患者便秘症状。

2. 中药通过抑制炎症反应而抑制 Cajal 间质细胞数量的减少

炎症因子 TNF-α 可减少 Cajal 间质细胞数量，对结肠平滑肌层的收缩性有抑制作用，所以降低 TNF-α 浓度可提高胃排空率[43]，有很多中药可以通过抑制炎症反应而发挥作用。

（1）半夏泻心汤：杨旭等[44] 通过实验发现，半夏泻心汤可降低致炎因子 IL-6、IL-8、TNF-α 水平，上调抗炎因子 IL-10 水平，调节肠道微生态坏境和调节免疫蛋白 IgG、slgA 及 CD4、CD8、CD4/CD8 含量，进而逆转 DGP 大鼠肠黏膜肌层萎缩变性、坏死、黏膜下层变性、黏膜上皮细胞炎细胞浸润的病理改变，从而改善胃肠动力，促进胃排空，在防治 DGP 上有一定作用。徐萌等[45] 研究发现，半夏泻心汤可上调 DGP 大鼠抗炎因子 IgA、IL-10 水平，降低胃残留率及血清 D- 木糖、内毒素及炎症因子 IL-6、TNF-α 水平，从而达到抗炎与促炎的平衡，改善胃肠异常免疫反应，加速 DGP 受损肠黏膜组织修复，进而达到防治 DGP 的作用。

（2）复方参术朴仁汤：张懿[46] 研究发现，复方参术朴仁汤可降低 DGP 患者和 DGP 大鼠的炎症因子 IL-6、TNF-α 表达，促进胃排空，提高小肠推进率，达到防治 DGP 的作用。

3. 中药通过增 Cajal 间质细胞活性而防治糖尿病性胃轻瘫

ICC 是位于胃肠道壁内的起搏细胞，增强 ICC 的活性可以改善它们对神经刺激的响应，促使胃肠道更有效地进行蠕动[47]，有助于食物在胃中的正常排空。

Zhao 等[48] 通过实验发现，猪毛菜的乙酸乙酯提取物可调节胃肠激素分泌和 c-Kit/SCF 信号通路，提高血清中胃饥饿素（ghrelin）、GAS 水平和降低 SS、VIP 水平，促进胃组织中 c-Kit 和 SCF 蛋白表达，增强 ICC 活性，从而达到显著加速 DGP 大鼠胃排空、防治 DGP 的作用。

Wang 等[49] 通过实验发现，大黄素可上调 DGP 大鼠结肠中 c-Kit 和 p62 表达，下调 Beclin-1 和自噬蛋白 5（Atg5）表达，抑制 ICC 过度自噬，提高 ICC 活性，并升高 DGP 大鼠血清 P 物质（SP）表达，降低 VIP 表达，从而发挥改善 DGP 大鼠结肠运动障碍，促进结肠运动和肠道排便功能恢复的作用。

Chen 等[50] 通过实验发现，糖肾方可改善 DGP 大鼠 ICC 数量和功能的丧失，抑制细胞因子 B 淋巴细胞趋化因子（Bcl）-2、B 细胞淋巴瘤 -2 相关 X 蛋白（Bax）、半胱氨酸天冬氨酸蛋白酶 -3（Caspase-3）、TNF-α 表达，改善 DM 大鼠上皮的超微结构变化，改善上皮间紧密性和桥粒性连接，发挥保护 ICC、修复肠屏障上皮连接、减轻炎症与凋亡、防治 DGP 的作用。

刘桂芳等[51]通过实验发现，糖胃安煎剂可逆转 DGP 大鼠胃肌间层 ICC 减少，增加 ICC 活性，上调下丘脑 P 物质表达，进而发挥加速 DGP 大鼠胃排空、改善胃肠动力紊乱、防治 DGP 的作用，这为临床防治 DGP 提供了一种有效治疗药物。

李霖芝等[52]研究发现，高剂量半夏泻心汤可通过抑制 DGP 小鼠胃组织 AGEs 生成与晚期糖基化终末产物受体（RAGE）表达，上调 nNOS 表达，增强 ICC 繁殖能力，提高 ICC 活性，从而达到增强胃动力、加速胃排空的作用。

4. 中药通过调控信号通路而改善糖尿病性胃轻瘫的神经和 ICC 的损伤

（1）SCF/c-Kit 信号通路：SCF 是一种细胞因子，是 c-Kit 的天然配体，而 c-Kit 则是一种受体酪氨酸激酶，是胃肠道 ICC 的特异性受体[53]。这两者一起构成了 SCF/c-Kit 信号通路，参与 ICC 的增殖、分化以及表型维持。

① 苍术内酯 -1：Li 等[54]通过实验发现，苍术内酯 -1 可通过激活 SCF/c-Kit 信号通路，逆转受链脲佐菌素（STZ）诱导抑制的 c-Kit 和 SCF 蛋白表达、大鼠 ICC 凋亡以及 DGP 大鼠胃轻瘫、胃排空、胃动力、胃蠕动和胃血流明显受损的病理表现，显著降低血糖和糖化血红蛋白水平，恢复胃肠道功能。该研究表明，苍术内酯 -1 通过 SCF/c-kit 信号通路促进 DGP 大鼠模型中 ICC 的存活并保持胃组织网络的结构，为 DGP 的治疗提供了新的见解。

② 红芪多糖：张倩等[55]通过实验发现，红芪多糖可激活 SCF/c-Kit 信号通路，显著上调 DGP 大鼠胃窦组织中 SCF、c-Kit 蛋白及 mRNA 表达，增强大鼠胃窦组织中 ICC 活性，改善 DGP 大鼠 ICC 线粒体数量减少、残存线粒体肿胀、线粒体嵴结构紊乱的病理表现，进而促进胃动力，加快胃排空，从而发挥防治 DGP 的作用。同时，魏昭晖等[56]通过实验发现，红芪多糖还可通过调控 SCF/c-Kit 信号通路显著增强 DGP 大鼠小肠组织 c-Kit、缝隙连接蛋白 Cx43 mRNA 及其蛋白表达，逆转 DGP 大鼠小肠组织大量炎性细胞浸润的病理改变，具有改善 DGP 胃肠动力障碍的作用。

③ 益气健脾中药复方：郭海洋等[57]通过实验发现，益气健脾中药复方可通过上调胃组织中 SCF、c-Kit 蛋白表达而增强 SCF/c-Kit 信号通路表达，并可促进血清中 GAS 及 MTL、P 物质等胃肠激素的分泌，从而达到增强 DGP 大鼠胃动力、加速胃排空、防治 DGP 的作用。

（2）IGF-1/IGF-1R 信号通路：胰岛素样生长因子 1（IGF-1）和胰岛素样生长因子 1 受体（IGF-1R）是一对与细胞生长、分化以及维持细胞功能有关的蛋白质[58]。IGF-1 对糖尿病引起的周围神经病变有显著改善作用[59]。

Li 等[60]通过实验发现，苍术挥发油可通过上调 IGF-1 信号通路，升高大鼠胃中血清 IGF-1、IGF-1R、乙酰胆碱转移酶（ChAT）、SCF 的蛋白表达和阳性细胞数量，呈剂量依赖性恢复 DGP 大鼠胃组织中 ICC 阳性细胞的表达，改善胃组织细胞紊乱、变形，加快胃排空和肠推进，增加胃酸分泌，降低 DGP 大鼠血糖，发挥对大鼠 DGP 的防治作用。

（3）磷脂酶 C（PLC）- 肌醇三磷酸（IP3）-Ca^{2+}/ 一氧化氮（NO）- 环鸟苷单磷酸（cGMP）-cGMP 依赖性蛋白激酶 G（PKG）信号通路：胃张力收缩和接受性舒张功能的降低是 DGP 发病的主要因素[61]。胃动素导致下游信号通路磷脂酶 C（PLC）- 肌醇三磷酸（IP3）-Ca^{2+} 的传导，引起 Ca^{2+} 浓度升高，导致胃平滑肌收缩。胃平滑肌的松弛是由一氧化氮（NO）- 环鸟苷单磷酸（cGMP）-cGMP 依赖性蛋白激酶 G（PKG）信号通过 NO 介导的[62]。因此，干预该信号通路可有效改善 DGP 胃排空障碍，发挥防治 DGP 作用。

① 半夏泻心汤：Wang 等[63]通过实验发现，半夏泻心汤均可通过显著升高 DGP 大鼠胃

组织中 PLC、IP3、NO、nNOS、cGMP 和 PKG 的表达，增加 Ca^{2+} 水平，抑制胃平滑肌细胞长度的增加，从而达到明显改善 DGP 大鼠胃功能排空功能障碍的作用。这表明，半夏泻心汤对 DGP 大鼠的治疗作用可能与 PLC-IP3-Ca^{2+}/NO-cGMP-PKG 信号通路有关。

②小檗碱：Hou 等[64]通过实验发现，DGP 大鼠早期胃底收缩反应紊乱，收缩幅度紊乱，胃底肌肠丛神经元细胞体呈空泡状病变，而小檗碱可通过激活 Ca^{2+} 通道促进胃底平滑肌肌丛释放乙酰胆碱，降低 ChAT 上调，抑制一氧化氮（NO）、VIP 和 ATP 阻滞剂（L-NAME、α-chymotrypsin 和 suramin）对神经源性胃底舒张反应来改善上述症状。这表明小檗碱通过上调 Ca^{2+} 通道促进乙酰胆碱释放来发挥改善胃底神经功能障碍、防治 DGP 的作用。

（4）PI3K/Akt/mTOR 信号通路：该信号通路是 SCF/c-Kit 主要下游途径之一，对 ICC 的增殖与分化有着重要作用[65]，其中 c-Kit 可活化 PI3K/Akt 途径，进而通过干预 mTOR 介导细胞的增殖与凋亡[66,67]。研究表明，通过调控 PI3K/Akt 信号通路可促进平滑肌细胞的增殖，维持 ICC 的存活，从而增强胃动力[68]。

现代药理学表明，蚕沙中黄酮类化合物具有抗炎、抗氧化等生物活性[69]，其中包括紫云英苷、异槲皮苷和缬氨酸，可通过激活 PI3K/Akt 信号通路发挥抗凋亡的作用[70-72]。张惠贞等发现[73]，DGP 大鼠经蚕沙提取物干预治疗后，胃窦部组织腺体结构逐渐紧密，c-Kit 表达升高，ICC 凋亡逐渐减少，胃排空率明显提高。蚕沙提取物可减缓 Cajal 间质细胞损伤，增强胃动力。推测其机制可能与调控 PI3K/Akt/m TOR 信号通路有关。

（三）基于 ENS/SIP 合胞体糖尿病性胃轻瘫的中医穴位治疗

1. 电针取穴治疗

胃电刺激可减轻胃轻瘫的症状，显著提高胃排空率、改善生活质量[74]。动物实验研究明确报道，电针可作用于 ICC，逆转 ICC 的各种病理变化，从而改善 DGP 病情[75]。电针可通过上调 HO-1 阳性巨噬细胞来介导抗炎和抗氧化应激作用，减少 ICC 的丢失[76]。

不同选穴部位[77]、腧穴配伍和单穴[78]对改善 DGP 胃排空障碍治疗效果的不同。腧穴配伍效果较单穴治疗效果优；足三里配合胃脘部穴位疗效突出，足三里配伍远端穴点次之；张程程等[79-81]发现，电针刺激足三里等穴可促进 SCF 正常表达，进而修复 ICC 可逆性损伤，达到调节 DGP 大鼠血糖，促进胃肠蠕动的效果。

魏星等[82]研究得出电针干预可减轻 DGP 大鼠 ICC 细胞自噬流受抑制的程度，提高胃动力。而 DGP 大鼠 ICC 细胞的自噬抑制可能是 PI3K/Akt/mTOR 通路被激活所致，电针可通过调控 PI3K/Akt/mTOR 通路的关键蛋白而改善被阻断的自噬流。

郭心怡等[83]发现针灸可通过 SCF/c-kit 通路调控 ICC 表型以治疗 DGP。SCF/c-kit 信号通路具有调节 ICC 细胞增殖、分化并维持 ICC 数量的作用，而 ICC 通过介导胃肠道平滑肌的电信号及物质传递，以促进 SMC 运动。因此，干预 SCF/ckit 信号通路成为治疗 DGP 的关键。

2. 壮医药线点灸疗法

Zhang H 等[84]发现，壮医药线点灸疗法能减轻 DGP 大鼠胃肠道症状，其机制可能与增加表达 c-Kit IR 的 ICC 有关系。壮医药线点灸治疗能改善 DGP 大鼠胃 ICC 中 c-Kit 的表达水平，恢复 ICC 正常的功能活动以提高胃肠推进率。

二、基于 ENS/SIP 合胞体轴糖尿病慢性传输型便秘的治疗

在糖尿病慢传输型便秘（slow transit constipation，STC）中，肠神经、ICC 和 PDGFRα+

细胞都发生了病变。肠神经元发生退行性病变，硝基能神经元的数量明显减少，ICC 网络损伤和 ICC 减少，所以 ENS-ICC-SMC 信号通路功能减弱，胆碱能神经的兴奋作用以及 NO 的抑制作用都减弱；但是结肠上嘌呤能神经递质 -P2Y1 受体 -SK3 通道信号通路功能增强，对结肠收缩的抑制作用增强，导致结肠动力障碍的发生。

针对 STC 的治疗，西医常采用口服泻剂、微生物制剂或灌肠等手段，如硫酸镁、比沙可啶等[85,86]，短期有疗效，但长期服用易产生药物依赖性，甚至导致不良反应，如电解质紊乱、酸碱失衡等。中医药运用单味中药、复方中药以及针灸、推拿等疗法，辨证论治，疗效显著。近年来，越来越多的研究从多个角度验证了中医药治疗 STC 的作用机制。

1. 中药对 ICC 增殖信号通路的作用

（1）干细胞因子（SCF）/ 酪氨酸激酶受体（c-kit）信号通路：c-Kit 是一种酪氨酸激酶活性的特异性受体蛋白，参与 ICC 增殖、分化和自噬的全过程，其配体为平滑肌细胞所表达的 SCF[87]。c-Kit 与 SCF 二聚化可活化多条下游信号通路，如磷脂酰肌醇 3 激酶（PI3K）-蛋白激酶 B（Akt）- 雷帕霉素靶蛋白（mTOR）通路，大鼠肉瘤（Ras）/ 细胞外调节蛋白激酶（ERK）通路，磷脂酶 C（PLC）通路等，通过这些信号通路而调节细胞周期，促进细胞增殖、生长及凋亡等[88]。

SCF/c-Kit 信号通路是调控 ICC 增殖和生存的重要机制[89,90]。研究发现，利用中和性抗体阻断 c-Kit 单克隆抗体（ACK2）后，ICC 受到严重损害，几乎消失，同时胃肠道慢波丢失。之后，给予外源性 SCF 刺激，7 天后 c-Kit 细胞数量、c-Kit 的 mRNA 及蛋白含量均呈现升高迹象，慢波也得到显著改善，表明 SCF/c-Kit 信号传导途径在 ICC 生长、分化及增殖过程中扮演重要角色[91,92]。郑舒泽等[93]运用首荟通便胶囊研究 STC 小鼠，结果显示首荟通便胶囊能够通过恢复 SCF/c-Kit 信号通路，促进 ICC 增殖，提高肠道神经传递能力，改善肠道动力。

（2）PI3K/Akt 信号通路：该信号通路是 SCF/c-kit 下游信号通路之一。SCF/c-kit 通过激活 PI3K 信号通路（PI3K → Akt → mTOR → P70S6K → CyclinD3 → Rbp42/p94）完成 DNA 合成信号的传导，致使细胞周期由 G_1 期向 S 期转变，从而介导细胞增殖。施敏等[94]采用大鼠血清细胞进行体外实验检测，研究枳术丸汤剂含药血清对大鼠结肠 Cajal 间质细胞增殖及 PI3K/Akt 信号通路的影响，添加不同浓度的 PI3K/Akt 抑制剂进行干预，发现 ICC 细胞增殖与 PI3K/Akt 信号通路密切相关，枳术丸汤剂可能作用于 PI3K、Akt 信号通路，提高 PI3K 及 Akt 的表达[94]。

（3）其他信号通路：除上述信号通路外，体外外源应用 5- 羟色胺（5-HT）诱导 ICC 数目增长，$5-HT_{2B}$ 受体在 ICC 中表达，$5-HT_{2B}$ 受体的活化推进 ICC 增殖[95]。腾广飞等[96]运用枳术丸及其拆方干预 STC 大鼠，发现枳术丸、枳实、白术在一定浓度下均能通过增加 X 连锁凋亡抑制蛋白（XIAP）、增殖细胞核抗原（PCNA）的蛋白表达，促进 ICC 的增殖[97]。此外，副干酪乳杆菌 LPC-F 还可能通过改变肠道菌群结构，间接促进 ICC 增殖，改善肠蠕动，减轻便秘[98]。

2. 中医药对 STC 中受损 ICC 的治疗作用

（1）单味中药

① 白术：属于补虚类中药，具有健脾益气、燥湿利水的作用，其含有丰富的苍术酮、白术内酯等挥发油类、白术多糖等多糖类以及氨基酸等多种有效成分[99,100]，主要通过调节水与电解质之间的平衡，恢复肠道功能。另一方面，通过修复损伤的胃肠道黏膜，恢复胃肠

道蠕动功能，维持肠道微生态平衡[101]，其常用于治疗消化道疾病。陈容[91]以盐酸吗啡诱导的大鼠为便秘模型开展相关研究，结果发现白术破壁饮片通过调节 SCF/c-Kit 信号通路，进而提高 ICC 的表达量，促进肠道蠕动，缓解 STC 小鼠症状。现代药理学研究表明，白术 - 枳实药对在提高胃肠道运动方面的作用效果明显优于单味药[102]。

宗阳等[103]对 KEGG 通路进行分析，发现白术 - 枳实药对可以通过调节 EB 病毒感染通路、病毒致癌作用通路、丝裂原活化蛋白激酶（MAPK）通路等多个通路及靶点治疗 STC，开辟了治疗 STC 的新途径。

② 肉苁蓉：富含松果菊苷，具有通腑而不伤正气的特点，适合身体虚弱及老年人群的便秘治疗[104,105]。Yan 等[106]研究发现肉苁蓉提取物通过 PI3K/SCF/c-Kit 信号通路增加 ICC 数量，促进结肠慢波产生，增加平滑肌收缩活力，改善 ICC 功能，调节神经递质，从而达到治疗和预防 STC 的效果。

③ 苦杏仁：含有丰富的油脂，性质润滑[107]，常用来治疗大便秘结、老年便秘、产后便秘等。徐立宇等[108]通过对 60 只复方苯乙哌啶便秘模型大鼠进行研究，发现苦杏仁能够提高 SCF、c-Kit 蛋白及缝隙连接蛋白 43（Cx43）mRNA 的表达水平，增加老年 STC 大鼠结肠 ICC 数量，恢复结肠细胞间的缝隙连接作用，增强平滑肌收缩力量，从而缓解便秘。

（2）复方中药

① 从气论治：中医认为气虚、气滞则大肠传导失职，形成便秘，故临床对于 STC 患者应从益气行气角度进行治疗。

王建民等[109]采用补气益脾法干预 STC 大鼠，结果显示结肠组织内 ICC 数量上调，SCF/c-Kit 信号通路得到修复。研究发现[110-112]，枳术丸可以通过激活 PI3K/Akt 信号通路，提高 PI3K 和 Akt 的表达能力，增加 PCNA 蛋白和 XIAP 的表达量，上调脾虚型便秘小鼠结肠组织中 PLC-γ 的表达水平，提高 c-Kit 表达量，多途径共同促进 ICC 增殖，提高肠道的运输能力，推进粪便排出。

② 从血论治：中医认为血虚则津亏肠失滋养，粪便干结难出，故临床常采用养血润燥法治疗便秘。

朱飞叶等[113]选用养血滋阴法，观察芍药甘草汤对 STC 模型大鼠结肠 SCF 和 c-Kit 的作用，结果显示芍药甘草汤通过调节 SCF/c-Kit 信号通路，促进 ICC 的生长发育、增殖和修复，调节平滑肌的收缩节律，改善大鼠结肠动力，从而改善 STC 症状。陈萌等[114]发现化瘀通便汤通过修复 ICC 细胞超微结构，增加 ICC 细胞数量，改善肠道传输功能。

③ 从阴论治：中医认为阴液有濡润和滋养全身作用，若素体阴虚，阴亏液涸，大肠失于濡养，无水行舟，可引发便秘。对于阴虚型便秘患者，治疗多采用滋阴润燥法。

郑舒泽等[115]用首荟通便胶囊提取物给小鼠灌胃 14 天，发现 SCF/c-Kit 细胞信号通路被激活，ICC 出现增殖，小鼠肠道运动能力增强，肠道传输功能得到改善[115]。刘珊[116]使用养阴通秘胶囊治疗 STC 模型大鼠，结果显示养阴通秘胶囊可以上调 c-Kit 和 SCF 蛋白表达水平，促进 ICC 增殖、修复，改善肠道平滑肌收缩功能，具有治疗 STC 的发展潜力。

④ 从阳论治：中医认为阳气亏虚，肠道失于温煦，阴寒内结，大肠传送无力，则大便秘结不行。对于阳虚型便秘患者，治疗多采用温里散寒之法。

顾尽晖等[117]运用济川煎熬煮水煎液，给大鼠连续灌胃 30 天，发现大鼠结肠神经递质含量及 ICC 数量增加，胃肠平滑肌蠕动增加，便秘得到缓解。王吉侯等[118]采用温阳补虚法，运用扶阳通便汤干预 STC 大鼠，结果表明扶阳通便汤可以提高结肠 ICC 的表达水平，促进大鼠肠蠕动功能改善，从而改善便秘。

3. 针灸、推拿治疗

中医针灸、推拿疗法通过辨证取穴有效地促进患者胃肠蠕动，减轻便秘症状，在治疗的同时降低了药物的不良反应，具有较高的安全性，见效快。

张一凌[119]运用洛哌丁建立便秘大鼠模型，分别给予耳针电刺激和假性电刺激，观察大鼠结肠 ICC 的变化情况，结果显示耳针电刺激能够提高便秘大鼠胃肠道 ICC 的表达水平。

针刺疗法通过对穴位进行刺激，缓解胃肠功能紊乱，促进排便。谢振年等[120]通过对天枢、气海等穴位强化埋线，探究其对 STC 直肠组织中 ICC 细胞和神经元的调节作用，结果发现穴位强化埋线可以提高 STC 患者 ICC 数量，使其形态及功能趋向正常。

曲萌[88]通过按揉中焦阑门、建里穴，发现可以增加 ICC 数量，加速 ICC 结构修复。通过推拿手法对腹部进行点按，促进肠道蠕动，加快大便排泄。

总之，作为消化道的起搏细胞，ICC 的异常变化是 STC 的重要发病机制，而中医药通过调节 ICC 增殖、自噬和凋亡，进而达到防治 STC 的目的。

三、基于 ENS/SIP 合胞体轴其他胃肠道障碍的治疗

1. 肠易激综合征

肠易激综合征（Iritable bowel syndrome，IBS）是以大便性状或排便频率发生改变为主要特征的功能性胃肠病。相关研究表明，ICC 数量的减少、分布异常及其功能障碍与 IBS 的发病密切相关[121,122]，徐晖等[123]运用痛泻要方治疗 IBS 模型大鼠，发现其可以降低 c-Kit、SCF 蛋白表达，改变平滑肌收缩，认为痛泻要方可能通过调节 c-Kit/SCF 信号通路，改善结肠动力，从而达到治疗 IBS 的目的。李慧等[124]运用运脾柔肝方治疗便秘型肠易激综合征（IBS-C）模型大鼠，发现其可以改善 IBS-C 大鼠 ICC 超微结构、网络结构及其数量，从而加快肠道推进，促进排便。杨倩等[125,126]研究表明，麻枳降浊方可以调节 c-Kit、5-HT 表达，改善肠组织 ICC 细胞数量、形态及功能，促使胃肠道恢复节律性收缩，改善肠道高敏状态及传导功能，从而治疗 IBS-C。李凯歌等[127]使用电针刺激大肠俞、天枢穴治疗 IBS 模型大鼠，发现其可通过降低大鼠内脏高敏感状态，从而改善大鼠腹泻症状，其作用机制可能与其调节结肠 c-Kit 和辣椒素受体 1（TRPV1）表达密切相关。骆雄飞等[128]研究表明，腹部推拿可增加 IBS 家兔 c-Kit 和 nNOS 表达，改善胃肠动力，其作用机制可能通过影响肠 ENS-ICC-SMC 结构相关。

2. 功能性消化不良

功能性消化不良（functional dyspepsia，FD）是指包括上腹痛、上腹烧灼感、餐后饱胀感、恶心和嗳气等一系列消化道症状在内的功能性胃肠病。研究表明，FD 的发病机制与 ICC 的细胞变化、过度自噬和异常分化密切相关[129-131]。王小娟等[132]研究表明，舒胃汤可通过调节 ICC 细胞内 IP3 受体（IP3R）、Ry 受体（RyR）蛋白及 mRNA 表达，从而治疗 FD 模型大鼠。舒胃汤可能通过增加 ICC 数量和改善形态，调节 c-Kit 阳性 ICC 表达和 SP 水平来维持 ENS-ICC-SMC 结构的完整性，从而改善 FD 的胃肠运动障碍[133-135]。曾丽君等[136]研究表明，柴胡疏肝散可通过抑制 ICC-MY 过度自噬，从而促进 FD 胃动力。李晓燕等[137]运用健脾疏肝和胃方治疗 FD 模型大鼠，发现其可能通过调节相应部位的 ICC 表达，促进胃排空，从而起到治疗作用。邢德刚等[138]研究发现，半夏泻心汤可能通过影响 ICC 超微结构从

而治疗 FD。曲萌等 [139] 运用中焦点穴疗法治疗 FD 模型大鼠，发现其可通过调控 SCF/c-Kit 诵路，增加 ICC 数量，改善胃动力，相关研究表明，针灸可改善 ICC、SMC 形态和功能，调节胃肠电生理促进胃肠动力 [140]，胡舒宁等 [141] 运用针灸、艾灸治疗 FD 模型大鼠，发现两者皆可通过调节胃、肠缝隙连接蛋白 43（Cx43）的表达及修复 ICC 的超微结构，而治疗 FD。电针足三里治疗 FD 模型大鼠，可增加 ICC 数量及修复超微结构，其作用机制可能通过调节 SCE、c-Kit 蛋白含量、磷酸化腺苷酸活化蛋白激酶（p-AMPK）、磷酸化自噬相关蛋白 1（p-ULK1）及 c-Kit mRNA 表达，从而调控 AMPK/ULK1、SCF/c-Kit 信号通路进而抑制 ICC 的过度自噬，改善胃肠动力障碍 [142,143]。

3. 术后早期炎性肠梗阻

术后早期炎症性肠梗阻（early postoperative inflammatory small bowel obstruc-tion，EPISBO）多见于腹部术后 1 ～ 2 周，为腹部术后较易出现的一种并发症，临床表现以腹胀为主，有时可存在腹痛的表现。EPISBO 过程中，小肠黏膜被破坏，小肠动力减弱，ICC 数量减少。

李乔等 [144] 研究发现，通腑健脾汤能修复 EPISBO 肠黏膜、恢复肠动力、促进肠蠕动，其机制是通过下调血清中二胺氧化酶（DAO）、血管活性肠肽（VIP）、D- 乳酸（D-LA）的表达，上调血清中胃动素（MTL）、干细胞因子（SCF）的表达及上调酪氨酸蛋白激酶受体（c-kit）蛋白的表达实现的。孟莹等 [145] 发现，小承气汤合黄芪建中汤能通过调节胃肠激素、激活 ICC 而缓解早期炎性肠梗阻大鼠的肠黏膜损伤，促进术后胃肠动力的恢复。

四、展望

近年来，中医药对 ICC 增殖影响的研究较多，从多个角度探索了疾病治疗靶标，但是研究多集中在某条信号通路上的单个特异性结合蛋白，而缺乏同时对多条信号通路整体性方面的研究；而且对肠神经和 PDGFRα⁺ 细胞的治疗研究甚少。随着科研的发展，PDGFRα⁺ 细胞的相关研究逐渐增多，信号通路的确切作用机制逐渐明确，在今后的研究中，学者们能够更进一步地探索胃肠道动力障碍的治疗，为临床治疗提供参考。

本章总结

胃肠动力药分为两大类：促胃肠动力药和胃肠道解痉药，包括中药和西药。基于 ENS/SIP 合胞体轴的胃肠道动力障碍的治疗，目前主要局限于中医药对 ICC 增殖影响的研究，通过促进受损 ICC 的恢复而改善胃肠动力。

参考文献

[1] 李小雯，郑松柏 . 促胃肠动力药物安全性研究现状 [J]. 中国新药与临床杂志，2015, 34 (09): 657-661.

[2] 钟江斌 . 宽叶独行菜促胃肠动力药效成分的作用机制研究 [D]. 西宁 : 青海师范大学，2020.

[3] 董晓，陈胜良 . 多巴胺 D₂ 受体拮抗剂消化专科合理应用中国专家意见 [J]. 胃肠病学，2020, 25(11): 673-677.

[4] 陈汇鑫，唐建华 . 促胃肠动力药物研究现状 [J]. 中国兽药杂志，2018, 52(09): 75-79.

[5] Harrington R A, Hamilton C W, Brogden R N, et al. Metoclopramide. an updated review of its pharmacological properties and clinical use[J]. *Drugs*, 1983, 25(5): 451-94.

[6] 罗景严 . 对基层医院含多潘立酮门诊处方的分析 [J]. 求医问药 (下半月)，2012, 10(07): 290-291.

[7] 冯盛才，夏敏，晏明君，等 . 多潘立酮聚肌胞与奥美拉唑治疗 Hp(-) 慢性浅表性胃炎疗效的比较研究 [J]. 四川医学，2011, 32(08): 1269-1270.

[8]　吴诗聪 . 多潘立酮的药物性质及临床应用研究 [J]. 现代医院 , 2013, 13(03): 67-69.

[9]　Brogden R N, Carmine A A, Heel R C, et al. Domperidone: a review of its pharmacological activity, pharmacokinetics and therapeutic efficacy in the symptomatic treatment of chronic dyspepsia and as an antiemetic[J]. *Drugs*, 1982, 24(5): 360-400.

[10]　汪洪波 . 多潘立酮致高泌乳素血症 [J]. 临床误诊误治 , 2003(02): 145.

[11]　李晓丽 , 许言午 , 吴博威 . RS67506 对肠道运动的影响 [J]. 中国药物与临床 , 2010, 10 (09): 994-996.

[12]　冯春丽 , 韩文轩 , 于凯慧 , 等 . 山西医科大学第一医院胃肠动力药的药物利用分析 [J]. 中国药事 , 2017, 31 (10): 1219-1223.

[13]　金华 , 张铁军 . 枸橼酸莫沙必利—新型胃动力药 [J]. 药学展 ,2 000, (05): 306-308.

[14]　Emmanuel A V, Roy A J, Nicholls T J, et al. Prucalopride, a systemic enterokinetic, for the treatment of constipation[J]. *Aliment Pharmacol Ther*, 2002, 16(7): 1347-1356.

[15]　Ebell M H, Siwek J, Weiss B D, et al. Strength of recommendation taxonomy (SORT): a patient-centered approach to grading evidence in medical literature[J]. *J Fam Pract*, 2004, 53(2):111-120.

[16]　Cash B D, Chey W D. Review article: The role of serotonergic agents in the treatment of patients with primary chronic constipation[J]. *Aliment Pharmacol Ther*, 2005, 22(11-12): 1047-1060.

[17]　Chiba T, Thomforde G M, Kost L J, et al. Motilides accelerate regional gastrointestinal transit in the dog[J]. *Aliment Pharmacol Ther*, 2000, 14 (7): 955-960.

[18]　施明玉 , 夏玉叶 , 闵旸 . 胃肠促动药的研究进展 [J]. 中国医药工业杂志 , 2010, 41(05): 383-387.

[19]　Ray W A, Murray K T, Meredith S, et al. Oral erythromycin and the risk of sudden death from cardiac causes[J]. *N Engl J Med*, 2004, 351(11): 1089-1096.

[20]　王春晖 . Cajal 间质细胞在胃动素受体激动剂促进胃肠动力中的作用机制研究 [D]. 西安 : 第四军医大学 , 2011.

[21]　邓敏芝 , 邓可众 , 陈虹 , 等 . 不同采收期枳实促胃肠动力作用及其辛弗林含量的比较研究 [J]. 中国民族民间医药 , 2016, 25(17): 14-17.

[22]　徐毅 , 王诗怡 , 范一宏 , 等 . 枳实水提物对大鼠泻剂结肠肠壁神经丛的影响及机制研究 [J]. 中华中医药杂志 , 2017, 32(02): 761-767.

[23]　胡源祥 , 陈海芳 , 宋玉鹏 , 等 . 枳实及其主要活性成分促进脾虚模型大鼠胃肠运动的机制研究 [J]. 中国药房 , 2017, 28(13): 1747-1750.

[24]　赵训冰 . 枳实对大鼠胃动力的影响及其药性属性探讨 [D]. 济南 : 山东中医药大学 , 2017.

[25]　张启荣 , 李莉 , 陈德森 , 等 . 厚朴、枳实、大黄、陈皮对兔离体胃底平滑肌运动的影响 [J]. 中国中医药科技 , 2008(04): 279-280.

[26]　梁生林 , 许日祥 , 吴金金 , 等 . 厚朴皮、叶、花水提物对小鼠胃肠动力作用的比较研究 [J]. 井冈山大学学报 (自然科学版), 2016, 37(03): 76-79.

[27]　张石革 , 宋菲 , 沈素 . 胃肠痉挛性疼痛与解痉药 [J]. 中国药房 , 2001(11): 63-64.

[28]　马雪芹 , 王学红 , 马臻棋 , 等 . 阿洛司琼联合微生态制剂治疗腹泻型肠易激综合征的临床研究 [J]. 现代生物医学进展 , 2019, 19(14): 2793-2796.

[29]　陈辉杰 , 余晓红 , 杨陈翔 . 氟哌噻吨美利曲辛片联合匹维溴铵片与双歧杆菌三联活菌胶囊治疗腹泻型肠易激综合征的效果 [J]. 临床合理用药 , 2024, 17(03): 82-85.

[30]　杨宝峰 , 陈建国 . 药理学 [M]. 9 版 . 北京 : 人民卫生出版社 , 2020.

[31]　栾云鹏 , 熊登森 . 番石榴叶止泻作用研究 [J]. 临床医药文献电子杂志 , 2017, 4(24): 4711+4714.

[32]　Calles-Escandón J, Koch K L, Hasler W L, et al. Glucose sensor-augmented continuous subcutaneous insulin infusion in patients with diabetic gastroparesis: An open-label pilot prospective study[J]. *PLoS One*, 2018, 13(4): e0194759.

[33]　Yang S, Wu B, Sun H, et al. Impaired insulin/IGF-1 is responsible for diabetic gastroparesis by damaging myenteric cholinergic neurones and interstitial cells of Cajal[J]. *Biosci Rep*, 2017, 37(5): BSR20170776.

[34]　宋妍瑾 , 王栩 , 李鑫举 , 等 . "调理脾胃" 针法治疗糖尿病胃轻瘫及对跨膜蛋白 16A 的影响 [J]. 中国针灸 , 2020, 40 (8): 811-815.

[35]　张静瑜 , 谢燕东 , 崔曼莉 , 等 . 莫沙必利对糖尿病胃轻瘫大鼠胃窦 Cajal 间质细胞的影响 [J]. 现代生物医学进展 2017, 17 (2): 210-213.

[36]　周侠 , 安秀敏 , 潘明麟 , 等 . 2 型糖尿病及其并发症与自主神经功能的关系探讨 [J]. 医学研究杂志 , 2017, 46(11): 106-110; 120.

[37]　Fukuhara S, Masaoka T, Nishimura S, et al. Enteric glial dysfunction evoked by apolipoprotein E deficiency contributes to delayed gastric emptying[J]. *Dig Dis Sci*, 2017, 62(12): 3359-3369.

[38]　Ravella K, Yang H, Gangula P R. Impairment of gastric nitrergic and NRF2 system in apolipoprotein E knockout mice[J]. *Dig Dis Sci*, 2012, 57(6): 1504-1509.

[39] 黄河，卢霞. 健脾醒胃消滞方配合莫沙必利治疗 2 型糖尿病胃轻瘫所致便秘脾胃虚弱证的疗效及对自主神经功能的影响 [J]. 现代中西医结合杂志，2021, 30(14): 1521-1525.

[40] 李霖芝，丁宁，岳仁宋. 半夏泻心汤对糖尿病胃轻瘫模型小鼠胃排空、胃组织 AGEs 含量及 RAGE、nNOS 蛋白表达的影响 [J]. 中医杂志，2022, 63(24): 2375-2381.

[41] 袁久术，周阳明，王雪茹，等. 中医药通过 PI3K/Akt 信号通路防治糖尿病周围神经病变的研究进展 [J]. 中国实验方剂学杂志，2023, 29(13): 203-212.

[42] 韩旭. 电针足三里、天枢调节糖尿病胃轻瘫大鼠的效应差异及相关肠神经机制研究 [D]. 南京：南京中医药大学，2021.

[43] Han N, Jiang W, Li G, et al. Low-intensity pulsed ultrasound at ST36 improves the gastric motility by TNF-α/IKKβ/NF-κB signaling pathway in diabetic rats[J]. *J Gastroenterol Hepatol*, 2023, 38(11): 2018-2026.

[44] 杨旭，岳仁宋，徐萌，等. 从"脾主谏议"角度探讨半夏泻心汤对 DGP 模型大鼠肠道免疫功能的影响 [J]. 时珍国医国药，2019, 30(9): 2078-2081.

[45] 徐萌，岳仁宋，杨茂艺，等. 半夏泻心汤对糖尿病胃轻瘫大鼠肠道菌群及炎症因子的影响 [J]. 中草药，2018, 49(13): 3056-3061.

[46] 张懿. 参术朴仁汤治疗 2 型糖尿病胃肠功能紊乱的临床疗效及作用机制研究 [D]. 南京：南京中医药大学，2020.

[47] Zhang Y, Lu T, Dong Y, et al. Auricular vagal nerve stimulation enhances gastrointestinal motility and improves interstitial cells of Cajal in rats treated with loperamide[J]. *Neurogastroenterol Motil*, 2021, 33(10): e14163.

[48] Zhao X, Wang H, Zhang Z, et al. Effects of ethyl acetate extract of Salsola collina on brain-gut peptides and interstitial cells of gastric Cajal in rats with diabetic gastroparesis[J]. *Iran J Basic Med Sci*, 2020, 23(9): 1218-1224.

[49] Wang Y, Dong N, Zhou Y, et al. Effects of emodin on protein expression related to autophagy of interstitial cells of Cajal in diabetic rats[J]. *Chem Pharm Bull (Tokyo)*, 2023, 71(2): 129-133.

[50] Chen P M, Zhao J B, Yang X, et al. Protective effect of tangshen formula（糖肾方）on interstitial cells of Cajal in colon of diabetic rats[J]. *Chin J Integr Med*, 2022, 28(1): 43-51.

[51] 刘桂芳，耿涛，房玉涛. 糖胃安煎剂对糖尿病胃肠病变大鼠 Cajal 间质细胞和 P 物质的影响 [J]. 中国实验方剂学杂志，2018, 24(22): 127-132.

[52] 李霖芝，丁宁，岳仁宋. 半夏泻心汤对糖尿病胃轻瘫模型小鼠胃排空、胃组织 AGEs 含量及 RAGE、nNOS 蛋白表达的影响 [J]. 中医杂志，2022, 63(24): 2375-2381.

[53] Friedmacher F, Rolle U. Interstitial cells of Cajal: clinical relevance in pediatric gastrointestinal motility disorders[J]. *Pediatr Surg Int*, 2023, 39(1): 188.

[54] Li H, Cao W, Zhang X B, et al. Atractylenolide-1 alleviates gastroparesis in diabetic rats by activating the stem cell factor/ c-Kit signaling pathway[J]. *Mol Med Rep*, 2021, 24(4): 691.

[55] 张倩，万生芳，张磊，等. 基于干细胞生长因子 / 酪氨酸激酶受体信号通路探讨红芪多糖治疗糖尿病胃轻瘫大鼠的作用 [J]. 中国临床药理学杂志，2023, 39(12): 1758-1762.

[56] 魏昭晖，万生芳，舒畅，等. 红芪多糖对糖尿病胃轻瘫大鼠小肠组织 c-Kit、Cx43 基因和蛋白表达的影响 [J]. 中国中医药信息杂志，2020, 27(8): 46-50.

[57] 郭海洋，李春雨，赵广明，等. 益气健脾中药复方对糖尿病胃轻瘫大鼠胃动力的调控作用及机制 [J]. 解放军医学杂志，2019, 44(8): 659-665.

[58] Gligorijevic N, Robajac D, Nedic O. Enhanced platelet sensitivity to IGF-1 in patients with type 2 diabetes mellitus[J]. *Biochemistry (Mosc)*, 2019, 84(10): 1213-1219.

[59] Geffken S J, Moon S, Smith C O, et al. Insulin and IGF-1 elicit robust transcriptional regulation to modulate autophagy in astrocytes[J]. *Mol Metab*, 2022, 66: 101647.

[60] Li H, Wang Y, Tian Y, et al. Atractylodes chinensis volatile oil up-regulated IGF-1 to improve diabetic gastroparesis in rats[J]. *Iran J Basic Med Sci*, 2022, 25(4): 520-526.

[61] Zhang X Z, Zhang M H, Fang X S, et al. Mechanism of AMPK-mediated apoptosis of rat gastric smooth muscle cells under high glucose condition[J]. *Biosci Rep*, 2019, 39(12): BSR20192504.

[62] Grider J R, Murthy K S. Autoinhibition of endothelial nitric oxide synthase (eNOS) in gut smooth muscle by nitric oxide[J]. *Regul Pept*, 2008, 151(1-3):75-9.

[63] Wang B, Zeng K W, Hong Z F, et al. Banxia Xiexin Decoction（半夏泻心汤）treats diabetic gastroparesis through PLC- IP3-Ca^{2+}/NO-cGMP-PKG signal pathway[J]. *Chin J Integr Med*, 2020, 26(11):833-838.

[64] Hou C, Liang H, Hao Z, et al. Berberine ameliorates the neurological dysfunction of the gastric fundus by promoting calcium channels dependent release of ACh in STZ-induced diabetic rats[J]. *Saudi Pharm J*, 2023, 31(3):433-443.

[65] 高彩霞，徐志强，祝捷，等. Cajal 间质细胞与肠神经系统在糖尿病胃轻瘫发病中的作用 [J]. 实用中西医结合临床，

2015, 15(6): 87-90.

[66]　Xie Y, Shi X, Sheng K, et al. PI3K/Akt signaling transduction pathway, erythropoiesis and glycolysis in hypoxia (Review)[J]. *Mol Med Rep*, 2019, 19(2):783-791.

[67]　Liu T Y, Shi C X, Gao R, et al. Irisin inhibits hepatic gluconeogenesis and increases glycogen synthesis via the PI3K/Akt pathway in type 2 diabetic mice and hepatocytes[J]. *Clin Sci* (*Lond*), 2015, 129(10):839-50.

[68]　Zhang C M, Huang X, Lu H L, et al. Up-regulation of the Ang Ⅱ/AT1 receptor may compensate for the loss of gastric antrum ICC via the PI3k/Akt signaling pathway in STZ-induced diabetic mice[J]. *Mol Cell Endocrinol*, 2016, 423:77-86.

[69]　张悦, 邓爱平, 翁倩倩, 等. 蚕沙化学成分体外降解研究 [J]. 中国中药杂志 , 2020, 45(9): 2130-2137.

[70]　Zhai Y, Sun J, Sun C, et al. Total flavonoids from the dried root of Tetrastigma hemsleyanum Diels et Gilg inhibit colorectal cancer growth through PI3K/Akt/mTOR signaling pathway[J]. *Phytother Res*, 2022, 36(11):4263-4277.

[71]　Zhu M, Li J, Wang K, et al. Isoquercitrin inhibits hydrogen peroxide-induced apoptosis of EA. hy926 cells via the PI3K/Akt/GSK3β signaling pathway[J]. *Molecules*, 2016, 21(3):356.

[72]　Yan Y Y, Shi K Y, Teng F, et al. A novel derivative of valepotriate inhibits the PI3K/Akt pathway and causes Noxa-dependent apoptosis in human pancreatic cancer cells[J]. *Acta Pharmacol Sin*, 2020, 41(6):835-842.

[73]　张惠贞, 张红, 李伟, 等. 基于 PI3K/Akt/mTOR 信号通路探讨蚕沙提取物对糖尿病胃轻瘫大鼠 Cajal 间质细胞的影响 [J]. 中国实验方剂学杂志 , 2024, 30(08): 66-73.

[74]　Lal N, Livemore S, Dunne D, et al. Gastric electrical stimulation with the enterra system: A systematic review[J]. *Gastroenterol Res Pract*, 2015, 2015:762972.

[75]　Lin G, Zhang J, Li L, et al. Effect of electroacupuncture on gastric interstitial cells of Cajal in a rat model of diabetic gastroparesis[J]. *Exp Ther Med*, 2016, 11(6):2489-2494.

[76]　Tian L, Song S, Zhu B, et al. Electroacupuncture at ST-36 protects interstitial cells of Cajal via sustaining heme oxygenase-1 positive M2 macrophages in the stomach of diabetic mice[J]. *Oxid Med Cell Longev*, 2018, 2018: 3987134.

[77]　刘丽, 郭鑫, 吴雪芬, 等. 按部选穴针刺治疗对糖尿病胃轻瘫大鼠胃 SCF-kit 信号通路的影响 [J]. 针灸推拿医学 , 2017, 15 (2) : 67-73.

[78]　李亚勤. 针刺不同单穴及腧穴配伍对糖尿病胃轻瘫大鼠胃窦 Cajal 间质细胞影响的实验研究 [D]. 长春 : 长春中医药大学 , 2016.

[79]　张程程, 林亚平, 彭艳, 等. 电针对糖尿病胃轻瘫大鼠胃窦 Cajal 间质细胞超微结构及干细胞因子 -Kit 信号途径的影响 [J]. 针刺研究 , 2017, 42(6) : 482-488.

[80]　张程程. 电针对糖尿病胃轻瘫大鼠 Cajal 间质细胞起搏功能影响的研究 [D]. 长沙 : 湖南中医药大学 , 2018.

[81]　张程程, 林亚平, 彭艳, 等. 电针促进糖尿病胃轻瘫大鼠胃肠动力的机制研究 [J]. 针灸推拿医学 , 2017, 15(03): 158-164.

[82]　魏星. 电针对糖尿病胃轻瘫大鼠胃 Cajal 间质细胞自噬的影响及作用机制探讨 [D]. 长沙 : 湖南中医药大学 , 2021.

[83]　郭心怡, 刘长兴, 黄雅慧. 针灸干预 SCF/c-Kit 通路调控 Cajal 间质细胞治疗糖尿病胃轻瘫的研究进展 [J]. 中国临床研究 , 2022,35(07):957-961+966.

[84]　Zatorski H, Mosinska P, Storr M, et al. Relamorelin and other ghrelin receptor agonists - future options for gastroparesis, functional dyspepsia and proton pump inhibitors-resistant non-erosive reflux disease[J]. *J Physiol Pharmacol*, 2017, 68(6):797-805.

[85]　刘莉莎, 贺俊, 何德才. 李东垣《脾胃论》治疗便秘的思想及用药探析 [J]. 中国肛肠病杂志 , 2023, 43(9): 75-77.

[86]　孟萍, 尹建康, 高晓静, 等. 白术对慢传输型便秘大鼠结肠组织 Cajal 间质细胞的影响 [J]. 中医研究 , 2012, 25(9): 58-60.

[87]　常宗宏, 邓尚新, 杨娟, 等. Cajal 间质细胞在胃肠动力障碍性疾病中的研究 [J]. 胃肠病学和肝病学杂志 , 2019, 28(4): 387-390.

[88]　曲萌. 基于 SCF/c-Kit 调控 ICC 数量研究拨揉中焦穴位调节胃动力的机制 [D]. 北京 : 北京中医药大学 , 2021.

[89]　Yin J, Liang Y, Wang D, et al. Naringenin induces laxative effects by upregulating the expression levels of c-Kit and SCF, as well as those of aquaporin 3 in mice with loperamide-induced constipation[J]. *Int J Mol Med*, 2018, 41(2):649-658.

[90]　Zheng H, Liu Y J, Chen Z C, et al. miR-222 regulates cell growth, apoptosis, and autophagy of interstitial cells of Cajal isolated from slow transit constipation rats by targeting c-kit[J]. *Indian J Gastroenterol*, 2021, 40(2):198-208.

[91]　陈容. 白术破壁饮片治疗小鼠慢传输型便秘的实验研究 [D]. 遵义 : 遵义医科大学 , 2021.

[92]　吴容. 便塞通合剂对慢传输型便秘大鼠结肠 SCF/c-Kit 信号通路和肠肌电活动的影响 [D]. 南充 : 川北医学院 , 2020.

[93]　郑舒泽, 郭强, 张贵民, 等. 首荟通便胶囊对慢传输型便秘模型小鼠的治疗作用及机制研究 [J]. 中国中药杂志 , 2021, 46(3): 520-525.

[94]　施敏, 刘富林, 涂琴蓉, 等. 枳术丸汤剂含药血清对大鼠结肠 Cajal 间质细胞增殖及 PI3K/Akt 信号通路的影响 [J]. 中

成药 , 2022, 44(4): 1267-1271.

[95] Wouters M M, Gibbons S J, Roeder J L, et al. Exogenous serotonin regulates proliferation of interstitial cells of Cajal in mouse jejunum through 5-HT2B receptors[J]. *Gastroenterology*, 2007, 133(3):897-906.

[96] 滕广飞 , 刘富林 , 夏旭婷 , 等 . 枳术丸水煎液及其拆方含药血清对大鼠结肠 Cajal 间质细胞增殖和凋亡的影响 [J]. 中国实验方剂学杂志 , 2020, 26(19): 120-126.

[97] 王伟松 , 夏旭婷 , 刘富林 , 等 . 枳术丸对脾虚证慢传输型便秘小鼠肠道运动及 PLC-γ1/PLC-γ2 信号通路的影响 [J]. 中国实验方剂学杂志 , 2019, 25(10): 8-14.

[98] 王琳琳 , 杨树荣 , 王嘉良 , 等 . 副干酪乳杆菌 LPC-F 通过促进 Cajal 间质细胞增殖缓解便秘 [J]. 食品与发酵工业 , 2022, 48(4): 1-9.

[99] 贾梦鑫 , 于猛 , 秦玲玲 , 等 . 生白术多糖对洛哌丁胺诱导大鼠便秘的改善作用研究 [J]. 中草药 , 2022, 53(24): 7808-7815.

[100] 肖金银 , 林仁敬 , 罗雯鹏 , 等 . 白术七物颗粒对慢传输型便秘小鼠肠道运动、Cajal 间质细胞、c-Kit 表达及肠道菌群的影响 [J]. 中国中医药信息杂志 , 2023, 30(5): 83-90.

[101] 许戈林 , 李严生 . 袁占盈应用白术治疗便秘经验 [J]. 中医学报 , 2023, 38(2): 341-344.

[102] 张陆昕 , 易顺 , 曾植唯 , 等 . 中医药调节 Cajal 间质细胞治疗慢性传输型便秘的研究进展 [J]. 世界科学技术 - 中医药现代化 , 2022, 24(6): 2230-2235.

[103] 宗阳 , 孙明明 , 乐音子 , 等 . 基于网络药理学探讨白术 - 枳实药对治疗慢性传输型便秘的作用机制 [J]. 中国药房 , 2018, 29(13): 1798-1802.

[104] 范亚楠 , 王佳 , 贾天柱 , 等 . 肉苁蓉不同提取部位对便秘大鼠通便作用的影响 [J]. 中国医院药学杂志 , 2017, 37(13): 1256-1258.

[105] 高金龙 . 肉苁蓉对功能性便秘大鼠 Cajal 间质细胞的影响 [D]. 长沙 : 湖南中医药大学 , 2020.

[106] Yan S, Yue Y Z, Wang X P, et al. Aqueous extracts of Herba Cistanche promoted intestinal motility in loperamide-induced constipation rats by ameliorating the interstitial cells of Cajal[J]. *Evid Based Complement Alternat Med*, 2017, 2017: 6236904.

[107] 范从畑 , 汤景杰 , 丁晓红 . 从 "肺与大肠相表里" 论治慢传输型便秘 [J]. 河南中医 , 2021, 41(5): 688-691.

[108] 徐立宇 , 陈新宇 . 苦杏仁对老年慢传输型便秘大鼠结肠组织干细胞因子、酪氨酸激酶受体、间隙连接蛋白 43 表达的影响 [J]. 中华老年病研究电子杂志 , 2020, 7(2): 22-25.

[109] 王建民 , 李明 , 唐冉 , 等 . 益气健脾通便方对慢传输型便秘大鼠结肠组织 ICC 及 SCF/c-Kit 信号通路的影响 [J]. 中华中医药学刊 , 2019, 37(1): 154-158, 262.

[110] 王文凤 , 刘富林 , 夏旭婷 , 等 . 枳术丸对脾虚证慢传输型便秘小鼠结肠 PI3K、AKT 表达的影响 [J]. 中华中医药杂志 , 2020, 35(6): 2824-2828.

[111] 滕广飞 , 刘富林 , 夏旭婷 , 等 . 枳术丸水煎液及其拆方含药血清对大鼠结肠 Cajal 间质细胞增殖和凋亡的影响 [J]. 中国实验方剂学杂志 , 2020, 26(19): 120-126.

[112] 王伟松 , 夏旭婷 , 刘富林 , 等 . 枳术丸对脾虚证慢传输型便秘小鼠肠道运动及 PLC-γ1/PLC-γ2 信号通路的影响 [J]. 中国实验方剂学杂志 , 2019,25(10): 8-14.

[113] 朱飞叶 , 谢冠群 , 徐珊 . 芍药甘草汤对慢传输型便秘大鼠 SCF/c-Kit 信号途径的影响 [J]. 中华中医药杂志 , 2016, 31(6): 2331-2333.

[114] 陈萌 , 于永铎 , 张斯瑶 , 等 . 化瘀通便汤对慢传输型便秘大鼠结肠 Cajal 间质细胞及相关蛋白表达调节作用的实验研究 [J]. 时珍国医国药 , 2022, 33(5): 1056-1059.

[115] 郑舒泽 , 郭强 , 张贵民 , 等 . 首荟通便胶囊对慢传输型便秘模型小鼠的治疗作用及机制研究 [J]. 中国中药杂志 , 2021, 46(3): 520-525.

[116] 刘珊 . 养阴通秘胶囊对小鼠气阴血虚便秘模型的缓解作用及机制研究 [D]. 长春 : 吉林大学 , 2019.

[117] 顾尽晖 , 何羽 , 汤灵娇 , 等 . 济川煎对结肠慢传输型便秘模型大鼠血浆 SP、肠组织 ICC 与肠推动力等因素影响的研究 [J]. 北京中医 , 2018, 37(5): 410-414.

[118] 王吉侯 , 吴礼龙 , 吴琼珍 , 等 . 扶阳通便汤对慢传输型便秘小鼠结肠 SP 与 ICC 表达的实验研究 [J]. 临床医药文献电子杂志 , 2019, 6(12): 23-25.

[119] 张一凌 . 耳针电刺激治疗阿片类药物诱导的大鼠便秘与脑 - 肠轴相关机制研究 [D]. 北京 : 北京中医药大学 , 2021.

[120] 谢振年 , 安晓静 , 权斌 , 等 . 穴位强化埋线疗法对 STC 患者直肠组织中 ICC 和神经元细胞的调节 [J]. 世界中医药 , 2020, 15(19): 2973-2977.

[121] Chen B, Zhu S, Du L, et al. Reduced interstitial cells of Cajal and increased intraepithelial lymphocytes are associated with development of small intestinal bacterial overgrowth in post-infectious IBS mouse model[J]. *Scand J Gastroenterol*, 2017, 52(10): 1065-1071.

[122] Jang D E, Bae J H, Chang Y J, et al. Neuronal nitric oxide synthase is a novel biomarker for the interstitial cells of Cajal in stress-induced diarrhea-dominant irritable bowel syndrome[J]. *Dig Dis Sci*, 2018, 63(3): 619-627.

[123] 徐晖，李敏虹，尚精娟，等. 痛泻要方对 IBS 模型大鼠结肠动力影响的研究 [J]. 哈尔滨医科大学学报，2020, 54(6): 594-597.

[124] 李慧，夏军权，张伟，等. 运脾柔肝方对便秘型肠易激综合征大鼠 Caial 间质细胞的影响 [J]. 时珍国医国药，2018, 29(1): 36-38.

[125] 杨倩，杜姚，郭子敬，等. 麻枳降浊方对便秘型肠易激综合征大鼠肠道间质细胞的影响 [J1. 中医杂志，2015, 56(12): 1058-1060.

[126] 杨倩，王小天，杜姚，等. 麻枳降浊方对便秘型肠易激综合征模型大鼠肠组织中 5-HT ICC 的影响 [J]. 四川中医，2015,33(11): 33-36.

[127] 李凯歌，郭孟玮，谭莉华，等. 比较电针"大肠俞""天枢"穴对肠易激综合征模型大鼠内脏敏感性、Cajal 间质细胞和辣椒素受体 1 的影响 [J]. 中国针灸，2018, (6): 625-629.

[128] 骆雄飞，赵娜，刘斯文，等. 腹部推拿对便秘型肠易激综合征家兔 ENS-ICC-SMC 结构的影响 [J]. 中国中医基础医学杂志，2020, 26(6): 777-780.

[129] Tack J, Camilleri M. New developments in the treatment of gastroparesis and functional dyspepsia[J]. *Curr Opin Pharmacol*, 2018, 43: 111-117.

[130] Joung J Y, Choi S H, Son C G. Interstitial cells of Cajal: potential targets for functional dyspepsia treatment using medicinal natural products[J]. *Evid Based Complement Alternat Med*, 2021, 2021: 9952691.

[131] Zhang L M, Zeng L J, Deng J, et al. Investigation of autophagy and differentiation of myenteric interstitial cells of Cajal in the pathogenesis of gastric motility disorders in rats with functional dyspepsia[J]. *Biotechnol Appl Biochem*, 2018, 65(4): 533-539.

[132] 王小娟，阳松威，郭璇，等. 舒胃汤对功能性消化不良 61 大鼠小肠 ICC 细胞 IP3R,RyR 表达的影响 [J]. 中国实验方剂学杂志，2018, 24(3): 97-103.

[133] Guo X A, Liu Y, Wang X J, et al. Effect of Shuwel Decoction on enteric nervous system-interstitial cells of Cajal-smooth muscle network structure injury in deep muscle nerve plexus of functional dyspepsia rats[J]. *Zhongguo Zhong Xi Yi Jie He Za Zhi*, 2016, 36(4): 454-459.

[134] 郭璇，谭华梁，王小娟，等. 舒胃汤对功能性消化不良大鼠 Cx43 蛋白的分布及 Caial 间质细胞的修复与再生的影响 [J]. 中国中西医结合消化杂志，2014. 22(11): 652-657.

[135] 胡淑娟，王小娟，郭璇，等. 舒胃汤对功能性消化不良大鼠 Cajal 间质细胞和 P 物质表达的影响 [J]. 中国中医药信息杂志，2010, 17(9): 30-31.

[136] 曾丽君，凌江红，邓静，等. 柴胡疏肝散对功能性消化不良大鼠胃窦肌间 Cajal 间质细胞自的影响 [J]. 时珍国医国药，2017, 28(5): 1041-1044.

[137] 李晓燕，陈维，陈文玲. 健脾疏肝和胃方对功能性消化不良大鼠 Cajal 间质细胞及胃排空的影响 [J]. 中医药信息，2016, 33(5): 45-48.

[138] 邢德刚，董艳芬，梁燕玲，等. 半夏泻心汤对功能性消化不良大鼠 Caial 间质细胞超微结构的影响 [J]. 广东药学院学报，2012, 28(3): 336-338.

[139] 曲萌，陈幼楠，马鸣峥，等. 从 SCF/c-Kit 调控 ICC 数量的角度研究中焦点穴调节胃动力的机制 [J]. 环球中医药，2021, 14(11): 1944-1950.

[140] 孙忠人，王承斌，尹洪娜，等. 针刺改善功能性消化不良胃肠动力的机制研究 [J]. 中医药学报，2021, 49(9): 67-70.

[141] 胡舒宁，张国山，张彬彬，等. 针刺、艾灸对功能性消化不良大鼠胃、肠 ICC 超微结构和 Cx43 表达影响 [J]. 辽宁中医药大学学报，2020, 22(3): 64-68.

[142] 潘小丽，周丽，王丹，等. 电针"足三里"对功能性消化不良大鼠胃排空及自信号通路的影响 [J]. 针刺研究，2019, 44(7): 486-491.

[143] 王计雨，康朝霞，韩永丽，等. 电针足三里调控 SCF/c-Kit 信号通路对功能性消化不良大鼠胃窦组织肌内 Cajal 间质细胞的作用 [J]. 湖北中医杂志，2019, 41(4): 3-8.

[144] 李乔. 通腑健脾法灌肠对非胃肠道手术 EPISBO 大鼠小肠动力及 ICC 的影响 [D]. 北京：北京中医药大学,2022.

[145] 孟莹，刘宝清，李乔，等. 小承气合黄芪建中汤灌肠对术后早期炎性肠梗阻大鼠胃肠激素及 Cajal 间质细胞的影响 [J]. 中国中医急症，2023, 32(05): 786-790.